瘋子在右
天才在左

高銘——著

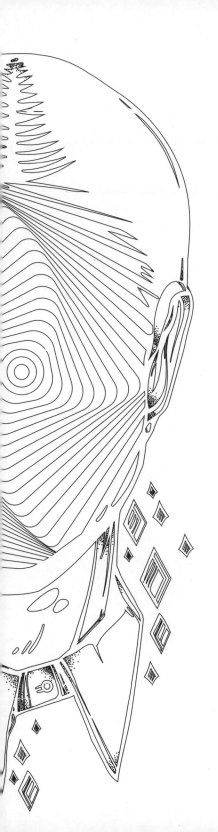

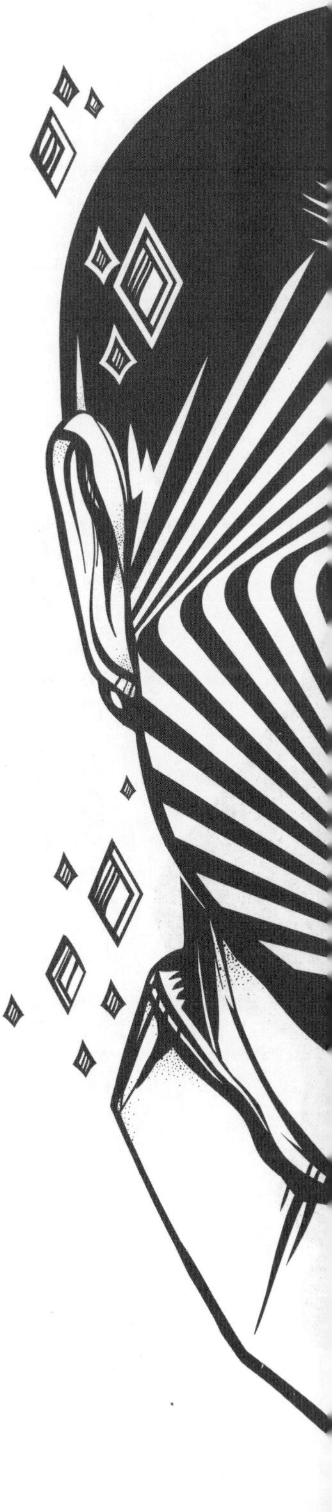

目次

推薦序

瘋子與天才——一線之間

李嗣涔（臺大電機系教授）

當出版社告訴我有一位大陸作家出版了一本書，記錄了他所調查的幾十位精神病患的案例，問我有沒有興趣看看，寫個推薦序。我曾經多次看過靈療師治療精神病的案例，病人好像很多是有靈附的現象，屬於一些現代科學還不清楚的領域，因此我想看看也無妨，可以增加一些對精神疾病的知識、增廣見聞。草稿寄來以後，我發現作者既不是精神科醫師，也不是心理醫師，只是一個想去瞭解「這個世界到底是怎麼樣的」的好奇人士，他向一般人詢問得不到答案，也發現一般人根本不關心這個問題後，轉向一個特殊族群「精神病患」來尋求答案。

這本書是以對話的形式，由作者與精神病患的對話記錄而成，作者很小心不大表示自己的意見避免誘導病人，主要是聽病患講話，偶爾提一個問題質疑病患的邏輯。這種像電影或電視劇本對話的文體，一開始對一個像我一樣的「正常人」實在很難適應，因為病患照自己的邏輯在講故事，內容斷斷續續，作者偶爾插話，都是片段的資訊，讀了兩篇之後，我實在讀不下去了，準備第二天一早把草稿寄回去，不推薦了。我當時不瞭解的是其實我正在讀一個從不同角度看世界的觀點，我接受不了。

等到晚上我想既然要寄回去了，隨便再看一篇吧。拿起草稿再看了後面一篇〈四維蟲子〉，突然眼睛一亮，一個十七歲的精神病患描述一個在四維空間的生物，也就是一隻四維生物，告訴他人類在牠四維空間來看只是蠕動的蟲子。的確，根據愛因斯坦的相對論，在四維時空中，跨越時間軸來看，我們不斷的移動位置，它的軌跡就像一條蠕動的蟲子，一個沒有上過大學的年輕人能有這種洞見，還是一隻四維生物教他的，簡直匪夷所思，令人驚豔，突然之間我開始懷疑，這個年輕人到底是精神病患？還是天才？我開始有點搞不清了。

接下來的〈三隻小豬——多重人格〉讓我回憶起小時候看的希區考克導演的驚悚電影，一個多重人格殺人犯的故事。這個病患娓娓道來，讓你身歷其境融入了他的恐懼、憤怒與無助，真希望能幫他一把，卻又無能為力，說句老實話，我已經深深地被吸入了劇情。接下來一個一個的驚奇出現，這些所謂的精神病患，有成功的企業家自稱記得很多世的前世，帶我們思考靈魂永生所形成的問題，真是發人深省。

這時我早已忘掉要把草稿寄回去的衝動，迫不及待地把整本書一篇一篇的讀過去，一個高潮接著一個高潮，在作者平鋪直敘的手法之下，你感覺到你逐漸走入了一個精神病人的世界，喔！不！你感覺你走入了一個天才的世界，一個你從未想過，不同觀點的世界。從裡面我學到了遺失的文明——馬雅文明的精髓，三度空間的文字，超越了拼音的一度空間文字如拉丁文，及兩度空間的象形文如中文，一個馬雅字由左到右、由上到下、由前到後代表了一段話，多麼簡潔與先進。兩千年來沒有發明輪子，但是擁有超級成熟的天文知識的馬雅文明，是否表示它有更好的移動方式？這種種的知識深深衝擊了我對遺失文明的想像。

最後來到了〈果凍的世界——物質的盡頭〉，果凍裡被困住的氣泡就是超出物質的精神世界，當氣泡脫離果凍就面臨了一個無邊無際的世界，多麼神似複數時空的比喻，我在二〇一四年為了解釋四度實數時空的物質世界之外，還有一個四度時空的虛數世界，也就是還有一個精神的世界，我提出了宇宙是一個八度的複數時空模型，沒想到一個精神病人用一個簡單栩栩如生的模型就說明了我想表達的概念。他是不正常嗎？還是天才？突然之間我突然瞭解到精神世界為什麼沒有時間的概念，過去、現在、未來都是同時存在，可以這麼說，我被一位精神病人徹底的啟發了。

就像作者所說的，這本書像一扇窗帶你從另一個角度來看這個世界，哪一個角度？精神病患的角度？喔不，天才的角度？我也搞不清楚了。讀完書後我開始懷疑什麼才是正常？我是不是有點不正常了？

新版前言

前言：

時間過得真快，轉眼就六年了。

在寫下上一句話之前，我花了大約二十分鐘敲出一堆廢話來，什麼感謝讀者啊，感謝大家喜愛啊一類的，後來想想，刪了。

我這是幹麼啊，我幹麼要去刻意說這些討好的話啊，我又不是打包賣心靈雞湯的。只有嚴謹認真地寫好內容才是對讀者最好的尊重，否則就算跪舔也一定會被罵的！所以我根本不需要去寫那些無用的客套話，那不重要，重要的是這本書的內容，而不是一個搖尾的前言或自序。

想到這些我沒啥壓力了。前言就照實話路子來，嗯，不卑不亢、心平氣和。

真．前言：

二〇〇九年八月十七日的凌晨大約兩點半，我坐在桌前敲下了第一個字。也就是從那個字開始，猶如一個漫無邊際、奇妙的嶄新宇宙誕生般，許許多多沉寂在我記憶中的東西被喚醒並噴薄而出。它們既是物質也是光影，混雜糾纏交織在一起，形成了某種概念和意義，立體地呈現在我的眼前。在這之前我從未想過該去怎麼看待那些記憶，也從未想過該去怎麼理解它們，因為我一直以為那只是一段記憶而已。但也許是憋了太久，又也許那陣兒實在太閒，所以我還是寫了。很意外，沒想到嘗試著寫出來的東西對我來說居然是最具有衝擊性的一次體會與解讀。這不由得讓我想到自己在《催眠師手記》第二季中寫下的一句話：語言和文字是一種思維病毒，因為它能改寫大腦迴路——包括自己。

相較而言，文字是語言的進化版，因為文字對語言有著某種膜拜式的演繹——賦予其更深刻的含義或者更發散性的暗示。每當意識到這點都會讓我覺得自己似乎不是坐在電腦前敲字，而是在從事某種宗教性的儀式。此時我的定位既是這場儀式的組織者，也是參與者，同時還是一名旁觀者。這是一種很奇妙的體會。

接下來的幾個月，那些文字被展示在更多人面前——被印製成了書。當然，對我來說這不僅僅是一本書的問題。

出版後的幾年來，透過它我見識了很多有意思的事情，也認識了很多有趣的人，接觸到了很多有趣的想法，同時我也更加認識自己，也進一步認知了這個世界。

這個世界很奇妙，寬廣而遼闊；這個世界很系統，嚴謹而規則。遺憾的是雖然我們身處於這個世界，但大多數時候僅僅只能感受到其中的一點點罷了，更多的，我們則一無所知——你知道我在說什麼嗎？是的，我們的認知具有普遍性的狹義和片面。

記得在看《阿凡達》的時候我很羨慕那個星球的土著，他們無須做太多，只要把藏在自己小辮子裡的觸角（也許是別的什麼器官）與靈魂之樹對接就可以感受到大多數地球人窮極一生都無法體會到的感受——與自然共鳴，從這個世界的角度去「看」這個世界本身，不必走彎路兜很大的圈子去幹點什麼——靜坐辟穀隱居推測或者搞誰也看不懂的哲學，什麼也不需要。而且我相信他們之間的情感交流也真摯得多，小辮子一對接什麼都知道，想撒謊都沒門。所以我猜他們的語言應該相對很簡單，至少無須那些感人肺腑的詞句和描繪，一切交給小辮子，保證準確無誤，標準心靈溝通。由此我覺得他們當中大概也很難產生精神病人吧，因為一切都能直接傳達，包括壓力、困惑、迷茫、不解、糾結。

而我們不行。

由於個體上的差異性，我們有著很複雜的、各種各樣的問題和矛盾，卻又沒有那根獨特而藏著觸角的小辮子，所以我們只好全部寄託於語言來傳達思維。假如想讓更多人知道，那麼需要透過某種宗教性的儀式——文字來實現。這點上倒是和潘朵拉星土著們與自然溝通的方式接近，我指儀式本身。

但即便使用文字，我們也無法逾越體會上的差距，即不可能徹底感同身受。也許正是因此才會有精神病人。因為我們做不到徹底傳達出我們的壓力、困惑、迷茫、不解、糾結，於是也就有了所謂的心結。所以，能夠從別人的角度來看這個世界是一種極其珍貴的……呃……詞窮了……該怎麼講？體驗？好吧，大概這意思吧，理解就好……你看，我現在就身處於表述的困局當中。

就是這個最初的原點，讓我產生了接觸精神病人的想法——我用了一種很笨的方法去體驗另外的視角。至於對與錯，好與壞，清晰與混亂，邏輯與無序，這些都不重要（我不是找他們來刷存在感的），重要的是某種近似於宗教意識般的共鳴。我想要的，就是這個。

是的，一切並不是從二〇〇九年的八月十七日凌晨開始的，而是更早，是從我對這個世界、對我們的認知、對其他角度的好奇而開始的。

至今仍是。

因此，在沉澱幾年後我寫下了那本書；因此，六年後有了這個第二版——把以前未完成的章節完成並加了進去；也因此，我絮絮叨叨地寫下了這個前言。

時間過得真快，轉眼就六年了。但我很清楚，一切還沒有結束，一切才剛剛開始。

二〇一五年秋，雲南玉溪

第一版前言

「這個世界，究竟是什麼樣的？」這是一個看似簡單的問題。

記得多年前，我曾經收到一張生日賀卡，那上面寫了一句動人的話：最精彩的，其實就是世界本身。也就是看到這句話之後，我開始萌生環遊世界的想法，因為覺得有必要認識一下自己生活的這個星球。也就是有了這個願望後不久，我想到了剛剛提到的問題：這個世界究竟是怎樣的。

在好奇心的驅使下，我透過各種各樣的管道和方式，用了很多時間和精力去尋找答案。但是我發現，誰也說不清這個世界到底是怎樣的。

就在我為此困惑不解的時候，某次聽一個身為精神科醫生的朋友說起了一些病例，然後好像明白了一些——為什麼沒人能說清這個世界到底是怎樣的了。

道說：是人間；

佛說：是六道之一；

上帝說：是天堂和地獄之間的戰場；

哲學說：是無窮的辯證迷霧；

物理說：是基本粒子堆砌出來的聚合體；

人文說：是存在；

歷史說：是時間的累積。

很顯然，都有各自的解釋。

看來，這個世界是有無數面的不規則體。

於是我開始饒有興趣地問身邊那些熟悉的人：「在你看來，世界到底是怎樣的？」不過我並沒得到態度認真的回答。

為什麼呢？大概因為很少有人想過這個問題，也很少有人真的願意面對這個問題，畢竟大家都在忙著賺錢，找老婆，升職……很少有人在乎這個世界到底是怎樣的。更多的人對於我這種不忙著賺錢、不忙著找老婆、不忙著升職的行為表示不解，同時還半真半假地表示關注：你瘋了嗎？

那麼好吧，我決定去問另一個人群——「精神病患者」，或者說，我們眼中的精神病人。我帶著複雜的心態，開始接觸這個特殊的群體，想知道他們是怎麼看待這個世界的。

精神病人也有迥異的性格和行為方式：有喜歡滔滔不絕的，有沒事找事的，有沉默的，有拐彎抹角的，這點跟大街上的眾生相沒什麼區別。但是他們會做些我們不能理解的事情，會有我們從沒想過的觀點。他們的世界觀令人匪夷所思，他們以我們從未想到的角度觀察著這個世界。這也許就是為什麼很多人認為精神病人難以溝通的原因吧。

我想，一些行為只看結果不見得能看明白，要是瞭解了成因就會好得多。於是，從那個決定之後，我利用業餘時間做一件事情——和精神病人接觸。

白駒過隙，四年後的某天中午，我突然決定結束了，停止我那因好奇而引發的接觸。

又是一年之後，我決定把自己零零碎碎整理過的那些東西寫出來……於是，現在，作為讀者，你從某個書架上找出這本書，並且翻到這一頁，才看到了我這段囉唆的自序。

非常希望在開始看這本書之前，你能接受我一個小小的建議：請撥開文字和表象的迷霧，更開闊地接觸這奇妙世界的本質。我更希望讀完這本書後，你能有自己的想法和思考。有自己的思想很重要，甚至可以說，這個比什麼都重要。

我只希望這本書是一扇窗，能讓你看到更多、更多的世界——其他角度的世界。我也希望有一天你能夠很坦然地說：「讓我來告訴你，在我眼中，這是一個怎樣的世界。」

角色問題

他：「我只能說我同情你，但是並不可憐你，因為畢竟你是我創造出來的。」

我：「你怎麼創造我了？」

他：「你只是我小說中的一個人物罷了，你的出現目的就在於為我——這本書的主角添加一些心理上的反應，然後帶動整個事情……嗯……我是說整個故事發展下去。」

我面前的他是一個妄想症患者，他認為自己是一部書的主角，同時也是作者。病史四年多了，三年前被送進醫院。藥物似乎對他無效，家人——他老婆都快放棄了。

由於他有過狂躁表現，所以我只帶了錄音筆進去，沒帶紙筆——或者任何有尖兒的東西，並且坐得也夠遠。我在桌子這頭，大約兩公尺距離之外，他在桌子那頭，手在下面不安地搓著。

他：「我知道這超出你的理解範圍了，但是這是事實。而且，你我的這段對話不會出現在小說裡。在那裡只是一帶而過，如某年某月某日，我在精神病院見了你，之後我想了些什麼，大概就會是這樣。」

我：「你覺得這個真的是這樣的嗎？你怎麼證明我是你創造出的角色呢？說說看。」

他：「你寫小說會把所有角色的家底、身世說得很清楚給讀者看？」

我：「我沒寫過，不知道。」

他笑了：「你肯定不會。而且，我說明了，我現在的身分是這部小說的主角，我沉浸在整個故事裡，我的角色不是作者身分，也不能是作者身分。因為什麼都清楚了讀者看著沒意思了。如果我願意，可以知道你的身世，但是沒必要在小說裡描繪出來，那沒意義。我現在跟你交談，是情節的安排，只是具體內容除了書裡的幾個人，沒人知道。讀者也不知道，這只是大劇情裡面的一個小片段……」

我：「你知道你在這裡幾年了吧？」

他：「三年啊，很無聊啊這裡。」

我：「那麼你怎麼不讓時間過得快一點，打發過去這段時間呢？或者寫出個超人來救你走呢？外星人也成。」

他大笑起來：「你真的太有意思了！小說的時間流逝，是遵從書中的自然規律的，三年在讀者面前只是幾行字甚至更短，但是小說裡面的人物都是老老實實地過了三年，中間戀愛結婚生孩子升職吵架吃喝嫖賭什麼都沒耽誤。怎麼能讓小說的時間跳躍呢？我是主角，就必須忍受這點兒無聊。至於你說的超人外星人什麼的，很無聊，我這個不是科幻小說。」

我發現的確是他說的這樣，從他個人角度講，他的世界觀堅不可摧。

我：「我明白了，你的意思是，這個世界是為了你而存在的，當你死了呢？這個世界還存在嗎？」

他：「當然存在了，只是讀者看不到了。如果我簡單地死掉了，有兩種可能：一、情節安排我該死了；二、我不是主角。而第一點，我現在不會死，小說還在寫呢。第二點嘛，我不用確定什麼，我絕對就是，因為我就是作者。」

我：「你怎麼證明呢？」

他：「我想證明隨時可以，但是有必要嗎？從我的角度來說，證明本身就可笑。除非我覺得有必要。非得證明的話，可以，你可以現在殺我試試，你殺不了我的，門外的醫生會制止你，你可能會絆倒，也許衝過來的時候心臟病發作了，或者你根本打不過我，反而差點兒被我殺了……就是這樣。」

我：「這是本什麼小說？」

他：「描寫一些人的情感那類的，有些時候很平淡，但是很動人，平淡的事情才能讓人有投入感，才會動人，對吧？」

我：「那麼，你愛你老婆嗎？」

他：「當然了，我是這麼寫的。」

我：「孩子呢？」

他有些不耐煩：「這種問題……還用問嗎？」

我：「不，我的意思是，你對他們的感情，是情節的設置和需要，並不是你自發的，對吧？」

他：「你的邏輯怎麼又混亂了？我是主角，他們是主角的家人，我對他們的感情當然是真摯的。」

我：「那你三年前為什麼要企圖殺了你的孩子？」

他：「我沒殺。只是做個樣子，好送我來這裡。」

我：「你是說你假裝要那麼做？為了來這裡？」

他：「我知道沒人信，隨便吧，但那是必須做的，沒讀者喜歡看平淡的流水帳，應該有個高潮。」

我決定違反規定刺激他一下：「如果你在醫院期間，你老婆出軌了呢？」

他：「情節沒有這個設定。」

我：「你肯定。」

他笑了：「你這個人啊……」

我不失時機：「你承認我是人了？而不是你設定的角色了？」

他：「我設定你的角色就是人，而且你完成了你要做的。」

我：「我做什麼？」

他：「讓我的思緒波動。」

我似乎掉到他的圈套裡了：「完成了後，我就不存在了嗎？」

他：「不，你繼續你的生活，即便當我的小說結束後，你依舊會繼續生活，只是讀者看不到了，因為關於你，我不會描述給讀者了。」

我：「那這個小說，你的最後結局是什麼？」

他：「嗯……這是個問題，我還沒想好……」

我：「什麼時候寫完？」

他：「寫完了你也不會知道，因為那是這個世界之外的事情了，超出你的理解範圍，你怎麼會知道寫完了呢？」

我：……

他饒有興趣地看著我：「跟你聊天很好，謝謝，我快到時間了。」說完他眨了眨眼。

那次談話就這麼結束了。之後我又去過兩次，他不再對我說這些，轉而山南海北地閒聊。不過那以後沒多久，聽說他有所好轉，半年多後，出院觀察了。出院那天我正好沒事就去了，他跟他的主治醫師和家人朋友談笑風生，沒怎麼理我。臨走時，他漫不經心地走到我身邊，低聲快速地說：「還記得第一次那張桌子嗎？去看看桌子背面。」說完狡猾地笑了。

費了好大勁我才找到我和他第一次會面的那張桌子。我趴下去看桌子底下，上面有很多指甲的劃痕，依稀能辨認出歪歪斜斜的幾個字。

那是他和我第一次見面的日期，以及一句話：半年後離開。

過後很久，我眼前還會浮現他最後那狡猾的笑容。

夢的眞實性

跟這個女患者接觸花了很長時間，很多次之後才能真正坐下來交談，因為她整日生活在恐懼中，她不相信任何人——家人、男朋友、好友、醫生、心理專家，一律不信。

她的恐懼來自她的夢境。

因為她很安全，沒有任何威脅性（反覆親自觀察的結果，我不信別人的觀察報告，危及我人身安全的事情，還是自己觀察比較靠譜〔編注：大陸用語，意即可靠〕），所以那次錄音筆、紙張、鉛筆我帶得一應俱全。

我：「昨天你做夢了嗎？」

她：「我沒睡。」

她臉上的神態不是疲憊，而是警覺和長時間睡眠不足造成的蒼白以及瀕臨崩潰——有點歇斯底里的前兆。

我：「怕做夢？」我有點後悔今天來了，所以決定小心翼翼地對話。

她：「嗯。」

我：「前天呢？睡了嗎？」

她：「睡了。」
我：「睡得好嗎？」
她：「不好。」
我：「做夢了？」
她：「嗯。」
我：「能告訴我夢見什麼了嗎？」
她：「還是繼續那些。」

我第一次看她的夢境描述記錄的時候，我承認我有點吃驚，因為她記得自己從小到大的大多數夢境。而且據她自己說都是延續性的夢，也就是說，她夢裡的生活基本上和現實一樣，是隨著時間流逝、因果關係而連貫的。最初她的問題在於經常把夢裡的事情當作現實，後來她逐漸接受了「兩個世界」——現實生活和夢境生活。而現在的問題嚴重了，她的夢越來越恐怖，最要命的是，也是連續性的。想想看，一個永遠不會完結的恐怖連續劇。

我：「你知道我是來幫你的，你能告訴我最近一個月發生的事情嗎？」我指的是在她的夢裡。
她咬著嘴唇，猶疑了好一會兒才緩緩地點了下頭。
我：「好。那麼，都發生了什麼呢？」
她：「還記得影子先生嗎？我發現他不是來幫我的。」
這句話讓我很震驚。

影子先生是存在於她夢裡除自己外唯一的人。衣著和樣子看不清，總以模糊的形象出現。而且，影子先生經常救她。最初我以為影子先生是患者對現實中某個仰慕男性的情感寄託，後來經過幾次專業人士對她的催眠後，發現不是這樣，影子先生只是實實在在的夢中人物。

我：「影子先生……不是救你的人嗎？」

她：「不是。」

我：「到底發生了什麼事兒？」

她：「他已經開始拉著我跳樓了。」

我稍稍鬆了口氣：「是為了救你逃脫吧？原來不是有過嗎？」

她：「不是，我發現了他的真實目的。」

我：「什麼目的？」

她：「他想讓我和他死在一起。」

我克制著自己的反應，用了個小花招——重複她最後一個短語：「死在一起？」

她：「對。」

我不去追問，等著。

她：「我告訴過你的，一年前的時候，他拉著我跳樓，每次都是剛剛跳我就醒了。最近一年醒得越來越晚了。」

我：「你是說……」

她好像鼓足勇氣似的深吸了一口氣：「每次都是他拉著我跳同一棟樓，最開始我沒發現，後來我發現了，因為那棟樓其中一層的一個房間有個巨大的吊燈。剛開始的時候我剛跳就醒了，後來每一次跳下來，都比上一次低幾層才能醒過來。」

她：「嗯。」

我：「你的意思是，直到你注意到那個吊燈的時候你才留意每次都醒得晚了幾層，在同一棟樓？」

她：「每一次。」

我：「都是你說的那個四十多層的樓嗎？」

我：「那個有吊燈的房間在幾層？」

她：「三十五層。」

我：「每次都能看到那扇窗？」

她：「不是一扇窗，每次跳的位置不一樣，但是那個樓的房間有很多窗戶，所以後來每一次從一個新位置跳下去，我都會留意三十五層，我能從不同的角度看到那個巨大的吊燈。」

我：「現在到幾層才會醒？」

她：「已經快一半了。」

我：……

她：「我能看到地面離我越來越近，他拉著我的手，在我耳邊笑。」

我有點兒坐立不安：「不是每次都能夢見跳樓吧？」

她：「不是。」

我：「那麼他還救你嗎？」

她恐懼地看著我：「他是怪物，他認得所有的路、所有的門、所有的出口入口。只要他拉住我的手，我就沒辦法鬆開，只能跟著他跑，喊不出來，也不能說話，跑到那棟樓樓頂，跟著他縱身跳下去。」

如果不是徹底調查過她身邊的每一個男性，如果不是有過那幾次催眠，我幾乎就認為她在生活中被男人虐待過。那樣的話，事情倒簡單了。說實話，我真的希望事情是那麼簡單。

我：「你現在還是看不清影子先生嗎？」

她：「跳樓的瞬間，能看清一點兒。」

我盤算著身邊有沒有人認識那種專門畫犯人容貌的高手。

我：「他長什麼樣子？」

她再次充滿恐懼地回答：「那不是人的臉……不是人的臉……不是……」

我知道事情不好，她要發病了，趕緊岔開話題：「你喝水嗎？」

她看著我愣了好一陣兒才回過神來：「不要。」

那次談話後不久，她再次入院了。醫院特地安排了她的睡眠觀察，報告出人意料：她大多數睡眠都是無夢的睡眠，真正做夢的時候，不超過兩分鐘，她做夢的同時，身體開始痙攣，體表出汗，體溫升高，然後就會醒——驚醒。幾乎每次都是這樣。

最後一次和她談話，我還是問了那個人的長相。

她克制著強烈的恐懼告訴我：「影子先生的五官，在不停地變換著形狀，彷彿很多人的面孔，快速地交替浮現在同一張臉上。」

四維蟲子

他：「你好。」

我：「你好。」

他有著同齡人少有的鎮定，還多少帶點漫不經心的神態。但眼睛裡透露出的訊息卻是一種渴望，對交流的渴望。

如果把我接觸的患者依帶給我的痛苦程度來排名的話，那麼這位絕對可以躋身前五名。而他只是一個十七歲的少年。

多達七次的接觸失敗後，我不得不花大約兩週的時間四處奔波——忙於去圖書館，拜會物理學家和生物學家，還聽那些我會睡著的物理講座，並且抽空看了量子物理的基礎書籍。我必須這麼做，否則沒辦法和他交流，因為聽不懂。

在經過痛苦惡補和硬著頭皮的閱讀後，我再次坐到了他面前。

由於他未成年，所以每次和他見面都有他的父親或母親在他身後不遠的地方坐著，同時承諾：不做任何影響我們交談的事情，包括發出聲音。

我身後則坐著一位我搬來的外援：一位年輕的量子物理學教授。

在少年的注視下，我按下了錄音筆的開關。

他：「你怎麼沒帶陳教授來？」

我：「陳教授去醫院檢查身體了，所以不能來。」

陳教授是一位物理學家──我曾經搬來的救兵，但是效果並不如我想像的好。

他：「哦，我說的那些書你看了沒？」

我：「我時間上沒有你充裕，看得不多，但還是認真看了一些。」

他：「哦……那麼，你是不是能理解我說的四維生物了？」

我努力在大腦裡搜索著：「嗯……不完全理解，第四維是指時間對吧？」

他：「對。」看得出他興致高了點兒。

我：「我們是生活在物理長、寬、高裡面的三維生物，同時也經歷著時間軸在……」

他不耐煩地打斷我：「物理三維是長寬高？物理三維是長度、溫度、數量！不是長寬高！長度裡面包括長寬高！[1]」

他說得沒錯，我努力讓自己的記憶和情緒恢復常態，沒想到自己居然會有點緊張。

他：「要不你再回去看看書吧。」他絲毫不客氣地打算轟我走。

我：「其實你知道的，我並沒有那麼好的記憶力，而且我才接觸這些，但是我的確看了。我承認我聽某些課的時候睡著了，但我還是盡力地聽了很多，還有筆記。」說著我掏出自己這段時間做的有關物理的筆記放在他面前。

這時候坦誠是最有效的辦法，他情緒緩和了很多。

他：「好吧，我知道你很想瞭解我說的，所以我不想難為你，盡可能用你能聽懂的方式告訴你。」

我：「謝謝。」

他：「其實我們都是四維生物，除了空間外，在時間軸上我們也存在，只是必須遵從時間流的規律……這個你聽得懂吧？」

我：「聽得懂……」

我身後的量子物理學教授小聲提醒我：「就是因果關係。」

他：「對，就是因果關係。先要去按下開關，錄音才會開始，如果沒人按，錄音不會開始。所以說，我們並不是絕對的四維生物，我們只能順著時間流推進，不能逆反，而牠不是。」

我：「牠，是指你說過的『絕對四維生物』嗎？」

他：「嗯，牠是真正存在於四維中的生物，四維對牠來說，就像我們生活在三維空間一樣。也就是說，牠身體的一部分不是三維結構性的，是非物質的。」

我：「這個我不明白。」

他笑了：「你想像一下，如果把時間劃分成段的話，那麼在每個時間段，人類只能看到牠的一部分，而不是全部。能理解嗎？」

我目瞪口呆。

量子物理學教授：「你說的是生物界假設的絕對生物吧？」

1 物理中的四維是指長度、數量、溫度、時間。前三維由牛頓總結，長度包括：長、寬、高、容積等；數量包括：質量、個數、次數等；溫度包括：熱量、電能、電阻率等。時間是由愛因斯坦在牛頓的基礎上補充的，包括：比熱容、速度、功率等。

他：「嗯……應該不是，絕對生物可以無視任何環境條件生存，超越了環境界限生存，但是四維生物的界限比那個大，可以不考慮因果。」

量子物理學教授：「具有量子力學特性的？」

他：「是這樣。」

我：「這都是什麼意思？我沒聽明白。」這部分的幾堂入門課我都是一開始就睡了。

量子物理學教授：「說清這個問題太難了，很不負責地這麼簡單說吧，就是兩個互不關聯的粒子單元，也許遠隔萬里卻能相互作用……我估計你還是沒聽懂。」[2]

我隱約記得跟某位量子物理學家談的時候對方提到過，但是此時腦子卻無比混亂。我有一種不好的預感：這次談話可能會失敗。

少年接過話頭：「最簡單的說法就是，你在這裡，不需要任何設備和輔助，操縱家裡的一支畫筆在畫畫，完全按照你的意願畫，或者像在電腦上傳檔一樣，把一個三維物體發給遠方的別人。」

我：「那是怎麼做到的呢？」

量子物理學教授：「不知道，這就是量子力學的特性，也是全球頂尖量子物理工作室都在研究的問題。你是怎麼知道的？」後面的話是對少年說的。

他：「四維生物告訴我的，還有看書看到的。」

我：「你說的那個四維生物，在哪兒？」

他：「我前面說過了，牠的部分組成是非物質性的，只能感覺到。」

我：「你是說，牠找到你，跟你說了這些並且告訴你看什麼書？」

他：「書是我自己找來看的，因為我不能理解牠給我的感覺，所以我就找那些書看。」

他說的那些書目我見到了，有些甚至是英文學術雜誌。一個高中生，整天抱著專業詞典一點一點去讀，就為了讀懂那些專業雜誌刊登的專業論文。

我：「可是你怎麼能證實你的感覺是正確的，或者說你怎麼能證明有誰給你感覺了呢？」

他冷冷地看著我：「不用很遠，只倒退一百多年，你對一個當時頂尖的物理學家說你拿著一個沒有巴掌大、沒一本書厚的東西就可以跟遠方的人通話，而這要靠圍著地球轉的衛星和你手機裡那個跟指甲蓋一樣大小的卡片；你可以坐在一個小螢幕前跟千里之外的陌生人交談，而且還不需要任何連接線；你看地球另一邊的球賽只需要按下電視遙控器，他會怎麼想？他會認為你一定是瘋子！因為那超出當時任何學科的範疇了，列在不可理喻的行列，對嗎？」

我：「但你說的是感覺。」

他：「那只是個詞，發現量子之前沒人知道量子該叫什麼，大多叫作能量什麼的。你的思維，還是慣有的物質世界，那是三維的！我要告訴你的是『四維』，非得用三維框架來描述，我覺得我們沒辦法溝通。」他再次表示我該滾蛋了。

量子物理學教授：「你能告訴我那個四維生物還告訴你什麼了嗎？」

2　參見鮑梅斯特等著，《實驗性量子電運》，《自然雜誌》，一九九七年十二月十一日。

「是絕對四維生物。」他不耐煩地糾正。

量子物理學教授：「對，牠還給你什麼感覺了？」

他：「牠對我的看法。」

我：「是怎麼樣的呢？」

他嚴肅地轉向我：「應該是我們，是對我們的看法。我們對牠來說不是現在的樣子，因為牠的眼界跨越了時間，所以在牠看來，我們都是跟蠕動的蟲子一樣的東西。」

我忍不住回頭和量子物理學教授對看了一眼。

他：「你可以想像得出來，跨越時間地看，我們是一個很長很長的蟲子怪物，從床上延伸到大街上，延伸到學校，延伸到公司，延伸到商場，延伸到好多地方。因為我們的動作在每個時間段都是不同的，所以跨越時間來看，我們都是一條條蟲子。從某一個時間段開始，到某一個時間段結束。」

我和量子物理學教授都愣愣地聽著他說。

他：「絕對四維生物可以先看到我們死亡，再看到我們出生，沒有前後因果。其實這個我很早就理解了：時間不是流逝的，流逝的是我們。」

他一字一句地說完後，任憑我們怎麼問也不再回答了。

那次談話基本上還是以失敗告終。

不久後，少年接受了一次特地為他安排的量子物理考試，結果很糟。不知道為什麼，我聽了有些失望。如果，他真的是個天才，那麼他也只能是一百年後，甚至更遙遠未來的天才，而不屬於我們這個時代——我是說時間段落？也許吧。

我至今依舊很想知道，那個所謂的「絕對四維生物」是什麼樣子。牠恐怖嗎？我可能永遠沒辦法知道了，即便那是真的。

寫到這裡的時候，莫名地想起歌德說過的一句話：真理屬於人類，謬誤屬於時代。

三隻小豬——前篇：不存在的哥哥

很多心理障礙患者都是在小的時候受到過各式各樣的心理創傷，有些創傷的成因在成人看來似乎不算什麼，根本不是個事兒。多數時候，在孩子的眼中，周邊的環境、成人的行為所帶來的影響都被放大了，有些甚至是扭曲的。有些人因此得到了常人得不到的能力——即便那不是他們希望的。

坐在我面前的這個患者是個五大三粗（編注：形容一個人高大粗壯）的男人，又高又壯，五官長得還挺愣，但是說話卻細聲軟語的，弄得我最初和他接觸時總是適應不了。不過透過反覆觀察，我發現我應該稱呼為「她」更合適。我文筆不好沒辦法形容，但是相信我吧，用「她」是最適合的。

我：「不好意思，上週我有點事沒能來，你在這裡還住得慣嗎？」

「她」：「嗯，還好，就是夜裡有點兒怕，不過幸好哥哥在。」

「她」認為自己有個哥哥，實際上沒有——或者說很早就夭折了，在「她」出生之前。但麻煩的是，「她」在小時候知道了曾經有過哥哥後，逐漸開始堅信自己有個很會體貼照顧自己的哥哥，而「她」是妹妹。在「她」殺了和自己同居的男友後，「她」堅持說是哥哥幫「她」殺的。

我：「按照你的說法，你哥哥也來了？」話是我自己說的，但是依舊感覺有一絲寒意從脊背慢慢爬上來。

「她」微笑：「對啊，哥哥對我最好了，所以他一定會陪著我。」

我：「你能告訴我他現在在哪兒嗎？」

「她」：「我不知道哥哥去哪兒了，但是哥哥會來找我的。」

我覺得冷颼颼的，忍不住看了下四周灰色斑駁的水泥牆。

我：「我很想知道，到底是你殺了你男友，還是你哥哥殺了你男友，還是你哥哥讓你這麼做的？」

「她」低著頭咬著下唇沉默了。

我：「你自己也知道，這件事不管怎麼說，都有你的責任，所以我跟你談了這麼多次。如果你不說，這樣下去會很麻煩。如果你不能證明你哥哥參與了這件事，我想我不會再來了，我真的幫不了你。你希望這樣嗎？」我盡可能地用緩和的語氣誘導，而不是逼迫。

「她」終於抬起頭了，淚水在眼眶裡打轉：「我不知道為什麼你們都不相信，我真的有個哥哥，但是他不說話就好像沒人能看見他一樣，我不知道這是怎麼了，但是求求你真的要相信我好嗎？」說完，「她」哭了起來。

我翻了半天，沒找到紙巾，所以只好看著「她」在那裡哭。「她」哭的時候總是很小的聲音，捂著臉輕輕地抽泣。

等「她」稍微好了一點兒，我繼續問：「你能告訴我你哥哥什麼時候才會出現嗎？也就是說，他什麼時候才會說話。」

「她」慢慢擦著眼角的淚：「夜裡，夜裡只有我一個人的時候他會來。」

我：「他都說些什麼？」

「她」：「他告訴我別害怕，他說他會在我身邊。」

我：「在你夢裡嗎？」

「她」：「不經常，哥哥能到我的夢裡去，但是他很少去，說那樣不好。」

我：「你是說，他真的會出現在你身邊？」

「她」：「嗯，男朋友見過我哥哥。」

我：「是做夢還是親眼看見？」

「她」：「親眼看見。」

我努力鎮定下來對她強調調查來的事實：「你的母親、所有的親戚、鄰居，都異口同聲地說你哥哥在你出生兩年前就夭折了。你怎麼解釋這件事？」

「她」：「我不知道他們為什麼這麼說。」

我：「除了你，你家人誰還見過你哥哥嗎？」

「她」：「媽媽見過哥哥，還經常說哥哥比我好，不淘氣，不要這個那個，說哥哥比我聽話。」

我：「什麼時候跟你說的？」

「她」：「我小的時候。」

我：「是不是每次你淘氣或者不聽話的時候才這麼說？」

「她」：「我記不清了，好像不完全是，如果只是氣話，我聽得出來。」

我：「《三隻小豬》的故事是你哥哥告訴你的？」

「她」：「嗯，我小時候很喜歡他講這個故事給我聽。」

在這次談話前不久，對「她」有過一次催眠，進入狀態後，整個過程「她」都是在反覆講《三隻小豬》的故事，不接受任何提問，也不回答任何問題，自己一邊講一邊笑。錄音我聽了，似乎有隱藏的東西在裡面，但我死活沒想明白是什麼。那份記錄現在在我手裡。

我：「你哥哥什麼時候開始講這個故事給你聽的？」

「她」：「在我第一次見到哥哥的時候，那時候我好高興啊，他陪我說話，陪我玩，給我講《三隻小豬》的故事。說牠們一起對抗大灰狼，很團結，尤其是老三，很聰明……」

「她」開始不管不顧地講這個故事，聽的時候我一直在觀察。突然，好像什麼東西在我腦子裡閃現了一下，我努力去捕捉。猛然間，明白了！我漏了一個重大的問題，這個時候我才徹底醒悟過來。在急不可待地翻看了手頭的資料後，我想我知道是怎麼回事了。

等「她」講完故事後，我又胡扯了幾句就離開了。

幾天後，我拿到了對「她」做的全天候觀察錄影。

我快速地播放著，急著證實我判斷的是否正確。

畫面上顯示前兩天的夜裡一切都正常。在第三天，「她」在熟睡中似乎被誰叫醒了。「她」努力揉著眼睛，先是愣了一下，接著興奮地起身撲向什麼，然後「她」雙臂緊緊地環抱著自己的雙肩，而同時，臉上的表情瞬間變了。

看得出那是一個男人，完全符合他身體相貌感覺的一個男人，那是他。

我點上了一根菸，長長地鬆了一口氣。後面的畫面已經不重要了，看不看無所謂了。

「她」沒有第六感，也沒有鬼怪的跟隨，當然也沒有什麼扯淡的哥哥。
「她」那不存在的哥哥，就是「她」的多重人格。

三隻小豬——後篇：多重人格

大約一個月後，患者體內「她」的性格突然消失了，而且還是在剛剛開始藥物治療的情況下。從時間上看，我不認為那是藥物生效了。

這種事情很少發生，所以我想再次面對患者。雖然我反覆強調我從沒面對過他，但我還是再度坐到了患者面前——即便那不是同一個人。

透過幾次和他的接觸，我發現他是一個很聰明的人。理智、冷靜，就這點來說，和失蹤的「她」倒是互補。還有就是：他清楚地知道自己是多重人格。

現在我面臨的問題是：如果「她」真的不在了倒好說了，因為犯罪的是這個男人，那麼他應該接受法律制裁。如果「她」還在，任何懲罰就都會是針對兩個人的——我是說兩種人格的，這樣似乎不是很合理。這麼說的原因是我個人基於情感上的邏輯，如果非得用法律來講……這個也不好講，大多數國家對此都是比較空白的狀態。反正我要做的是，確定他的統一，這樣有可能便於對他定罪，而不是真的去找到「她」。

他：「我們這是第五次見面了吧？」

我算了下：「對，第五次了。」

他：「你還需要確定幾次？」

我：「嗯……可能兩到三次吧？」

他：「這麼久……」

我：「你很急於被法律制裁？」

他：「是。」

我：「為什麼？」

他笑了：「因為我深刻認識到了自己犯下的罪行，並且知道不能挽回任何事情，但是我的內心又非常痛苦，所以真心期盼著對我的懲罰，好讓我早點兒脫離這種懺悔的痛苦。這理由成立嗎？」

我沒笑，冷冷地看著他。

他：「別那麼嚴肅，難道你希望我裝作神經病，然後逃脫法律制裁？」

我：「是精神病，你也許可以不受法律的制裁，你可以利用所有盡心盡職的醫生和心理醫師，但是即便你成功地活下來了，你終有一天也逃脫不了良心的制裁。」

他：「為什麼要裝聖人呢？你們為什麼不借著這個機會殺了我呢？說我一切正常，是喪心病狂的殺人犯不就可以了嗎？」

我：「我們不是聖人，但是我們會盡本分，而不是由著感情下定義。」

他沉默了。

過了好一會兒，他抬起頭看著我：「我把她殺了。」

我依舊冷冷地看著他，但是，強烈的憤懣就是我當時全部的情緒。

他也在看著我。

幾分鐘後，我冷靜下來了。我發現一個問題：他為什麼會急於被法律制裁？他應該清楚地認識到自己的罪行結局肯定是死刑，那麼他為什麼這麼期盼著死呢？

我：「說吧，你的動機。」

他咧開嘴笑了：「你夠聰明，被你看穿了。」

我並沒他說得那麼聰明，但是這點邏輯分析我還是有的。

如果他不殺了她，那麼他們共用一個身體就構成了多重人格。多重人格這種比較特殊的「病例」肯定是量刑考慮中的一個重要因素，而最終的判決結果極可能會有利於他。但是現在他卻殺了她，也就是說，不管用了什麼手段，人格上卻獲得統一。統一了就可以獨自操控這個身體，但是統一之後的法律定罪明顯會對他不利，他為什麼要這麼做？為了死？這違背了常理。這就好比一個人一門心思先造反再打仗，很幸運地奪取了天下卻不是為了當皇帝而是為了徹底毀滅這個國家一樣荒謬。而且，從經驗上來講，如果看不到動機，那麼一定會在更深的地方藏有更大的動機。這就是我疑惑的最根本所在。

我：「告訴我吧，你的動機。」

他認真地看了我一會兒，歎了口氣：「如果我說了，你能幫助我死嗎？」

我：「我沒辦法給你這個保證，即便那是你我都希望的，我也不能那麼做。」

他嚴肅地看著我，不再嬉皮笑臉：「你知道我為什麼喜歡給她講《三隻小豬》的故事嗎？」

我：「這裡面有原因嗎？」

他沒正面回答我：「我即將告訴你的，是真實的。雖然你可能會覺得很離奇，但是我認為你還是會相信，所以我選擇告訴你。不過在那之前，你能把錄音關了嗎？」

我：「對不起我必須開著，理由你知道。」

他又歎了口氣：「好吧……我告訴你所有的。」

我拿起筆，準備好了記下重點。

他：「也許你只看到了我和她，但是我想讓你知道，我們曾經是三個人。最初的他，已經死了，不是我殺死的。」

我抬起頭看著他。

他舔了舔嘴唇繼續說：「我給你講個真實版《三隻小豬》的故事吧。三隻小豬住在一棟很大的宮殿裡，開始的生活很快樂，大家各自做各自擅長的事情。有一天其中的兩隻小豬發現一個可怕的怪物進來了，於是那兩隻小豬一起和怪物搏鬥，但是怪物太強大了，一隻小豬死掉了。在死前，他告訴參加搏鬥的兄弟，希望他能打敗怪物，保護最小的那隻小豬。此時最小的那隻小豬還不知道怪物的存在。於是沒有戰死的這隻小豬利用宮殿的複雜結構和怪物周旋，同時還要保護最小的那隻小豬，甚至依舊隱瞞著怪物的存在，這樣過去了很久。但是，他太弱了，根本不可能戰勝怪物。而怪物一天天地越來越強大，以至於他一切工作都不能再做了，專心地和怪物周旋。有一天，怪物占據了宮殿最重要的一個房間，雖然最後終於被引出去了，但是那個重要的房間還是遭到了嚴重的破壞。宮殿出了問題，事情再也藏不住了。但是最小的那隻小豬很天真，不懂到底是怎麼了，於是肩負囑託的那隻小豬撒謊說宮殿在維修，就快沒事了。他還在盡可能地保護著她，並且經常會利用很短的一點兒時間去看望、安慰最小的那隻小豬，不讓她知道殘酷的真相……這不是一個喜劇……終於怪物還是發現了最小的那隻小豬，並且殺死了她……最後那隻，也是唯一的那隻小豬發誓不惜一切代價復仇，他決定要燒毀這座宮殿，和怪物同歸於盡……這就是《三隻小豬》真正的故事。」

他雖然表情平靜地看著我，但是眼裡含著淚水。

我坐在那裡，完全忘了自己一個字都沒有記，就那麼坐在那裡聽完。

他：「這就是我的動機。」

我努力讓自己的思維回到理智上：「但是你妹妹……但是她沒有提到過有兩個哥哥……」

他：「他死的時候，她很小，還分不太清楚我們，而且我們很像……」

我：「呃……這不合情理，沒有必要分裂出和自己很像的人格來。」

他：「因為他寂寞，父親死於醉酒，這不是什麼光榮的事情，他身邊的人都不同情他，反而嘲笑他，所以他創造了我。他發誓將來會對自己的小孩很好，但是他等不及了，所以單純的她才會在我之後出現。」

我：「你說的怪物，是怎麼進來的？我費解這種……這種，人格入侵？解釋不通。」

他：「不知道，有些事情可能永遠沒有答案了……也許這是一個噩夢吧？」

其實茫然的是我，我不知道該說什麼好。

他：「我明白這聽上去可能很可笑，自己陪伴自己，自己疼愛自己。但是如果你是我，你不會覺得可笑。」

我覺得嘴巴很乾，嗓子也有點啞：「嗯……如果……你能讓那個怪物……成為性格浮現出來，也許我們有辦法治療……」我知道我說得很沒底氣（編注：大陸用語，指信心和力量）。

他微笑地看著我：「那是殘忍的野獸，而且我也只選擇復仇。」

我：「這一切都是真的嗎？」
他：「很荒謬是吧？但是我覺得很悲哀。」
我近乎偏執地企圖安慰他：「如果是真的，我想我們可能會有辦法的。」
我明白這話說得有多蒼白，但是我的確不知道除此之外還能說什麼。

不久後，就在我絞盡腦汁考慮該怎麼寫下這些的時候，得知他自殺了。
據當時在場的人說，他沒有徵兆地突然用頭拚命地撞牆，直到鮮血淋漓地癱倒在地上。
他用他的方式告訴我，他沒有說謊，不管他是不是真的瘋了。
經歷這個事件後，時常有個問題會困擾著我：真實的界限到底是怎樣的？有沒有一個適合所有人的界定？該拿什麼去衡量呢？
我始終記得他在我錄音筆裡留下的最後一句話：「好想再看看藍天。」

進化慣性

他：「我說的不是推翻，而是能不能嘗試。當然了，如果有人不喜歡，那他可以自行選擇。不過我推薦這種新的生活方式，誰說就非得按照慣性生活下去了？我覺得這沒有什麼不可以的，為什麼你不試試看呢？假設你住在一個四通八達的路口，你每天下班總是會走某一條路，那是因為你習慣了，對吧？你應該嘗試一下走別的路回家。也許那條路上美女更多，也許會有飛碟飛過，也許會有更好看的街景……新的選擇對於生活方式也一樣，你應該擺脫慣性，試試新的方式，不要遵從自己已經養成的習慣。習慣不見得都是好的，例如抽菸就不是好習慣，而且習慣下面隱藏的東西更複雜。比方說週末大家都去酒吧，有人會說那是習慣，其實是為了勾女……習慣只是個藉口，不是理由，對吧？所以我真的覺得你有必要改變一下習慣。」

眼前這位患者的邏輯思維、世界觀和我完全不是一個次元的——我是說視角。他已經用了將近三個小時表達自己的思想，並且堅定自己的信念，同時還企圖說服我。總之是一種偏執的狀態。

我：「剛剛你說的我可以接受，但是貌似你所要改變的根本，比這個複雜，這不是一個人的事兒，牽動整個社會，甚至牽動了整個人類文明。」

他：「人類文明怎麼了？很高貴？不能改變？誰說的？神說的，人說的？人說的吧！那就好辦了，我還以為是神說的呢！」

我鬱悶地看著他。

他：「你真的應該嘗試，你不嘗試怎麼知道好壞呢？」

我：「聽你說，我基本算是嘗試了啊。你已經說得夠多了。」

他：「你為什麼不進一步嘗試呢？」

我：「一盤菜端上來，我犯不著全吃了才能判斷出這盤菜餿了吧。」

他：「嗯……我明白你的顧慮了。這樣吧，我從基礎給你講起？」

我苦笑著點了下頭。

他：「首先，你不覺得你的生活、你的周圍都很奇怪嗎？」

我：「怎麼奇怪了？」

他：「你要上班，你得工作，你跟同事吃飯聊天、打情罵俏，然後你下班，趕路約會回家或者去酒吧，要不你就打球唱歌洗澡……這些多奇怪啊？」

我：「我還是沒聽出哪兒奇怪來。」

他：「那好吧，我問你，你為什麼那麼做？」

我：「欸？」說實話，我被問得一愣。

他：「現在明白了吧？」

我：「不是很明白……我覺得那是我的生活啊。」

他一臉很崩潰的表情，我認為那是我才應該有的表情。

他：「你沒看清本質。我來順著這根線索展開啊，你這麼做，是因為大家都這麼做，對吧？為什麼大家都這麼做呢？因為我們身處社會當中，對吧？為什麼會身處社會當中呢？因為這幾千年都是這樣的，對吧？為什麼這幾千年都是這樣的呢？因為從十幾萬年前，我們就是群居的。為什麼要群居呢？因為我們個體不夠強大，所以我們聚集在一起彼此保護，也多了生存機會。一個猿人放哨，剩下的猿人採集啊、捕魚啊什麼的。這時候老虎來了，放哨的看見了就吼，大家聽見吼聲都不幹活、全上樹了，安全了。後來大家一起研究出了武器，什麼投石啊、什麼石矛啊、什麼弓箭啊，於是大家一起去打獵，這時候遇到老虎不上樹了，你扔石頭、我射箭、他投長矛，膽子大沒準衝上去咬一口或者踹一腳……你別笑，我在說事實。我們人類，就是這麼生活過來的，因為我們曾經很弱小，所以我們聚集在一起。現在我們還聚集在一起，就是完全的破壞行為了！好好的森林，沒了，變城市了，人在這個區域是安全的，但是既然安全了為什麼還要扎堆（編注：大陸用語，指許多人湊在一起）呢？因為習慣扎堆了。我覺得人類現在有那麼多厲害的武器，就個體生活在自然界唄，住樹林，住山谷，住得自然點兒就成了，扎什麼堆啊！為什麼非要跟著那麼原始的慣性生活啊？就不能突破嗎？住野外挺好啊，也別吃什麼大餐了，自己狩獵，天天吃野味，還高級呢！」

我：「那不是破壞得更嚴重嗎？大家都濫砍亂伐造房子，打野生動物吃……」

他：「誰說住房子了？」

我：「那住哪兒？樹上？」

他：「可以啊，山洞也成啊。」

我：「遇到野獸呢？」

他：「有武器啊，槍啊什麼的。」

我：「槍哪兒來？子彈沒了怎麼辦？」

他：「城裡那些不放棄群居的人提供啊。」

我：「哦，不是所有人都撒野外放養啊？」

他：「你這個人怎麼這麼偏激啊，誰說全部回歸自然了？這就是你剛才打斷我的後果。肯定有不願意這麼生活的人，不願意這麼生活的人就接著在城裡唄。因為那些願意的、自動改變習慣的人回到野外了，減輕了依舊選擇生活在城裡那些人的壓力了，所以，城裡那些人就應該為野外的人免費提供生存必需品，槍啊、保暖設備啊之類的。」

我：「所以就回到我們最初說的那點了？」

他：「對！就是這樣，在整個人類社會號召下，大家自覺開始選擇，想回歸的就回歸，不想的就繼續在城市，多好啊。」

我：「那你選擇怎麼生活？」

他：「我先負責發起，等大家都回應了，我再決定我怎麼生活。我覺得我這個號召會有很多人響應的。」

我：「你覺得這樣有意思嗎？選擇的時候會有很多干擾因素的。」

他：「什麼因素？地域？政治？那都是人類自己禍害自己的，所以我號召這個選擇，改變早就該扔掉的生存慣性。那太落後了！沒準我還能為人類進化做出貢獻呢！」

我：「做什麼貢獻了？」

他：「再過幾十萬年，野外的人肯定跟城裡人不一樣了，進化或者退化了，這樣世界上的人類就變成兩種了，沒準還能雜交出第三種……」

他還在滔滔不絕。我關了錄音，疲憊地看著他亢奮地在那裡口若懸河地描繪那個雜交的未來。一般人很難一口氣說好幾個小時還保持興奮——顯然他不是一般人。記得在做前期調查的時候，他某位親友對他的評價還是很精準的：「我覺得他有邪教教主的潛質。」

飛禽走獸

她是非常特殊的一個案例。至今我都認為不能稱之為病例，因為她的情況特殊到我聞所未聞。也許是一種返祖現象，也許是一種進化現象，我不能確定到底是什麼，甚至對這個案例成因（可能，我不確定）的更深入瞭解，也是在與她接觸後的兩年才進一步得到的。

從我推門、進來、坐下，到拿出錄音筆，把本子、筆擺好，抬頭看著她，她都一直饒有興趣地在觀察著我。

她是一個十九歲，看上去很開朗很漂亮的女孩，透著率真、單純，直直的長髮披肩，嘴巴驚奇地半張著，充滿了好奇地看著我。容貌配合表情簡直可愛得一塌糊塗。

當我按下錄音鍵後發現她還在直勾勾地盯著我，我有點不好意思了。

我：「呃……你好。」

她愣了一下，回了一下神：「你好。」然後接著充滿興趣地盯著我仔細看。

我臉紅了：「你……我臉上有什麼東西嗎？」

她似笑非笑地還是在看：「啊？什麼？」

我：「我有什麼沒整理好或者臉上粘了什麼嗎？」

她似乎是定睛仔細看了下我才確定：「沒啊，你臉上什麼都沒有。」

我：「那你的表情……還一直看著我是為什麼？」

她笑出聲來了：「真有意思，我頭一次看蜘蛛說話哎！哈哈哈！」

我莫名其妙：「我是蜘蛛？」

她徹底回過神來了，依舊毫不掩飾自己的驚奇：「是啊。」

我：「你是說，我長得像蜘蛛嗎？」

她：「不，你就是。」

我愣了下，低頭翻看著有關她的說明和描述，沒看到寫她有癡呆症狀，只說她有臆想。

她：「不好意思啊，我沒惡意，只是我頭一回見到蜘蛛。說實話你剛進來我嚇了一跳，有點怕，但是等你關門的時候我覺得不可怕，很卡通，那麼多爪子安排得井井有條的，擺本子的時候超級可愛！哈哈哈哈！」看她笑不是病態的，是真的忍不住了。

我：「我在你看來是蜘蛛嗎？」

她：「嗯，但是沒貶義，也不是我成心這麼說的。其實我知道你們覺得我有病，可是我覺得我沒病。」

她停了一下，壓住了下一輪笑聲才繼續：「我也是幾年前才知道只有我這樣的，我一直以為大家都是這樣呢。」

我：「你是什麼樣的？」

她：「我能把人看成動物。」

我：「每一個人？」

她：「嗯。」

我：「都是蜘蛛嗎？」

她：「不，不一樣。各種各樣的動物。」

我：「你能講一下都有什麼動物嗎？」

她：「什麼動物都有。大型動物也有，小型動物也有。昆蟲還真不多，蜘蛛我是頭一次見，覺得好玩兒，所以剛才沒臉沒皮地傻笑了半天，你別介意啊。」

面對這麼漂亮可愛的女孩我怎麼會介意呢，要介意也是對別人介意嘛，比方說我們院的領導。

我：「不介意，但是我想聽你詳細地說說到底是怎麼回事兒。」

她的表情終於平靜了很多：「我知道你們都不能理解，覺得我可能有病，但是我不怕，大不了說自己看人不是動物就沒事了。我覺得你沒惡意，那就跟你說吧。我小的時候，從記事的時候就是這樣了。我看到的人，是雙重的，如果我模糊著去看，看到的人就是動物，除非我正式地看才是人。你知道什麼是模糊地看吧？就是那種發呆似的看，眼前有點兒虛影的感覺……」

我：「模糊著看？什麼意思？你指的是散瞳狀態吧？」

她：「散瞳？可能吧，我不熟悉你們那些說法，反正就是模糊著看就成了。大概因為我從小就是這樣，所以沒覺得怎麼可怕，但是惹了不少麻煩。我們小學有個老師，模糊著看是個翻鼻孔的大猩猩！哈哈哈哈，他上課撓後腦勺的時候太逗了，他還老喜歡撓，哈哈哈！我就笑，老師就不高興。那時候小，也說不明白，同學問我為什麼笑，我就說大猩猩撓後腦勺多逗啊，結果同學都私下管那個老師叫大猩猩，後來老師知道了，找了我爸去學校，狠批了我一頓。回家的路上我跟爸爸說了，還學給他看，爸爸也笑得前仰後合的，不過後來跟我說不許給老師起外號，要尊敬老師……」

她連說帶比畫興奮地講了她在小學的好幾件事情，邊說邊笑，最後我不得不打斷她的自娛自樂：「你等一下啊，我想知道你看人有沒有不是其他動物的？就是人？」

她：「沒有，都是動物！哈哈哈哈！」

我：「你能告訴我你的父母都是什麼動物嗎？」

她：「我媽是貓，她跟我爸鬧脾氣的時候後背毛都奓起來，背著耳朵，可凶了；我爸是一種很大的魚，我不認識，我知道什麼樣，海裡的那種，很大，大翅膀、大嘴，沒牙……不是真的沒牙啊，我爸有牙，我是說他動物的時候沒牙。很大，不對，也沒那麼大……反正好像是吃小魚還是浮游生物的一種魚，我在《動物世界》和水族館都見過。」

她的表情絕對不是病態的亢奮，是自然的那種興奮，很坦誠，坦誠到我都開始懷疑自己是不是聽力有問題了。

我：「那你是什麼動物呢？」

她：「我是鼴鼠啊！」

我：「鼴鼠？《鼴鼠的故事》裡面那隻？」

她：「不不不，是真的鼴鼠。眼睛很小，還老瞇著，一身黃毛，短短的，鼻子濕漉漉的，粉的，前後爪都是粉粉的，指甲都快成鏟子了……這個是我最不喜歡的。」

我：「你照鏡子能看見？」

她：「嗯，直接看也成。我自己看自己爪子就不能虛著看，因為我不喜歡，要是沒指甲只是小粉爪就好了……」她低下頭看著自己的手，一臉的遺憾。

我攥著筆不知道該寫什麼，只好接著問：「你有看人看不出是動物的時候嗎？比如某些時刻？」

她認真地想著：「嗯……沒有，還真沒有……對了！有！我看照片、看電影電視都沒，都是人，我也不知道為什麼。」

我覺得有點費解，目前看她很正常，沒有任何病態表現，既不急躁也不偏執，性格開朗而絕對不是沒事瞎激動，但是她所說的卻匪夷所思。我決定從我自己入手。

我：「你看我是什麼樣的蜘蛛？」

她：「我只見過你這種，等我看看啊。」說完她靠在椅背上開始「虛」著看我。

我觀察了一下，她的確是放鬆了眼肌在散瞳。

她：「你……身上有花紋，但是都是直直的線條，像畫上去的……你的爪子……不對，是腿可真長，不過沒有真的大蜘蛛那種毛……你像是塑膠的。」

我不知道該說什麼了。

她：「嗯，你剛才低頭看手裡的紙的時候，我虛著看你是在織網……你眼睛真亮，大燈泡似的，還能反光，嘴裡沒大牙……是那種螞蚱似的兩大瓣……」

我覺得自己有點兒噁心就打斷了她：「好了，別看了，我覺得自己很嚇人了。」我低頭仔細看記錄上對她的簡述。

她：「你又在織網了！」

我抬起頭：「什麼樣的網？」

她停止了「虛著」的狀態，回神仔細想著：「嗯……是先不知道從哪兒拉出一根線，然後纏在前腿上，又拉出一根線，也纏在前腿上，很整齊地排著……」

我：「很快嗎？」

她：「不，時快時慢。」

我猛然間意識到，那是我低頭在整理自己的思路。
我：「你再虛著看一下，如果我織網就說出來。」
我猜她看到我的織網行為就是我在思考的過程……
她：「又在織了！」
我並沒看資料或者寫什麼，只是自己在想。
我：「我大概知道你是什麼情況了，你有沒有看見過很奇怪的動物？」
她：「沒有，都是我知道的，不過有我叫不出名字的，奇怪的……還真沒有。」

我覺得她可能具有一種特別的感覺，比普通人強烈得多的感覺，她看到的人類，直接映射為某種動物，但是我需要確定，因為這太離譜了。

後面花了幾週的時間，我先查了一些動物習性，又瞭解了她的父母，跟我想的有些出入，但是總體來說差得不算太遠。

她的「貓」媽媽是個小心謹慎的人，為人精細，但是外表給人漫不經心的感覺；她的「魚」爸爸是蝠鱝（魔），平時慢條斯理的，但是心理年齡相對年輕，對什麼都好奇。關於「鼴鼠」的她，的確比較形似。看著開朗，其實是那種膽小怕事的女孩，偷偷摸摸淘個氣搗個亂還行，大事絕對沒她。出於好奇，讓她見了幾個我的同事，她說的每一種動物的確都符合同事的性格特點，這讓我很吃驚。

想著她的世界都是滿街的老虎喜鵲狗熊兔子章魚，我覺得多少有點羨慕。

最後我沒辦法定義她有任何精神方面的疾病，也不可能有——完全拜她開朗的性格所賜。不過我告訴她不要對誰都說這件事，可能會引來不必要的麻煩，但是我沒告訴她我很嚮往她驚人的天賦。

大約兩年後一個學醫的朋友告訴我一個生物器官：犁鼻器（費洛蒙嗅器，vomeronasal organ），很多動物身上都有這個器官。那是一個特殊的感知器官，動物可以透過犁鼻器收集飄散在空氣中的殘留化學物質，從而判斷對方性別、是否有威脅，甚至可以用來追蹤獵物、預知地震。這就是人們常說很多動物擁有的「第六感」。人類雖然還存在這個器官，但已經高度退化。我當時立刻想到了她的自我描述：鼴鼠——嗅覺遠遠強於視覺。也許她的犁鼻器特別發達吧？當然那是我瞎猜的。不過，說句有點不負責任的感慨：有時候眼睛看到的，還真不一定就是真實的。

生命的盡頭

有那麼一個精神病人，整天什麼也不幹，就穿一身黑雨衣，舉著一把花雨傘蹲在院子裡潮溼黑暗的角落，就那麼蹲著，一天一天地不動。架走他他也不掙扎，不過一旦有機會，他還是穿著那身行頭打著花雨傘原位蹲回去，相當地執著。很多精神病醫師和專家都來看過，折騰幾天連句回答都沒有。於是大家都放棄了，說那個精神病人沒救了。有天一個心理學專家去了，他不問什麼，只是穿得和病人一樣，也打了一把花雨傘跟他蹲在一起，每天都是。就這樣過了一個禮拜，終於有一天，那個病人主動開口了，他悄悄地往心理專家那裡湊了湊，低聲問：「你也是蘑菇？」

這是我很早以前聽過的一個笑話。好笑嗎？

我已經不覺得好笑了。

類似的事情我也做過，當然，我不是什麼心理專家，也沒把握能治好那個患者，但是我需要她的認同才能瞭解她的視角、她的世界觀。

她曾經是個很好的教師，後來突然就變了。每天除了吃飯睡覺上廁所，就是蹲在石頭或者花草前仔細研究，有時候甚至趴在那裡低聲地嘀咕——對著當時她面對的任何東西，也許是石頭，也許是棵樹，也許什麼都沒有，但是她如此執著，好幾年沒跟任何人說過一句話，就自己認真做那些事兒，老公孩子都急瘋了她也無視。

在多次企圖交談失敗後，她的身邊多了一個人跟她做著同樣的事情，那是我。

與她不同的是，我是裝的，手裡攥著錄音筆隨時準備打開。

那十幾天很難熬，沒事我就跑去假裝研究那些花花草草、石頭樹木。如果一直這樣下去，我猜我也快入院了。

半個月之後，她注意到了我，而且是剛剛發現似的驚奇。

她：「你在幹麼？」

我假裝也剛發現她：「啊？為什麼要告訴你？你又在幹麼？」

她沒想到我會反問，愣了一下：「你到底在幹麼？」

我：「我不告訴你。」說完我繼續假裝興致盎然地看著眼前那根蔫了的草。

她往我跟前湊了湊，也看那根草。

我裝作很神祕地用手捂上不讓看。

她抬頭看著我：「這個我看過了，沒什麼大不了的，那邊好多呢。」

我：「你沒看明白，這個不一樣。」

她充滿好奇地問我：「怎麼不一樣？」

我：「我不告訴你！」

她：「你要是告訴我怎麼不一樣了，我就告訴你我知道的。」

我假裝天真地看著她——那會兒我覺得自己的表情跟個白癡沒區別。

我：「真的？不過你知道的應該沒我知道的好。」

她臉上的表情像是看著小孩似的忍著笑：「你不會吃虧的，我知道的可是大祕密，絕對比你的好！怎麼樣？」

我知道她已經堅定下來了，她對我說話的態度明顯是哄著我，我需要的就是讓她產生優越感。

我：「說話算數？」

她：「算數，你先說吧。」

我鬆開捂著的手：「你看，草尖這裡吊著個蟲子，所以這根草有點兒蔫了，其實是蟲子吃的。」

她不以為然地看著我：「這有什麼啊，你知道的這個不算什麼。」

我不服氣地反駁：「那你知道的也沒什麼了不起的！」

她笑了下：「我知道的可是了不起的事兒，還沒人發現呢！」

我假裝不感興趣，低下頭繼續看那根蔫了的草，以及那個不存在的蟲子（汗）。

她炫耀地說：「你那個太低級了，不算高級生命。」

我：「什麼是高級生命？」

她神祕地笑了下：「聽聽我這個吧，你會嚇著的！」

我將信將疑地看著她。

她拉著我坐在原地：「你知道咱們是人吧？」

我：……

她：「我開始覺得沒什麼，後來我發現，人不夠高級。你也知道好多科學家都在找跟地球相似的星球吧？為了什麼？為了找跟人類相似的生物。」

我：「這我早知道了！」

她笑了：「你先別著急，聽我說。我開始不明白，為什麼要找跟人類相似的生物呢？也許那個星球上的生物都是機器人，也許他們都是在矽元素基礎上建立的生命……你知道人是在什麼元素基礎上建立的生命嗎？」

我：「碳元素唄，這誰都知道！」

她：「欸？你知道的還挺多……我開始就想，那些科學家太笨了，非得跟地球上生物類似才能算是生物啊？太傻了。不過，後來我想明白了，科學家不笨。如果那個星球上的外星人跟人類不一樣，外星人不呼吸氧氣，不吃碳水化合物，他們吸入硫酸，吃塑膠就能生活，那我們就很難跟他們溝通了。所以，科學家不笨，他們先找到跟地球類似的環境，大家都吸氧氣，都喝水吃大白菜，這樣才有共同點，生命基本形態相同，才有溝通的可能，對吧？」

我不屑地看著她：「這算你的發現？」

她耐心地解釋：「當然不算我的發現，但是我想得更深，既然生命有那麼多形式，也許身邊的一些東西就是生命，只是我們不知道牠們是生命罷了，所以我開始研究牠們，我覺得我在地球上就能找到新的生命形式。」

我：「那你都發現什麼是生命了？」

她神祕地笑了：「螞蟻，知道吧？那就是跟我們不一樣的形式！」

我：「呸！小孩都知道螞蟻是昆蟲！」

她：「但是，大家都不知道，其實螞蟻是細胞。」

我：「啊？什麼細胞？」

她：「怎麼樣，你不知道吧？我告訴你，其實螞蟻都是一種生命的細胞，我命名為『鬆散生命』。蟻后就是大腦，兵蟻就是身體的防衛組織，工蟻都是細胞，也是嘴，也是手，用來找食物，用來傳遞，用來讓大腦維持。蟻后作為大腦，還得兼顧生殖系統。工蟻聚在一起運輸的時候，其實就是血液在輸送養分，工蟻兼顧好多種功能，還得培育新生的細胞——就是幼蟻。螞蟻之間傳達信號是靠化學物質，對吧？人也是啊，你不用指揮你的細胞，細胞之間自己就解決了！明白吧？其實螞蟻是生命形式的另一種，不是簡單的昆蟲。你養過螞蟻沒？沒養過吧。你養幾隻螞蟻，牠們沒幾天就死了，就算每天給吃的也得死，因為失去大腦的指揮了。你必須養好多隻，牠們才會活，就跟取下一片人體組織培養似的，只是比人體組織好活。咱們看螞蟻，就只看到螞蟻在爬，其實呢，咱們根本沒看全！螞蟻，只是細胞。整個蟻群才是完整的生命！鬆散生命！」

我覺得很神奇，但是我打算知道更多：「就這點兒啊？」

她：「那可不只這點兒，石頭很可能也是生命，只是形式不一樣。我們總是想，生命有眼睛、鼻子、胳膊、腿，其實石頭是另一種生命。它們看著不動，其實也會動的，只是太慢了，但是我們感覺不到，它們的動是被動的，風吹啊、水沖啊、動物踢起來啊，都能動。但是石頭不願意動，因為它們亂動會死的。」

我：「石頭怎麼算死？」

她：「磨損啊，磨沒了就死了。」

我：「你先得證明石頭是生命，才能證明石頭會死吧？」

她：「石頭磨損了掉下來的渣子可能是土，可能是沙，地球就是由這些組成的吧？土裡面的養分能種出糧食來，能種出菜來，動物和人就吃了，吃肉也一樣，只是多了道手續！然後人死了變成灰了，或者埋了腐爛了，又還原為那些沙啊土啊裡面的養分了，然後那些包含著養分的沙子和土再聚集在一起成了石頭，石頭就是生命。」

我：「聚在一起怎麼就是生命了？」

她嚴肅地看著我：「大腦就是肉，怎麼有的思維？」

我愣住了。

她得意地笑了：「不知道了？聚在一起，就是生命！人是，螞蟻組成的鬆散生命是，石頭也一樣，沙子和土聚在一起，就會有思維，就是生命！石頭聽不懂我們說話，也不認為我們是生命。在它們看來，我們動作太快，生得太快，死得太快。你拿著石頭蓋了房子，石頭還沒感覺到變化呢，幾百年房子可能早塌了，石頭早就又是普通石頭了，因為幾百年對石頭來說不算什麼。在石頭看來，我們就算原地站一輩子，它們也看不到我們，太短了！」

我目瞪口呆。

她輕鬆地看著我：「怎麼樣？你不行吧？我現在要做的就是想辦法和石頭溝通。研究完這個，我再找找有沒有看人類像石頭一樣的生物。也許就在我們眼前，我們看不到。」說完她得意地笑著又蹲在一塊石頭邊仔細地看起來。

我不再假裝研究那根草，站起身來悄悄走了，怕打擾了她。後來有那麼一個多月吧，我都會留意路邊的石頭。

石頭那漫長的生命，在人類看來，幾乎沒有盡頭。

蘋果的味道

他失蹤了快一個月，家人找不到他，親戚朋友找不到他，誰也不知道他去哪兒了。等到警察撞開他家門的時候，發現他正赤身裸體地坐在地上，迷惑地看著衝進來的人。

於是，幾天後，我坐在了他的面前。

他：「知道他們覺得我有病的時候，我快笑死了。」

我：……

他：「這個的確是我不好，我只說出差一週，但是沒回過神，一個月……」

我：「你自己在家都幹麼了？」

他狡黠地笑著：「如果我說我什麼都沒幹，你信嗎？」

我：「你是真的什麼都沒幹嗎？」

他想了想：「看上去是。」

我：「為什麼這麼說？」

他：「嗯……我的大腦很忙……這麼說你理解嗎？」

我：「一部分吧。」

他：「我是在釋放精神。」

我反應了一下：「你是指打坐什麼的？」

他：「不不，不是那個。或者說不太一樣，我說不清，不過，我從幾年前就開始這樣了。」

我：「開始哪樣了？」

他：「你別急，我還是從頭跟你說吧。我原來無意中看了達摩面壁九年參禪的事，我就好奇，他都幹麼了，一口氣山洞口坐了那麼多年，到底領悟什麼了？這個我極度好奇，我就是一好奇的人，特想知道。」

我：「你信禪宗？有出家的念頭？」

他：「沒有沒有。我覺得吧，我是說我覺得啊，出家什麼的只是形式，真的沒必要拘泥於什麼形式。想信佛就信好了，想參禪就參唄，誰說上班就不能信了？誰說非得在廟裡才能清心寡欲了？信仰、信仰，自己都不信，去廟裡有意義嗎？回正題……看書上說，那些古人動不動就去山裡修行，大多一個人……帶女的進去不算，那算生活作風問題……只是一個人，在山裡幾年後出來都特厲害；還有武俠小說也借鑑這個，動不動就閉關了，什麼都不幹把自己關起來。不過古人相對比較牛（編注：大陸用語，指厲害）一點兒，山裡修煉出來還能禦風而行……」

我笑了下：「有藝術誇張成分吧？詩詞裡還寫『白髮三千丈』呢。」

他：「嗯，是，不過我沒想飛，我就想知道那種感覺到底是怎麼樣的。」

我：「然後你就……」

他：「對，然後我四年前就開始了。」

我：「四年前？」

他：「對啊，不過一開始沒那麼久，而且每年就一次。第一次是不到四天，後來越來越長。」

我：「你終於說正題了。」

他笑了：「我得跟你說清動機啊，要不我就被當成神經病了。」

我：「呵呵，精神病。」

他笑得極為開心：「哦，精神病。是這樣，我第一次的時候是調休年假的時間。事先準備好了水，好多大白饅頭，然後跟爸媽說我出差，自己在家關了手機，拔了電話線，鎖好門，最後拉了電閘。」

我：「拉電閘？」

他：「我怕我忍不住看電視什麼的，就拉了電閘。然後我什麼都不幹，就在家裡待著。不看書報和雜誌，不做任何事情，沒有交流，渴了喝水，餓了吃沒有任何調味的饅頭，睏了睡，醒了起。如果可能的話，不穿衣服。反正盡可能地跟現代文明斷絕了一切聯繫，什麼都不做，躺著站著溜達坐著倒立怎麼都成，隨便。」

我好奇地看著他。

他：「最開始的時候，大約頭幾個小時吧，有點兒興奮，腦子裡亂糟糟的，什麼都想。不過才半天，就無聊了，不知道該幹什麼，我就睡覺。睡醒時是夜裡了，沒電，其實也沒必要開燈，反正什麼都不幹。那會特想看看誰發過短信給我什麼的，忍住了。就那麼發呆到凌晨的時候，覺得好點兒了，腦子開始想起一些原來想不起來的事了。」

我：「都有什麼？」

他：「都是些無聊的事，例如小時候被我爸打得多狠啊什麼的。第二天晚上是最難熬的，那會腦子倒清淨了，可是就是因為那樣才倍覺無聊。而且吧，開始回憶出各種美食的味道——因為嘴裡已經空白到崩潰了，不是餓，是饞。其實前四十八小時是最難熬的，因為無所事事卻又平靜不下來。」

我：「吃東西嗎？」

他：「不想吃，因為饅頭和白水沒味道。這個可能你不理解：我迷糊了一會感覺在吃煮玉米喝可樂，醒了後覺得滿嘴都是可樂和煮玉米的味道，真的，你別笑，都饞出幻覺來了。」

我：「那你為什麼還堅持著呢？」

他：「這才不到兩天啊，而且，我覺得有點東西浮現出來了。」

我：「浮現出什麼來了？」

他：「聽我說。就快到四十八小時的時候，朦朧間覺得有些事情似乎很有意思，但是後來睏了，就睡了。醒了之後我發現是有什麼不一樣了。我體會到感覺的存在了，太真實了，不是似是而非那種。」

我：「什麼感覺？」

他：「不是什麼感覺，而是感覺的確存在。感覺這個東西，很奇妙，當你被各種感官所帶來的訊息淹沒的時候，你體會不到感覺的存在，至少是不明顯。感覺其實就像浮在體表一層薄薄的霧氣。每當接觸一個新的人物或者新的事物的時候，感覺會像觸角一樣去探索，然後最直接地回饋給自己訊息。想起來有時候面對陌生人，很容易一開始就給對方一個標籤，如果那個標籤是很糟糕的評價，會直接影響到態度，而且持續很久，這就是感覺造成的印象。每當留意一個人的時候，感覺的觸角會先出動——哪怕只是一個陌生的路人。你有沒有過這種情況？面對陌生人微笑或者不再留意？那就是由感覺直接造成的。當然了，對方也在用感覺觸角試探你，相互的。事實上自我封閉到四十八小時後，我就會一直玩味感覺的存在，還有驚奇加好奇。因為感覺已經被平時的色香味等壓制得太久了，我覺得畢竟這是一個龐雜到迷亂的世界，能清晰地意識到感覺的存在很不容易——或者說，很容易，只是很少有人願意去做。」

我猶豫了一下問：「那會兒你醒了嗎？」

他：「真的醒了，而且是醒了沒睜眼的時候，所以異常敏感，或者說，感覺帶給我的訊息異常明顯。你小時候有沒有過那種情況：該起床你還沒起，但你似乎已經開始刷牙洗臉吃東西了，還出門了，然後冷不丁地清醒了——原來還沒起！其實就是感覺已經先行了。」

我：「好像有過，不過我覺得是假想或者做夢，或者從心理學上分析……」

他：「不對不對，不一樣的，肯定不一樣的。那種真實程度超過假想和做夢了，你要試過，就會明白的。第一年我只悟出感覺，不過那已經很好玩了。後面幾年自我封閉能到一星期左右，基本沒問題。」

我：「閉關一星期？」

他：「啊？閉關？哈哈，是，閉關一星期。不過，感覺之後的東西，更有趣。」說著他神祕地笑了。

我也笑著看著他。

他：「一般在『閉關』四、五天之後，感覺也被淡化了，因為接觸不到陌生的東西，後面的階段，有可能會超越感覺。之所以說有可能，是我不能夠確定在那之後是什麼，就讓我先暫時定義是精神的存在吧。感覺之後浮現出來的就是精神。當然我沒意念移動了什麼東西或者自己亂飄，但是隱約感受到精神的存在還是有意義的，具體是什麼我很難表達清楚，說流行點就是只可意會不可言傳，說樸素點就是有了很多原來沒有的認識。而且，我說的這個認識可以包括所有，如把記憶中的一切都翻騰出來挨個濾一遍就明白點了：看不透的事情有點透了，想不清的事情想通了，鑽牛角尖的狀態和諧了……大概就是這樣。那種狀態會很有意思，那是一種信馬由韁讓精神馳騁的……嗯……怎麼形容呢？狀態？也許吧……到底能多久我不清楚，也許十幾個小時二十幾個小時或者更長，時間概念已經淡薄了，這點特別明顯！」

我：「不能形容得更明白點嗎？」

他：「嗯，根本說不明白，反正我大體上形容給你了。其實這次本來我計畫兩週的，沒想到這麼久……但是他們進來那會兒，我已經隱約覺得在精神後面還有什麼了，那個更說不清了，真的是稍縱即逝。一下就覺得特神奇，然後就再也找不到了……而且還有一點，可能也跟運動量小有關，處於體會自我精神狀態的時候，一天就吃一點，不容易餓，真的。」

我：「精神後面那個，你隱約覺得是什麼？」

他：「不知道，我在想呢……那個，不好說……多給我點時間我可能可以知道。不過，的確明白好多了，所以我就覺得達摩之類的高人面壁好多年也真有可能，而且不會覺得無聊……你是不是覺得我很無聊？」

我：「沒覺得，你說的很有意思。」

他又狡黠地笑了下：「那我告訴你一個祕密吧。每次閉關我都刻意準備一個蘋果作為『重新回來』的開始。」

我：「蘋果？是吃嗎？」

他：「嗯，不過，最後吃。那才是蘋果的味道呢！」

我：「蘋果？什麼味道？」

他陶醉得半瞇著眼睛回味：「當我決定結束的時候，就拿出預先準備好的蘋果，把蘋果洗乾淨，看著果皮上的細小顆粒覺得很陌生，愣了一會兒，試探性地咬下去……我猜大多數人不知道蘋果的真正味道！我告訴你吧：用牙齒割開果皮的時候，那股原本淡淡的清新味道衝破一個臨界點開始逐步在嘴裡擴散開，味道逐漸變得濃郁。隨著慢慢地嚼碎，果汁放肆地在舌尖上濺開，絕對野蠻又狂暴地掠過乾枯的味蕾……果肉中的每一個細小顆粒都在爭先恐後地開裂，釋放出更多蘋果的味道。果皮果肉被切成很小的碎片在牙齒間遊移，味道就跟衝擊波一樣傳向嘴中每一個角落……蘋果的清香伴隨著果汁滑向喉嚨深處……天哪……剛剛被沖刷過的味蕾幾乎是虔誠地向大腦傳遞這種訊息……所有的感官，經過好幾天的被遺忘後，由精神、感覺統馭著，伴隨著一個蘋果，捲土重來！嘖嘖，現在想起來我都會忍不住流口水。」

看著他溢於言表的激動真的勾起我對蘋果的欲望了。

我也忍不住嚥了下口水：「你試過別的水果嗎？」

他又嚥了下口水：「還沒，我每次都想：下次試試別的！可事到臨頭又特饞蘋果給我的那種刺激感……真的，說句特沒出息的話：為了蘋果你也得試試，兩天就成。」

我已經被他的描述感染了：「然後呢？」

他愣了一下才從對蘋果的迷戀裡回過神來：「然後？哦，然後是找回自己的感覺，沒有因為那些天的神遊而打算放棄肉體，而是堅定地統馭肉體。那是真實到讓我做什麼都很踏實的感覺。是統一的，是清晰的。我覺得，被放逐的精神找回來了。」

那天回家的時候，我特地買了幾個蘋果，我把其中一個在桌子上擺了很久。那是用來質疑我自己的：我真的知道蘋果的味道嗎？

顱骨穿孔——前篇：異能追尋者

這位是自己找上門的，好像是朋友的朋友的親戚，反正拐好多彎找到我，類似於「我是超人表弟朋友的鄰居」那種關係。

他衣著考究，乾淨整潔，不到四十歲的樣子，人看上去是那種聰明睿智的類型。感覺應該屬於事業有成的人，反正不是那種在溫飽線上掙扎的——我指表情神態。他找我的目的很簡單……但是後來事情就複雜了。

寒暄之後，他乾淨俐落地切入正題。

他：「你知道顱骨穿孔吧？」

我：「腦科手術？」

他：「對。」

我：「怎麼了？」

他：「我想做，不過不是因為病，而是我想做。」

我：「你說的是國外那些紋身愛好者那種？我勸你別做。」

他：「不是那種，是和神學以及宗教有關的。」

我腦子裡依稀有點印象，好像上什麼課的時候講過一些，相關資料也看過點，但是很少，一帶而過。

我：「歐洲古代的？」

他：「沒錯，看來你還是知道點的，好多人都不知道。」

我：「其實我知道的也不多……」

他：「你知道多少？」

我：「只知道跟宗教有點關係。反正是在腦袋上打孔，也有整個開顱的……」

他：「嗯，是這樣。其實開顱手術幾千年前就存在，各種方式的開顱，有鑽孔的，有削去一塊的，還有乾脆整個頭蓋骨打開的。最初的目的因為沒有任何記載，所以在考古界一直不是很理解，認為可能是為了減輕頭疼或者為了一種時髦。不過，幾個世紀前的歐洲倒是有這方面的記載，還很詳細。」

我：「嗯，我知道就是歐洲的。但是你說的起源自幾千年前，那個跟歐洲的有關係嗎？沒有明確史料記載吧？」

他：「沒有，但問題關鍵不是要個說法。」

我笑了：「你不是真想實踐吧？」

他沒正面回答我：「為什麼這麼做，你應該知道吧？」

我：「好像是說當時的宗教團體注意到人在嬰兒時期，顱骨不是閉合的，有個很大的縫隙，也就是俗稱的『囟門兒』。人胎兒期在子宮內，腦部不會發育得太大，那是為了出生時候的順暢，以免造成難產。在出生後，一直到閉合前，大腦才是處於高速發育的狀態。一兩歲後，那個縫隙才漸漸地閉合、鈣化，成為保護大腦的顱骨。成人頭頂的頭骨中間都會有閉合後的痕跡。」

他：「沒錯，是這樣。在顱骨縫隙閉合後，腦腔成了封閉狀態，腦體積不再增大，因為有了顱壓，血液不會再像原來那樣大量地流向腦部了。一些宗教組織注意到這個後，設想能不能人為地在顱骨開孔，減少顱壓，讓血液還像原來嬰兒時期那樣大量流向腦部，企圖造成人為的大腦二次生長，結果就有了這個手術。」

我：「原來是這樣啊……」

他：「嗯，Trepanation，也就是顱骨穿孔。」

我：「你信那個？」

他：「為什麼不信？」

我有點詫異：「我記得成人大腦的皮質層和腦膜不允許大腦再增大了吧？而且顱腔也就那麼大了……」

他笑得很自信：「沒錯，成人骨質已經鈣化了，顱腔就那麼大了，即便穿孔後腦容積也沒可能再增加。但是顱壓減輕了，大腦還是比原先得到了更多血液、更多的養分。」

我覺得他說得沒錯，但是不認同：「那對智力提升有直接影響嗎？這個目前科學依據不足吧？」

他：「目前所知的記載，都是科學界和醫學界無法解釋的。」

我：「你……看過？」

他：「對。」

我：「你最近接觸什麼邪教人士了？全國人民都知道那個功是扯淡的。」我半開玩笑。

他爆發出一陣兒大笑：「跟邪教無關的，我自己研究這個有四年了。你可真幽默。」

我認真地告訴他：「那個很危險的，如果沒記錯的話，原來歐洲很多人手術後都感染最後死了。而且顱腔內的腦脊液是為了保護大腦的，你輕易地開顱後也許會感染，或者大腦受損，那個真的很危險。」

他也認真地看著我：「現代醫學是過去那種粗暴手術比不了的，而且我也不打算弄很大，只要在顱骨上開個孔就成，很小，大約手指的直徑，然後再用外面的皮膚覆蓋縫好。我只想要減掉顱壓。」

我：「之後呢？你想得到什麼？說句實話我覺得你已經很聰明了，真的。」

他又是一種極具穿透力的大笑：「你真的很幽默，我要的不是那個。」

我：「那你要什麼？」

他：「我手頭的相當一部分資料記載了這麼個情況：做過 Trepanation 的人，有大約三分之一的人在手術後不久有了異能。」

我疑惑地看著他：「你是指⋯⋯」

他：「有些人能見到鬼魂、亡靈，有些人能預知未來，有些人受到了某種感召，有些人得到了類似憑空取物之類的能力，還有人獲得了非凡的智慧，甚至還有可以飛行的記載。」他一直鎮定的眼裡流露出興奮。

我：「這事不靠譜，歐洲那些記載很多是為了宗教統治瞎編的，什麼吸血鬼和人類還打過幾年仗之類，我不信。」

他無視我的質疑：「你認識的人有人試過嗎？」

我：「沒，沒那麼瘋的。」

他微笑著看著我：「就要有了。」

我不知道該怎麼勸他，說又說不過他，他既然已經研究了好幾年，那麼這方面肯定知道的比我多。而且我也沒有什麼有力的證據反駁，我只是處於反覆強調卻沒辦法解釋的一種狀態。說實話，很無奈。

我：「你為什麼要告訴我這些呢？為什麼要來找我呢？」

他：「我不知道我做了 Trepanation 後會有什麼反應。如果有了，我邀請你能參與進來研究一下。不只你一個，腦科醫生、神經科醫生、歐洲歷史學家甚至民俗學家我都談過了，都會是我的後援，一旦我手術後有了異能，你們都可以更深地參與進來，當我是試驗品都成。同時，我還付你們錢。」

說實話我覺得他是該好好看看病了，真的。

我：「我可能到時候幫不了你，你最好別做，你如果是那三分之二呢？那不白穿孔了？」

他：「那就當我是為了科學獻身吧。」說完又是一陣兒笑。

我盡力勸了，他堅持要做，我也沒辦法，看來他打定主意了。

過了幾天，我也找了一些相關資料來看，中文的很少，大都是外文資料。我拿了一部分找人翻譯後看了，覺得沒譜，都不是正統宗教搞的。瞭解了一下情況得知，他不是那種生活痛苦、對社會嚴重不滿、老婆跟人跑了、上班被同事排擠的人，我不明白一個人好好的為什麼這麼折騰自己。我覺得他可能是閑的。

大約一個月後，他發了一條短信給我：下午動手術，祝我好運吧！

顱骨穿孔——後篇：如影隨形

在那位異能追尋者做了顱骨穿孔手術後約三週吧，我接到了他的電話，說要立刻見我。我聽出他的語氣急切，所以沒拒絕。說實話我也很想知道他手術後怎麼樣了。

不過，當我見到他的時候，我知道，他被嚇壞了。

我是看著他進來的。

他剛進院裡，我就覺得不對勁，他那種鎮定自若的氣質蕩然無存，頭髮也跟草似的亂成一團，神色慌張。如果非得說氣質的話——逃犯氣質。而且，他的眼神是病態的焦慮。

我推開門讓他進房間：「你好，怎麼急急忙忙的？被邪教組織盯上了？」我開著玩笑。

他不安地四下看著，眼裡滿是恐懼。

我不再開玩笑，等我們都坐下後直接掏出錄音筆打開。

我：「你……還好吧？」

他：「我不好，出問題了。」

看著他掏出菸時的急切，我知道制止不了，於是起身開了窗。

他：「我做手術了。」順著他用手掀起的頭髮，能看到在他額頭有一個弧形切口，好像剛拆線不久的樣子。在那個弧形創口內側，一塊大約成人拇指直徑的皮膚有點向裡凹陷，不是很明顯。

他：「開始沒什麼，有點疼，吃了幾天消炎藥怕感染，之後我希望有奇蹟發生，最初一週什麼事都沒有，但是後來出怪事了，我找了民俗學家，他弄了一些符給我掛在床頭，可不管用。我嚇壞了，所以找你來了。」

我：「你找過神經科醫生和腦科醫生了沒？」

他：「如果別人看不見，就不會相信，所以我最初找的是你們倆。」他應該是指我和那個民俗學者。

我：「你告訴我發生了什麼奇怪的事，看見了什麼？」

他：「不是奇怪，是恐怖。」

我等著他說。

他狠吸了一口菸：「我能看見鬼。」

我：「……在哪兒？」

他：「光照不到的地方就有。」

他現在混亂的思維和語言讓我很痛苦：「你能完整地說是怎麼回事嗎？」

他花了好一會兒定了定神：「大約一週前，我半夜莫名其妙就醒了，覺得屋裡除了我還有別的。最開始沒睜開眼睛，後來我聽見聲音了，就徹底醒了。」

我：「什麼聲音？」

他：「撕扯什麼東西的聲音。」他又點上一根菸。順便說一句，整個過程他幾乎就不停地在抽菸。

他：「那會兒我一點都不迷糊，我清楚地看到有東西在我的床邊，似乎用手拉扯著什麼，我嚇壞了，大喊了一聲開了燈。結果那個東西就跟霧似的，變淡了，直到消失。」

我：「你看清那是個什麼東西了嗎？」

他眼裡帶著極度的恐懼：「是個細瘦的人形，好像在掏出自己的內臟，還是很用力的……五官我沒看清，太恐怖了，我不行了……」

我覺得他馬上就要崩潰了，趕緊起身接了杯水給他，他一飲而盡，我又接了一杯遞給他，他木訥地拿在手裡，眼神是呆滯的。

我：「每天都是這樣嗎？」

他顯然沒理會我：「第二天我就去找民俗學者了，他說是什麼煞，然後給了我一些紙符，說掛在床頭就沒事。我沒敢睡，坐在沙發上等著。後來睏得不行了，閉了會兒眼，等我睜眼的時候，那個東西又來了，就蹲在門口燈光照不到的地方，一點一點地用力從自己肚子裡往外扯東西……我手拿著剩下的符，壯著膽子對它喊，它抬頭對著我笑了下，我看見一排很小的尖牙……」

我：「是人長相嗎？」

他：「不知道，我看不清。」

我：「你搬出去住吧，暫時先別住家裡了。」

他絕望地看著我：「沒用，這些天我試了，酒店、朋友家、車裡，都沒用，別人也看不見！明明就在那裡都看不見！而且，不用到夜裡，白天很黑的地方它也會在，它到處跟著我。只要黑一點兒的環境，它就出來了，慢慢地，不停地往外掏自己的內臟，我真的受不了那個掏出來撕裂的聲音了……」

我：「……嗯……你有沒有嘗試著溝通或者接觸它……」這話我自己說了都覺得離譜。

他：「它是透明的，我扔過去的東西都穿透了……」

我看到他臉上的冷汗流得像水一樣。

我：「但是那個東西不是沒傷害你嗎？」

他：「它的內臟快掏完了，最近晚上拉扯出來的東西已經很少了，我能看到它的手會在肚子裡找很久，還發出指甲撓骨頭的聲音，嘐嚓嘐嚓的……等找不到的時候，就抬頭死死地盯著我……」

他的衣領已經被汗水濕透了，人也很虛弱的狀態，似乎在掙扎著坐穩：「我不行了……」說著他撒手鬆了水杯，人也順著椅子癱下去了。我趕緊繞過去扶著他。其實被嚇壞的是我，當時腦子裡就一個念頭：千萬不要死在我的辦公室。

幾個小時後他躺在病床上昏睡著，我問我的朋友，也是我送到那家醫院的醫生：「他是虛脫吧？」

醫生：「嗯，低血糖，也睡眠不足……你說的那個顱骨穿孔的就是他？」

我：「嗯，是。」

醫生：「你當時怎麼不找人收了治療啊？」

我：「他那會兒比你還正常呢，怎麼收？」

醫生：「……要不觀察吧，不過床位明天中午前必須騰出來。」

我：「嗯，沒問題，我再想辦法。」

當天傍晚，介紹他找我的朋友來了，朋友的朋友也來了。我問出了他的家人電話。當晚是他親屬陪著他的，三個，人少了他鬧騰。

晚上到家我打電話給另一個骨科專業的朋友，大致說了情況後問能不能把患者顱骨那個洞堵上。他說最好先問問做穿孔手術那人，這樣保險。如果是鑽的話可能好堵一點兒，如果是一片片削的就麻煩點兒，但是能堵上。

第二天我又去了醫院，聽說患者折騰了一夜，除了哭就是哆嗦。

我費了半天勁總算要來了給他做顱骨穿孔手術醫生的電話。

然後我跑到外面去打電話——因為我很想痛罵那人一頓，為了錢什麼都敢幹！

不過我沒能罵成，因為給他做手術的醫生在電話那頭很明確，並且堅定地告訴我：「我是被他纏得不行了才做手術的，但是出於安全考慮，我並沒給他顱骨穿孔，只是做了個表皮創面後，削薄了一小片頭骨而已，穿什麼孔啊，你以為我不怕出事啊……」掛了電話後，我明白了。根本就沒有什麼實質的穿孔手術發生，患者屬於徹底的自我暗示。我決定，幫患者換一家對症的醫院，例如心理諮詢機構或者精神病院。

我在往回走的時候，想起了一個故事：一個姓葉的古人，很喜歡龍……（編注：古人葉子高喜歡龍，家裡都用龍來雕飾。天上的龍得知後，特到葉公家窗口窺視，葉公見到真龍，反而嚇壞了）

與此同時，那個曾經困擾我很久的問題又再次襲來：到底什麼才是真實？

【特別聲明】

本書第十二篇、第十三篇提到的顱骨穿孔（Trepanation）的手術說明、手術動機及獲得「異能」統計數據，均源自歐洲歷史文獻記錄。但值得一提的是，所有一手資料全部出自非官方記載（由民間記載，並且有嚴重的極端宗教成分）。有興趣，並且有能力翻譯的朋友不妨自己找來確認（筆者在這裡就不做書目推薦了）。特別強調的是，筆者並不認同這種手術及手術後獲得的所謂「能力」，請讀者不要輕信這種手術以及所帶來的「能力」。如果有人因看完本文執意嘗試顱骨穿孔，那麼一切後果均與筆者無關。

特此聲明。

生化奴隸

這是一個比較典型的病例。

他每天洗N次手，如果沒人攔著他會洗N次澡，而且必須用各種殺菌的東西洗，不計代價地洗，也就是說，對人有沒有害不重要，先拿來用再說。跟他接觸的時候絕對不可以咳嗽、打噴嚏，否則他會跳開——不是誇張，是真的跳開，然後逃走。這點讓我很頭疼。最初以為是嚴重的潔癖、強迫症，後來才知道，比那個複雜。

我：「你手已經嚴重脫皮了，不疼嗎？」

他低頭看了看：「有點。」

我：「那還拚命洗？你覺得很髒嗎？」

他：「不是髒的問題。」

他看人的表情永遠是嚴肅凝重，就沒變過。

我：「那你想洗掉什麼？」

他：「細菌。」

我：「你也看不到，而且不可能徹底洗掉的。」

他：「看不到才拚命洗的。」

我：「你知道自己是在拚命洗？」

他：「嗯。」

話題似乎僵住了，他只是很被動地回答，不想主動說明。我決定換個方式。

我：「你覺得我需要洗嗎？」

他：「……你想洗的話，就洗。」

我：「嗯……不過，怎麼洗呢？」

他皺眉更嚴重了：「洗手洗澡你不會？如果你不能自理的話，樓下有護理病區。」

我：「呃……我的意思是，我希望像你那樣洗掉細菌。」

他依舊嚴肅地看著我：「洗不乾淨的，從出生到死，不可能洗乾淨的。」

我：「但是你……」

他：「我跟你的目的不一樣。」

這是他到目前為止唯一一次主動發言，為的是打斷我。我覺得他很清醒，於是決定問得更直接些。

我：「你洗的目的是什麼呢？」

他：「洗掉細菌。」

完，又回來了，這讓我很鬱悶，就在我覺得這次算是失敗的時候，他居然主動開口了。

他：「你看電影嗎？」

我：「看。你喜歡看電影？」

他：「你看過《駭客任務》嗎？」

我：「《Matrix》？看過，挺有意思的。」

他：「其實我們就是奴隸。」

我：「你是想說，那個電影是真的？」

他：「那個電影是科幻的，假的。但是我們真的是奴隸。」

我：「我們是什麼的奴隸？」

他：「細菌。」

我：「你能說得明白些嗎？我沒理解。人怎麼是細菌的奴隸了？」

他神經質地四下張望了下（說一句，我們這屋沒人，門關著），壓低聲音說：「我告訴你的，是真相。你聽了會很震驚，但是，你沒辦法擺脫，就像我一樣。雖然電影裡都是皆大歡喜，但是，現實是殘酷的。人類的命運就是這樣的。」

我：「有這麼悲哀嗎？」

他：「你知道地球有多少年了嗎？」

我：「你指形成？嗯……好像是四十六億年。」

他：「嗯，那你知道地球有多細胞生物多少年了嗎？」

我努力在大腦中搜尋著可憐的古紀名詞：「嗯……我記得那個年代，是寒武紀吧？但是多少年前忘了……」

他：「五億年前，最多不到十億年。之前一切都是空白，沒人知道之前發生了什麼。」

我：「哦……真可惜……」

他：「你知道人類出現多少年了嗎？」

我：「這個知道，類人時代就是人猿時代，十幾萬年前。」

他對著我微微前傾了下身體：「明白了？」

我：「……不明白。」

他：「人類進化才花了這麼點時間，寒武紀到地球形成，三十多億年就什麼都沒有？空白的？」

我：「你是說……」

他：「不是我說，而是事實！就算地球形成的前期那幾億年是氣體和不穩定的環境，我們往多裡說，十億年，可以了吧？那麼剩下的二十多億年，就什麼都沒有？一定有的，就是細菌。」

我：「你是說細菌……進化成人……細菌人了？」

他：「你太狹義了，人只是一個詞，一個自我標誌。你想想看，細菌怎麼就不能進化了？非得多細胞才算進化了？細菌的存活能力比人強多了吧？細菌的繁衍方式是自我複製，比人簡單多了吧？進化進化，多細胞生物其實是退化！變脆弱了，變複雜了，變挑剔環境了，這也能算進化？」

我：「但是有自我意識了啊。」

他：「你怎麼知道細菌沒自我意識！腦細胞有自我意識怎麼來的？目前解釋就是聚在一起釋放電信號、化學信號。如果這就是產生意識的根本，那細菌也能做到。細菌的數量遠遠高於腦細胞吧？很多細菌在一起，到達一定的量值，就會產生質變。生物進化最需要的不是環境，而是時間。惡劣的環境是相對來說的，對細菌來說不算什麼，三十億年的時間，足夠細菌進化了！」

我：「細菌的文明……」

他：「細菌的文明和我們肯定是不一樣的，我們所認為的物質對它們來說是沒有意義的。我們看不到、摸不到細菌，但是它們卻在我們身邊有著自己的文明，超出我們理解範圍的文明。如果你看過生物進化的書，你一定知道寒武紀是個生物爆炸的時期，那時候生物的進化可以說是超光速，很多科學家都搞不明白到底怎麼就突然出現多細胞生物了，然後飛速地進化出了各種更複雜的動物，三葉蟲、原始海洋植物、無脊椎動物、藻類。真的有生物進化爆炸嗎？我說了，進化最重要的是時間，那種生物爆炸是巧合。比方說你走在街上，風吹過來一張紙，是彩票，恰好飄在你手裡了，你抓住了，而且第二天你看電視發現，那張是中了大獎的彩票，幸運嗎？而且這種事情，假設每天都會在你身上發生一次，夠幸運了吧？但是如果跟寒武紀進化爆炸比起來，那只算吃飯睡覺，不算巧合，太平常了。」

我努力去理解他所說的：「那生物是怎麼來的？」

他：「細菌製造的。多細胞生物必須和細菌共生才能活，你體內如果沒細菌幫你分解食物，你連一個雞蛋也消化不了。人沒有細菌，就活不下去。別說人了，現在世界上哪種生物不是這樣？為什麼？」

我：「好像那叫生物共生吧？」

他：「共生？不對，細菌為什麼製造多細胞動物出來呢？因為我們是細菌文明的生物工廠，我們可以產生必要的養分，如糖分，供養細菌。」

我：「但是人類可以殺死細菌啊！」

他：「對，沒錯，但是你殺死的是細菌的個體，你沒辦法殺死所有細菌。而且，細菌的繁殖是自我複製，對吧？你殺了細菌的複製體有什麼用？細菌還是無處不在。如果真的有一天細菌覺得我們威脅到它們的生存了，大不了殺了我們。細菌的戰爭，人類甚至看不見。武器有什麼用？你都不知道自己被入侵了。恐龍統治了地球兩億年，也許早就有了自己的『恐龍文明』，但是突然之間就滅亡了，很可能就是細菌認為恐龍文明威脅到了自己，從而將之毀滅的。對細菌來說，毀滅一個文明，再建立一個新的文明太簡單了，反正都是被細菌奴役。」

我：「你是說細菌奴役我們嗎？」

他：「細菌任由我們發展著，我們文明與否它們根本不關心，如果發現我們威脅到了細菌的文明，那就幹掉我們好了，易如反掌。而且，只是針對人類大舉入侵，別的生物還是存在。也許以後還會有貓文明或者蟑螂文明，對細菌來說無所謂，一切周而復始。」

看著他一口氣說完後嚴肅憂鬱地看著我，我想反駁，但是似乎說不明白。

我呆呆地坐著。我知道他所說的那些都是建立在一個假定的基礎上，但是又依託著部分現實。所以，這種理論會讓人抓耳撓腮，很頭疼。

他小心地問我：「我想去洗個手。」

幾天以後，我在聽那段錄音的時候，我還是想明白了。問題不在於他想得太多了，或是其他人想得太少了。而是對我們來說，未知太多了。如果非得用奴役這個詞的話，那我們都是被未知所奴役著，直到我們終於看清、看透了所有事物的那一天。

只是，不知道那一天到底還有多遠。

永遠，永遠

在一次前期調查的時候，我習慣性地找到患者家屬想瞭解一下現在是什麼情況。家屬沒說完我就知道了，這是最頭疼的類型。因為就目前的醫療水準來說，那種情況基本算是沒辦法解決的，只能看運氣，很悲哀。

跟她閒聊了一陣兒，我覺得老太太腦子挺清醒，精神也還好，不過有時候說話會語無倫次。

我：「阿姨最近氣色好多了。」

她笑了：「人都這歲數了，也不好看了，氣色再不好那不成老巫婆了？哈哈。」

我：「叔叔去年的病……好些沒？」

她：「好多了，在醫院那陣兒把我給急的。我歲數大了身體不行了，也禁不起折騰，但又放不下。不過好在沒事了，他恢復多了，但是經常氣短，現在在屋裡歇著呢。」

我往空蕩蕩的那屋瞟了一眼：「沒事，文濤（患者長子）忙，就是讓我來替他看看您，順便把東西送過來。」

她：「我知道你們年輕人事情多，現在壓力那麼大。他們幾個最近回來特別勤，估計是不放心我們老兩口，其實都好著呢，你們忙你們的，抽空來玩，我們就挺高興的。」

我：「阿姨，我問您件事，您還記得去年這個時候您在做什麼嗎？」

老太太自己嘀咕著，皺著眉仔細地想。

她狐疑地看著我：「去年？這個時候？應該是接你叔叔出院了……但是後面的事兒我怎麼想不起來了……」

我：「去年什麼時候出院的？」

她：「五月初啊……」

五月初就是家屬說他們父親去世的時候。

家屬前幾天的描述：「我爸去年去世的，我們都很難過，最難過的是我媽。好幾次差點也哭過去了……這一年來我們兄弟姐妹幾個都經常帶著孩子回去陪她，可老太太一直就沒怎麼緩過來，老是說著說著眼圈就紅了……前幾天我又回去了，開門的時候我覺得我媽氣色特好，我還挺高興，但是進門後我們都嚇壞了。我爸遺像給撤了，他用的茶杯還擺著，我媽還叫我陪我爸聊天，她做飯，我們看遍了，家裡就我媽一人，我們怎麼說她都跟聽不見似的……吃飯的時候，桌上始終擺著一副多餘的碗筷，我媽還不停地往裡面夾菜，對著那個空著的座位說話……後來我問了好多人，都說我爸的魂回來纏著我媽，我們不信，老兩口感情一直很好，當年一起留的學，一起回的國，後來又一起挨批鬥……雖說日常吵架拌嘴也有，但是絕對沒大矛盾，都那麼多年了……我懷疑我媽是接受不了現實，精神上有點兒……」

於是，在家屬委託下，我去了患者家。

我：「對啊，去年的現在，六月分，您想不起來在做什麼了？」

她想了一會兒後一臉恍然大悟的神情：「對了！我想起來了，去年是我們結婚四十周年。那陣兒我們忙著說找老同事辦個小聚會，結果他身體還是太虛了，沒辦。」

我：「那您打電話給老同事們取消聚會了嗎？」

她：「我哪兒顧得上啊，就照顧他了，所以我讓大兒子打的。我說我想不起來了呢！這一年我就照顧他了，每天都是這件事，想不起來了，我就說我記性怎麼突然差了……」

我沉重地看著她，不知道怎麼開口。家裡的擺設等都是兩個人用的生活器具：杯子、拖鞋、老花鏡……

她寬慰地看著我：「我沒事，這些年我身體很好，現在照顧他也算還人情了。當年在國外留學，我水土不服，都是他伺候我，我還特感動呢，沒想到他到這時候要債來了。哈哈哈。」

聊了好一陣兒，她很自然地認為丈夫還活著，我嘗試說明，但既沒有好的時機，也沒忍心開口。後來老太太說今年的四十一周年結婚紀念日，不打算請人了，自己一家人過。

我：「阿姨，最近夜裡您睡得好嗎？」

她：「還行啊，最近都挺好的，一覺到天亮。平時我神經衰弱，有點動靜就醒了。」

我：「叔叔呢？」

她：「他還那樣，打雷都不醒的主兒，睡到天亮……最近也不半夜起來看書，倒是不會吵我了……他的一些書……這些天我找不到了，忘在醫院了？醫院……」

我：「叔叔跟您說話嗎？」

她：「說啊，慢條斯理的，一句話的工夫都夠我燒開一壺水了，哈哈哈……對了，我去給他續上水啊，你等一下。」

我：「嗯……我能看看嗎？」

她站起身：「好啊，來，他習慣在臥室的大椅子那兒。」

我跟著她進去了，她所說的那把大椅子上空蕩蕩的，椅子靠背上放了一件外套、一本書。她對著空椅子介紹我，然後看著椅子開始說一些生活瑣事，場面很詭異，於是我慢慢地退了出去。

這種老式的兩居室就兩間房間加一個很小的門廳，我只能回另一個房間。我留意到老太太剛才坐過的椅子旁放了厚厚的一疊卡片，隨手拿起來翻了翻，看樣子都是老兩口這些年互贈的，生日、新年、春節、結婚紀念日等等。就在我準備放回去的時候，我看到最上面那張，落款日期是去年寫的。卡片上的字跡娟秀、清麗，看來是患者的。看過後，我把那張卡片私自收了起來。

老太太從屋裡出來的時候，我改主意了，閒聊了幾句後便起身告辭。

幾天後，患者的主治醫師約了患者家屬，盡可能把他們都找到一起。而我客觀地說了所有情況和我的判斷後，告訴他們我的想法：是否入院治療的問題，我希望他們再考慮，我個人推薦以休養為主，然後把那張卡片還給了他們。幾個人傳看後，都沉默了，只是點了點頭。

當晚在家，我找出筆記本，又看了一遍我從卡片上抄下的那段文字。

自從我沉迷在邏輯分析與理性辨析後，從未覺得情感竟然如此重要。我覺得情感很渺小，既不輝煌，也不壯烈，只是一個小小的片段，但是卻讓我動容。我也知道這篇看起來很枯燥、很平淡，沒有玄妙的世界和異彩紛呈的思想，但是我依舊偏執地嘗試著用我拙劣的文字以及匱乏的辭藻，任性地寫下這一篇，謹以此來紀念那位老人真摯的情感，並以卡片上的那段文字，作為這一篇的結尾。

指間的戒指不再閃亮
婚紗在衣櫃早就塵封
我們的容顏都已慢慢地蒼老
但那份心情，卻依舊沒有改變
感謝你帶給我的每一天
正是因為你
我才有勇氣說
「永遠，永遠」

眞正的世界

她：「這也是我不久前才想通的。你知道為什麼有些時候，面對一些很明顯的事物卻難以分析，不敢下定義嗎？其實是思維影響了人的判斷，所處思維狀態導致了人看不清本質，干擾人判斷的能力。」

我：「但是這跟你所做的有什麼直接聯繫嗎？」

這個患者身邊的很多人形容她被「附體」了。男友為此棄她而去，家人覺得她不可救藥，朋友都開始遠離她……之所以出現這種情況，是因為幾年前她開始模仿別人。

最初她身邊的人還覺得好玩，後來覺得很可怕，因為她幾乎模仿得惟妙惟肖，除了生理特徵外，眼神、動作、語氣、習慣、行為、舉止，沒有一點不像的。借用她前男友的描述：「那一陣兒她總是模仿老年人，不是做給別人看，是時刻都在模仿，我甚至覺得是跟爸生活在一起。而且，最可怕的是，她看我的眼神……那不是她。我覺得她被附體了。我自以為膽子不小，但分手都是我趁她不在家，然後逃跑似的搬出去了。搬出去後才打電話告訴她的，我覺得她接電話的聲音，是個老頭……」

但我所感興趣的不是靈異內容，而是另一個問題：那些所謂「附她體」的，都是活人。

她：「有直接關係，我剛才說了，人怎麼可能沒有思維？」

我再次強調：「你看，是這樣，我並沒有接觸你很久，也不是很瞭解情況。當然了，我從別人那裡知道一些，但親身接觸，到目前為止，一個多小時。所以……」

她：「所以，你希望我說明白點？」

我：「對，這也對你有好處。」

她笑了：「對我？什麼好處？」

我：「如果你都不讓我把事情弄明白了，你後面會面對一系列的測評和檢查，耽誤時間不說，對心理上……」

她：「我明白了，我也知道你要說什麼了……是個問題。不過，我盡可能從開始給你講，如果你還不明白，我也沒辦法，但是我會盡力。」

我：「好，謝謝你。」

她是那種言辭很犀利的女人。

她：「嗯……從哪兒開始呢？這樣吧，我剛才的話你先放一邊不想，我問你件事：你想沒想過你看到的世界也許本身不是這個樣子的？」

她的話讓我一驚，這個問題是長久以來一直困擾我的。

她：「說個簡單的吧。你知道人類眼球的結構是球形的，對吧，球形晶體。根據透鏡原理，景物投射給視網膜的是上下顛倒的圖像，但是大腦自行處理了這個問題，左腦控制右手，右腦控制左手。這樣問題就解決了，但本質上，我們眼中的世界是顛倒的。」

我：「嗯，是這樣。」

她：「我是從這裡出發想了很多，這是最初。下面我要跟你說的，需要你盡可能地展開自己的想像。」

我：「……好吧，我盡力而為。」

她：「咱們再進一步，因為，我們每個人都是有思想的，所以在我們看待事物的時候，其實是加了自己的主觀意識。也就是說，你認為的鮮豔，在我看來並不見得是鮮豔；你看到的紅，我也許會覺得偏黃；你嘗到的甜，在我嘗過後會覺得發酸；你認為的很遠，我很可能覺得不是特遠；你認為那很藝術，我卻覺得很通俗。這樣說明白嗎？」

我：「你的意思是說：經歷、造詣、學識、見識、知識，這些因素影響了我們看待事物的本質？」

她：「你想事情太繞了，看本質。你說的那些經歷啊，知識啊，都算是客觀的吧？這些客觀影響了你，組成了你的思想，所以最終又成了你的主觀。當你知道得越來越多，你就和別人越來越不一樣。實際上，每個人都是越來越和別人不一樣。」

我：「是這樣嗎？」

她：「是這樣，我們每個人看到的世界，偏差會越來越大，但是會有所謂的集體價值觀在均衡著我們的主觀。」

我：「嗯……」

她：「後來我想到這個就開始好奇，別人眼中的世界，是什麼樣子的呢？」

我：「我懂了，這就是你開始模仿別人的最初原因，對吧？」

她：「沒錯，我開始想了很多辦法，最後決定還是用這個最笨的辦法，也就是我們常說的：換個角度看。不過，這個換角度，要複雜得多。因為要換角度看的不是一件事，而是整個世界！最開始我先是慢慢觀察別人的細節，然後記住那些細節的特徵，再然後開始試著模仿別人，體會對方為什麼這麼做，說白了就是變成你模仿的那個人。模仿的時間久了，會瞭解被模仿者的心態，進一步，就學會用對方的眼睛去看事物了，如果掌握得好，甚至可以知道對方在想什麼。」

我：「有點像演員……不過，知道對方想什麼這個有點玄了。」

她：「一點兒都不，我知道很多朋友不怎麼理我是覺得我可怕，所謂附體只是藉口，其實更多的是我知道他們想些什麼，所以他們覺得很可怕。不過那會兒我已經接近更高級別的模仿了。」

我：「是模仿得更像了？」

她：「不，是心靈模仿。不動聲色地就知道對方的想法。因為模仿別人久了，對細節特徵抓得很準，所以揣摩到對方的心態純粹是下意識的，不用行為模仿就可以看透。你認為這是巫術或者魔法嗎？」

我：「這麼說起來，不覺得。」

她：「就是啊，花幾年的時間一直這麼做過來會覺得很簡單，無非就是對細節的注意、把握、體會，對眼神的領悟，對動作的目的性都熟悉，習慣後不覺得多神奇。不過，做到心靈模仿，我覺得有天賦成分。也就是說，如果你天生觀察細緻，並且很敏銳的話，會更快。」

我：「這樣會很累啊。」

她：「不，這樣很有趣，你開始用別人的眼光看的時候，你會看得更本質，你也就會更接近這個世界的本質所在。」

我：「但那只是用別人的眼光去看而已，你不是說要看到真正的世界嗎？」

她笑了：「沒錯，但是我說了，這是一個很笨的方法，實際是繞了個大圈，可我想不出更好的，我不打算走宗教信仰那條路。」

我：「你說你可以知道別人想什麼，你知道我在想什麼嗎？」

她：「不知道，因為要跟你說清這件事，所以我一直在自己的思維中。不過……」她頓了一下：「不過我知道你對這個世界的本質很困惑。」

我愣了。

她：「神奇嗎？只是我剛才注意到了你眼神輕微的變化而已。那個問題，困擾你很久了吧？」

我點了下頭後突然意識到：我和她的位置好像顛倒過來了：「你很厲害……」

她微笑：「沒那麼嚴重，我們再說回來吧。」

我：「ＯＫ，但是你既然已經掌握了某種程度的心靈模仿，為什麼還要進行行為模仿呢？」

她：「你知道我什麼時候被稱作『附體』的嗎？」

我：「這個他們沒說。」

她：「在我開始模仿上了年紀的人那陣子。」

我：「模仿上了年紀的人有什麼不一樣嗎？」

她：「民間傳說中總是提到某種動物修煉多少年成了精對吧？事實上，我認為不用修煉，活夠年頭直接成精了，是因為閱歷。你發現沒，活得越久，閱歷越多，人的思維就越深、越遠。」

我：「是嗎？」

她：「想想看，一個動物，在野外那種弱肉強食的殘酷自然環境下，活個幾百年，不成精才怪！什麼沒見過？什麼沒遇到過？什麼不知道？沒準真的就有，只是人類已經無法看到了，因為牠們活得太久，經驗太豐富了，過去說的什麼山魈啊、山神啊、河神啊，沒準就是那些活得很久的野生動物。人要是能活個七八百年，肯定也是老妖精！我這麼說不是宣揚封建迷信怪力亂神啊，我只是強調下閱歷和經歷的重要性。」

我：「所以你刻意模仿老人的行為舉止？」

她：「嗯，是這樣……你有菸嗎？」

我找出菸遞給她。

她點上菸深吸了一口：「不好意思，我不輕易抽菸的。」

事實上我很高興她面對我能放鬆下來。

她：「我在模仿那些老人的時候，發現逐步接近我想知道的那些本質了。」

我：「你的意思……」

她：「世界，到底是怎麼樣的。」

我：「我懂你的意思了。你選擇這種兜圈子的方法，目的其實不是為了揣摩別人或者單純地用別人的眼光看世界，而是為了不帶任何主觀意識地去看這個世界，對吧。」

她笑了。

我沒笑，等著她說下去。

她：「大多數老人很讓我失望，因為他們閱歷夠了，經歷也許不夠，思維上還是沒有我需要的那種超脫的態度。因為大多數上了年紀的人，遇到什麼事情還是會有很強烈的情緒，但是身體又不允許有很強烈的反應，所以有時候他們的脾氣就會很怪，我媽就是這樣。不信你把身上所有關節都用繃帶包上繃緊，這樣過一週試試，你也會很鬱悶的。可我要的不是這些，我需要的是脫離塵世的狀態去看世界，我不知道該怎麼做了。」

我：「你是說，你陷入僵局了嗎？」

她咬了下嘴唇：「沒錯，但是，沒多久，我發現我又進了一步，因為就在我以為這幾年白費工夫的時候，我突然懂了。」

我：「你得到超脫的狀態了？」

她：「比這個還強大。」

我：「難道說，用完全不帶思維和主觀意識的眼光去看，還看不到真正的世界？」

她：「對啊，那不是真正的世界。」

我：「那究竟什麼是？」

她掐了菸笑了：「如果你帶著自我意識去看，根據我前面說的，你看到的其實是你自己，對吧？你想過沒有，真正要做的，不是什麼都放棄了，不是無任何態度去看，那不是超脫，那是淡漠，就是俗話說的：沒人味了，那種狀態根本看不到，頂多目中無人而已，差得遠了。」

我：「可是你說了半天，到底怎麼才能看到呢？」

她得意地笑了：「想看到真正的世界，就要用天的眼睛去看天，用雲的眼睛去看雲，用風的眼睛去看風，用花草樹木的眼睛去看花草樹木，用石頭的眼睛去看石頭，用大海的眼睛去看大海，用動物的眼睛去看動物，用人的眼睛去看人。」

我認真地聽著，傻了似的看著她，但大腦是沸騰的狀態。

最後她又開了句著名的玩笑：「如果有天你看到我瘋了，其實就是你瘋了。」

那天走的時候，我覺得自己暈暈乎乎的，看什麼都好像是那樣，又好像不是那樣。因為她說得太奇異了，都是聞所未聞的。我必須承認她的觀點和邏輯極為完善，而且把我徹底顛覆了。我想，也許有一天，她會看到那個真正的世界吧。

孤獨的守望者

他：「在我跟您說之前，能問個問題嗎？」

我：「可以，不過，不要用『您』這個稱呼了，咱倆差不多大。」

他：「好的。我想知道，夢是真的嗎？」

我十分小心謹慎地回答：「從現有的物理角度解釋，不是真的。」

他：「那，夢是隨機的嗎？」

我：「呃……應該是所謂的日有所思，夜有所夢吧？」

他：「要是，夢裡的事情跟白天的完全無關呢？」

我：「嗯……那應該是你的潛意識把一些現實扭曲後反映到夢裡了。」

他：「這些，有定式嗎？」

我：「這我不好說，因為我畢竟不是這方面的專家，不過基本逃不出去吧。只是我個人推論。您問這個是想說什麼？」

他：「我找您的原因是我從小到大，每隔幾年就會做同一個夢。」

我：「每次一模一樣？」

他：「不，都是在一個地方，夢裡我做的事情也差不多。但是我會覺得很真實，從第一次就覺得很真實，所以印象很深。我甚至都清醒地知道又是這個夢，努力想醒，但是醒不了。我快受不了了，每次做那個夢後都要好久才能緩過來。所以我透過朋友來找您，我想知道我是不是瘋了。」

我：「是不是瘋了我也不能判斷，你得做各種檢查才能確定……你都夢見什麼了？很恐怖的？」

他：「不，不是恐怖嚇人的。」

我調整了一下坐姿：「能告訴我嗎？」

他：「我醒了，睜開眼，周圍是很模糊的光暈。我知道自己還在蛋殼裡。需要伸手撕開包裹著我的軟軟的，像蛋殼一樣的東西才能出來。蛋殼在一個方形的池子裡，池子很簡陋，盛了像水一樣的液體泡著蛋殼。每次我醒來的時候，液體都還剩一半。從池子裡出來會有那種徹底睡足了的感覺。醒來後出了池子，我總是找一身連體裝穿上，比較厚，衣服已經很舊了。」

我：「你是在房間裡嗎？」

他：「是的，房間也很舊。有好多陳舊的設備，我隱約記得其中一些，但是記不清都是做什麼用的了。穿好衣服後我會到一個很舊很大的金屬機器前，拉一個開關，機器裡面會嘩啦嘩啦地響一陣兒，然後一個金屬槽打開了，裡面有一些類似貓糧狗糧的東西，顆粒很大，我知道那是吃的，就抓起來吃，我管那個叫食物槽。食物槽還會有水泡，水泡是軟軟的，捏著咬開後可以喝裡面的水，水泡的皮也可以吃。」

我：「食物和你周圍的東西都有色彩嗎？」

他：「有，已經褪色了，機器很多帶著鏽跡……吃完後我會打開艙門來到一個走廊上。走廊兩側有很多門，所有門都像船上的艙門那種樣子，但是比那個厚重，而且密封性很好，每次打開都會花很大力氣。出來後我會挨個打開艙門到別的房間看，每個房間都和我醒來的那間一樣，很大，很大，很多機器。」

我：「其他房間有人嗎？」

他：「沒有活人，一共十個房間，另外九個我每次都看，他們的水池都乾了，軟軟的蛋殼是乾癟的，裡面包裹著乾枯蜷縮的屍體。我不敢打開看。」

我：「害怕那些乾枯的屍體？」

他：「我害怕的不是屍體，而是我接受不了只有我一個人活下來的事實。」

我：「……嗯？只有你一個人？」

他：「是的。所有的房間看完後，我都會重新關好艙門，同時會覺得很悲傷，我忍住不讓自己哭出來。在長廊盡頭，我連續打開幾個大的艙門，走到外面小平臺。能看到我住的地方是高出海面的，海面上到處漂浮著大大小小的冰塊，天空很藍，空氣並不冷，是清新的那種涼。海面基本是靜止的，在沒有冰塊的地方能看到水下深處。我住的地方在水下是金字塔形狀，但是沒有生物。」

我：「什麼都沒有？」

他：「沒有。沿平臺通向一個斜坡走廊，順著臺階可以爬到最高處，那是我這個建築的房頂——最高點。四下看的話，會清晰地看到水下有其他金字塔，但都是坍塌的，在水面的只有我這個。每次看到這個的時候，我就忍不住會哭，無聲地哭。眼淚止不住，我拚命擦，不想讓眼淚模糊視線，可是，沒用。」

他沉默了好一陣兒，我也不知道該怎麼勸。

他：「哭完我就一直站在那裡往四周看，看很久，想找任何一個活動的東西，但是什麼都沒有。」

我覺得有點壓抑：「一直這樣看嗎？」

他：「不是的，看一陣兒我會回去，到居住層的更深一層。那裡有個空曠的大房間，裡面有各種很大很舊的機器，有些還在運轉，但是沒有聲音。我不記得那些機器都是做什麼用的了，我只記得必須要把一些小顯示窗的數字調到零。做完這些我去房間另一頭找到一種方形的小盒子，拿著盒子回到房頂。像上發條一樣擰開盒子的一個小開關，然後看著它在我手裡慢慢自動充氣，最後變成一個氣球飛走了。」

我：「你嘗試過做別的事情嗎？」

他：「我不願意去嘗試，你不知道站在那個地方的心情。周圍偶爾有輕微的水聲，冰山、碎冰慢慢地漂浮。那個時候心裡很清楚，整個世界，只有我一個人了，我覺得無比孤獨。在做完所有的事情後，我就坐在房頂等著。我知道在等什麼，但是我也知道可能等不來了。我想自殺，但是又不想放棄，我希望還有人活著，也許也在找我，像我在找他一樣……我等的時候，忍不住會哭出來。那種孤獨感緊緊地抓住我，甚至讓我連自言自語的勇氣都沒有。我有時候想跳下去，向任何一個方向游，但是我知道一定會游到筋疲力盡，然後死在某個地方……」

我：「你……結婚了嗎？」

他：「嗯，有個孩子。」

我：「……生活不如意嗎？」

他：「一切都很好，也許有人會羨慕我。但是，你知道嗎，那個夢太真實了！那種絕望的孤獨感很久都沒辦法消退。你能理解星球上只有自己一個人的感受嗎？我想大聲地哭，但是不敢，我甚至連大聲哭的勇氣都沒有。孤獨的感覺如影隨形，即使我醒了，我還是會因此難過。我加倍地對家人好，對朋友好，不計代價不要任何回報，只要能消除掉那種孤獨的感覺。但是不可能，就算我在人群中，那種孤獨感也緊緊地抓住我不放，我不知道該怎麼辦。」

我看到他的眼淚大顆大顆地掉下來。

他：「我寧願自己是那些乾枯的屍體，我寧願在什麼災難中死去，我不願意一個人那麼孤獨地等著……找著……但是在夢裡我就那麼等著，我總是帶著那麼一點點希望等著，可是，從來沒有等到過。每次視線裡移動的都只是冰山，每一次耳邊的聲音都只是海水，每一次……」

他已經泣不成聲，我默默地看著，無能為力。

他：「我沒辦法逃脫掉，我曾經瘋了似的在網上找各種冰山和海洋的圖片，我知道那是夢，但是那種孤獨感太真實了，沒有辦法讓我安心。我寧願做恐怖的夢，寧願做可怕的夢，也不想要這種孤獨的夢。每次夢裡我都在房頂上向遠處望，拚命想找到任何可能的存在，我曾經翻遍了那裡的所有房間找望遠鏡，我想看更遠的地方是不是還有同伴。如果有，不管是誰，我會付出我的一切，我只想不再孤獨……那是刻骨銘心的悲哀，那是一個烙印，深深地烙在心上！我想盡所有辦法，卻揮之不去……」

他的絕望不是病態，是發自心底的痛苦。我盡可能保持著冷靜在腦子裡搜索任何能幫助他的辦法。

我：「試一下催眠吧？」

大約過了三週，我找了個這方面比較可靠的朋友給他做催眠。

兩個小時後，朋友出來了，我看到她的眼圈是紅的。

我：「你，怎麼了？」

她：「我不知道，也許我幫不了他，他的孤獨感就是來自夢裡的。」

我把患者送到院門口，看著他走遠，心裡莫名地覺得很悲哀。

那是一個很美的地方，但是卻只有他的存在。他承受著全部寂寞等待著，他是一個孤獨的守望者。

雨默默的

這個患者在我接觸的病例中，讓我頭疼程度排第三，我很痛苦。接觸她太費勁，足足用了七個月。不是一個月去一次那種七個月，而是三、四天就去一次的那種七個月！

她的問題其實是精神病人比較普遍的問題：沉默。

老實說我最喜歡那些東拉西扯的患者，雖然他們不是最簡單的，但至少接觸他們不複雜，慢慢聊唄，總能聊出蛛絲馬跡。非得按照百分比說的話，侃侃而談那種類型的患者最多只占三分之一；還有一部分屬於說什麼誰也聽不懂；而沉默類型的差不多也有三分之一，可能也不到；剩下的就複雜了，不好歸類。有時候只好籠統地劃分為：幻聽、幻視、妄想、癔症什麼的。這也沒辦法，全國精神病醫師＋心理學家＋各種能直接參與治療的相關醫師，全算上，差不多每人能攤上將近三位數的患者。這不僅僅是勞動強度問題，因為要進入患者的心靈，瞭解到患者的世界觀才能去想辦法治療（強調：不是治癒，而是想辦法治療），這需要很多時間、很大精力的投入。跟正常人接觸都要花好久，別說患者了。這行資深人士基本都有強大的邏輯思維和客觀辨析本能。注意，我說的不是能力，而是本能。因為不本能化這些很容易就被動搖，而且還得有點死心眼一根筋的心理特徵，說好聽了就是執著。沒辦法，不這樣就危險了——也不是沒見過精神病醫師成了醫師精神病的。所以，有時候我很慶幸自己不是一個精神病醫師。

剛才說到了那幾類精神病人，所謂沉默類型不見得是冷冷的或者陰鬱的，他們只是不願意交談，或者說，不屑於跟一般人交談，反正自己跟自己玩得挺好。沉默類型中大體可以分三種：一部分伴有自閉症；另一部分是認為你思維跟不上他，沒的聊；剩下的是那種很悲觀很消沉的患者。實際上，絕大多數精神病人都是複合類型，單一類型的基本不會被劃歸為精神病患者，特殊情況除外。

再插一句：沉默類型裡面不是天才最多的。侃侃而談那類裡面才是天才最多的——當然，你能不能發現還是問題。而且其中相當一部分很狡猾，喜歡在裝傻充愣中跟你鬥智鬥勇，不把你搞得雞飛狗跳抓耳撓腮不算完，而他們把這當作樂趣。

我要說的她，屬於沉默類型中的第一種特徵＋第二種特徵。她的自閉症不算太嚴重，但是問題在於她的性格很強烈，一句話沒到位，今天的會面基本就算廢了。經過最初的接觸失敗以及連續失敗後，我開始拿出了厚臉皮精神，沒事就去，有事辦完繞道也去。我就當是談戀愛追她一樣。

終於，她的心靈之門被我打開了。

我：「我一直就想問你，但是沒敢問。」

她笑：「我不覺得你是那種膽子小的人。」

我：「嗯……可能吧。我能問問你為什麼用那麼多膠條把電視機封上嗎？」

她：「因為他們（指她父母）在電視臺工作。」

我：「不行，你得把中間的過程解釋清楚，我真的不懂。」

她是個極聰明的女孩，很小就會說話，老早就認字，奶奶教了一點，不清楚自己怎麼領悟的。五歲就自己捧著報紙認真看，不是裝的，是真看。幼稚園老師覺得好笑就問她報紙都說什麼了，她能頭也不抬地從頭版標題一直讀下去，是公認的神童。

她父母都在電視臺工作，基本從她出生，父母就沒帶過，是奶奶帶大的，所以她跟奶奶最親。在她十一歲的時候奶奶去世了，她拉著奶奶的手哭了一天一夜，拉她走就咬人，後來累得不行了昏過去了，醒後大病一場，從此就不怎麼跟別人說話了。父母沒辦法，也沒時間，幾個小保母都被她轟走了。不過天才就是天才，一直到上大學父母都沒操心過。畢業後父母安排她去電視臺工作，但她死活不去，自己找了份美工的工作。每天沉默著進出家門，基本不說話。如果不是她做一些很奇怪的事情，我猜她的父母依舊任由她這樣了。可能有人會質疑，會有這樣的極品父母嗎？我告訴你，有，是真的。

她皺了下眉：「他們做的是電視節目，我討厭他們做的那些，所以把電視機封上了。」

我：「明白了，否則我會一直以為是什麼古怪的理由呢，原來是這樣。」

她：「嗯，我以為你會說我不正常，然後讓我以後不這樣呢。」

我：「封就封了唄，也不是我家電視，有什麼好制止的？」

她笑了。

我：「那你把門鎖換了，為什麼只給你爸媽兩個人一把鑰匙呢？」

她突然變得冷冷的：「反正每次他們就回來一個，一把夠了。」

我：「哦……第二個願望也得到滿足了，最後一個我得好好想想。」

她認真地看著我：「我不是燈神。」

我：「最後一個我先不問，我先假設吧：你總戴著這個黑鏡架肯定不是為了好看，應該是為了獲得躲藏的安全感覺吧？」

她：「你猜錯了，不是你想的那種心理上的安慰。」

我愣了下：「你讀過心理學……」

她：「在你第一次找我之後，我就讀了。」

原來她也在觀察我。

我：「最後的願望到底問不問鏡架呢？這個真糾結啊……能多個願望嗎？」

她：「當然不行，只有三個。你要想好到底問不問鏡架的問題。」看得出她很開心。

我憑著直覺認為鏡架的問題很重要。

我：「……決定了，你為什麼要戴著這個黑鏡架？」

她：「被你發現了？」

說實話我沒發現，但故作高深地點頭。

她仔細地想了想：「好吧，我告訴你為什麼，這是我最大的祕密。」

我：「嗯，我不告訴別人。」

她：「我戴這個鏡架，是為了不去看到每天的顏色。」

我：「每天的顏色？」

她：「你們都看不到，我能看到每天的顏色。」

我：「每天……是晴天、陰天的意思嗎？」

她：「不，不是說天氣。」

我：「天空的顏色？」

她：「不，每天我早上起來，都會先看外面，在屋裡看不出來，必須去外面，是有顏色的。」

我：「是什麼概念？」

她：「就是每天的顏色。」

我：「這個你必須細緻地講給我，不能跟前幾個月似的。」

她：「嗯……我知道你是好意，是來幫我的，最初我不理你不是因為你的問題，而是你是他們（指她父母）找來的。不過我不是有病，我很正常，只是我不喜歡說話。」

我：「嗯，我能理解，而且是因為他們不瞭解你，才會認為你不正常的，例如電視機的問題和你把魚都放了的問題。」

她曾經把家裡養的幾條很名貴的魚放了。基礎動機不是放生，比較複雜：因為養魚可以不像養貓狗那樣要定時餵或者要特別費心，養魚現在什麼都能自動，自動濾水，自動投食器，自動恆溫，有電就可以幾個月不管，看著就成了。她覺得魚太悲哀了，連最起碼的關注都沒得到，只是被用來看，所以就把魚放了。那是她不久前才告訴我的。

她：「嗯，不過……我能看到每天的顏色的事，我只跟奶奶說過，奶奶不覺得我不正常，但是你今後可能會覺得我不正常。」

我：「呃，不一定，我這人膽子不小，而且我見過的稀奇古怪的人也不少。你來解釋『每天的顏色』是我的第三個願望，你不許反悔的。」

她：「……每天早上的時候我必須看外面，看到的是整個視野朦朧著一種顏色，例如黑啊、黃啊、綠啊、藍啊什麼的，從小就這樣。比方說都籠罩著淡淡的灰色，那麼這一天很平淡；是黃色這一天就會有一些意外的事情，不是壞事，也不是好事；如果是藍色的話，這一天肯定會有很好的事情發生，所以我喜歡藍色；如果是黑色就會發生讓我不高興的事。」

我：「這麼準？從來沒失手過？」

她笑了：「失手？……沒有失手過。」

我：「明白了，你戴上這個鏡架就看不見了對嗎？」

她：「嗯，我上中學的時候無意中發現的，戴上這種黑色的鏡架就看不到每天的顏色了，我也不知道為什麼。」

我：「好像你剛才沒說有粉色？對吧？」

她變得嚴肅了：「我不喜歡那顏色。」

她房間裡一樣粉色或者紅的東西都沒有。

我：「為什麼？」

她：「粉色是不好的顏色。」

我：「呃……你介意說說嗎？」

她：「如果是粉色，就會有人死。」

我：「你認識的人？」

她：「不是，是我看到一些消息。報紙上或者網上的天災人禍，要不就是同事同學告訴我他們的親戚朋友去世了。」

我：「原來是這樣……原來粉色是最不好的顏色……」

她：「紅色是最不好的。」

我：「哦？紅色？很……很不好嗎？」

她：「嗯。」

我：「能舉例嗎？如果不想說就說別的。對了，有沒有特複雜你不認識的顏色？」我不得不小心謹慎。

她：「就是因為有不認識的顏色，所以我才學美術的……我只見過兩次紅色。」

我：「那麼是……」

她：「一次是奶奶去世的時候，一次是跟我很好的高中同學去世的時候。」

我：「是這樣……對了，你說的那種朦朦朧朧的籠罩是像霧那樣吧？」

她：「是微微地發著光，除了那兩次。」

我覺得她想說下去，就沒再打岔。

她咬著嘴唇猶豫了好一陣兒：「奶奶去世那天，我早上起來就不舒服，拉開窗簾看，被嚇壞了，到處都是一片一片的血紅，很刺眼。我嚇得躲在屋裡不敢出去，後來晚上聽說奶奶在醫院不行了，我媽帶我去醫院，我都是閉著眼哭著去的，路上摔了好多次，腿都磕破了。我媽還罵我，說我不懂事……到了醫院，見到奶奶身上是藍色的光，可是周圍都是血紅的，我拉著奶奶不鬆手，只是哭……也是怕。奶奶跟我說了好多，她說每天的顏色其實就是每天的顏色而已，不可怕。她還說她也能看到，所以她知道我沒有撒謊。最後奶奶告訴我，她每天都會為我感到驕傲，因為我有別人所不具備的……最後奶奶說把藍色留給我，不帶走，然後就把一團藍色印在我手心裡了……每當我高興的時候，顏色會很亮……我難過的時候，顏色會很暗……我知道奶奶守護著我……」

她紅著眼圈看著自己右手手心。

我屏住呼吸默默地看著她，聽著窗外的雨聲。

過了好一陣兒，她身體逐漸放鬆了。

她抬起頭：「謝謝你。」

我：「不，應該謝謝你告訴我你的祕密。」

她：「以後不是祕密了，我會說給別人的。不過，這個鏡架我還會戴著，不是因為怕，而是我不喜歡一些顏色。」

我：「那就戴著吧……我有顏色嗎？」

她想了想指著我的外套：「那看你穿什麼了。」

我們都笑了。

作為平等的交換，我也說了一些自己的祕密，她笑得前仰後合。

其實真正鬆一口氣的是我。我知道她把心理上最沉重的東西放下了，雖然這只是一個開始。

臨走的時候，我用一支藍色的筆又換來她的一個祕密：她喜歡下雨，因為在她看來，雨的顏色都是淡淡的藍，每一滴。

到樓下的時候，我抬頭看了一眼，她正扒著窗戶露出半個小腦袋，手裡揮動著那支藍色的筆。

我好像笑了一下。

走在街上，我收起了傘，就那麼淋著。

雨默默的。

生命之章

「你好。」我坐下，摘下筆帽，打開本子，準備好錄音筆後抬頭看著他。只看了一眼，我就後悔了，後悔見他。

我也算是接觸過不少精神病人了，他們之中鮮有眼神像他這樣讓我感到不安的。而不安的根源在於從他的眼神中什麼都看不到，沒有喜怒哀樂。如果面對的患者是興高采烈那種亢奮的狀態的，那我就不需要多問，聽就是了；假若面對是沉默類型的也沒關係，無非再多來幾次試試；要是對方情緒很不穩定甚至狂暴，大不了就跑唄，跑快點躲開砸過來的一切，安全第一就成。然而，面前的他只有一種態度：超然。說實話我有點怕這類型的患者，因為在他們面前，我是那個被審視的人，甚至到了一種無所遁形的地步。

我甚至能預感到接下來必將是一段燒腦甚至顛覆我所有認知的時間。

他面無表情點了下頭：「你好。」

糟糕了！我知道自己的預感沒錯，因為他平和地回應我的問候。對於一個很不穩定的精神病人來說這不正常。

我：「呃……聽說你自殺過很多次？」

他面無表情地看了我一會兒：「那不是自殺，我只是想提前結束這一章。」

「一章？」這讓我想到了曾經接觸過的某一位患者，「你認為我們是在一本書裡？」

他：「不是書。只是這麼形容。」

我：「那是什麼意思？」

他：「只是一個環節罷了。」

我：「呃……還是沒明白。」

他漠然地看了我一會兒：「死亡並不是真的死亡，只是我們這麼說。死亡只是生命這一段的終結，但是我們還會用別的方式繼續下去。」

「死亡不是死亡……」我在品味這句話，「那死亡是什麼？」

他：「這一章的結束，我說過的。」

我開始有點聽明白了：「原來是這樣……那之後呢？是什麼？」

他：「我也不知道，某種形式吧。所以我想提早結束現在的環節去看看後面到底是什麼。」

我：「其實……」我隱隱地覺得話頭不對，但一時又沒想好要不要岔開，畢竟他是有自殺傾向的那類患者。

他沒打算停下來而是繼續就這個問題點還在說：「生命和死亡只是我們起的名字罷了，生命本身不見得是好的，死亡也不見得是壞的。這些都只是必需的某種階段。現在，被我們稱作是生命的這個階段，是某個巨大環節中的一個段落，之前我們經歷過其他階段，之後還會經歷另一些別的什麼，但是我們不清楚那是什麼。」

我：「我大概是聽明白了，你是說我們的生命是某個……巨大的……嗯……某種連續性的一部分？」

他：「差不多是這個意思。」

我：「那，那個巨大的……我沒辦法稱呼它，是什麼形狀的？環形？或者就像是DNA一樣的螺旋體？」

他：「你在試圖用生命中的常識去解釋生命之外。但假如真有什麼形狀的話，我認為應該是我們無法理解的，因為目前我們甚至都無法理解生命之外是什麼。」

我突然覺得他的想法很有趣：「也許它就是普通純線性的。」

他非常認真地想了想：「我不知道。」

我：「但是你為什麼會這麼認為呢？」

他：「我只是說這種可能性存在，所以我才打算提前結束生命來試試。」

我：「但拿生命來……這太草率了，畢竟生命只有一次機會……」

他有點不耐煩地打斷我：「你怎麼知道的？」

我被問愣了。

他：「你們太喜歡用已知去解釋未知了，然後以此為基準來評判。」

我：「可是這很正常啊，畢竟我們身處在生命當中……」

他：「不，不，不是這樣的，你還是沒能跳出來。也許，從下一個環節來看，認為我們現在的階段只是某種孕育期呢，甚至我們這個階段反而被稱為死亡呢？在其他階段看來，生死的因果關係也許正好是相反，而不是我們現在認為的這樣。你太習慣於用已知解釋未知了。或者說，在某種程度上你恐懼未知，就如同恐懼死亡。」

我知道他這種邏輯雖然建立在假設基礎上，卻是不可攻破的，因為我沒法推翻他的假設，除非我也像他那樣假設。可這樣一來我就和他所做的沒有任何區別了。每次遇到這種情況我都會為人類的邏輯極限感到悲哀，並且有沉重的無力感以及某種程度上的絕望。

我決定再掙扎一下：「用已知嘗試著解釋未知也沒錯吧，至少現在看來沒錯誤，因為我們的定位就在生命中，而不是生命之外。」

他：「你從身處的角度看當然沒錯誤，但是從正確與否的角度看就不好說了。」

「好吧。」我徹底放棄了在這個問題繼續糾結，因為他是對的，「你是從什麼時候開始有這種想法的？」

他：「從一張圖片。」

我：「能說說是什麼樣的圖片嗎？」

他：「可以。是一張銀河系的圖片。」

我突然有一種不好的預感：不會和某些奇怪的學科有關吧？

他完全沒留意到我情緒的變動，而是瞇著眼睛似乎在回味：「那是一張很美的圖片，銀河系像是個巨大的、閃亮的盤子，帶著數以億計的星體慢慢旋轉著。那張圖片就像是有魔力一樣，足足吸引了我將近一個小時都沒能把視線移開。有那麼一陣兒我甚至已經置身於其中，漂浮在某個位置靜靜地看著它……直到最後我忘了雙腿的存在，忘了掌握平衡，摔倒在地。」

我試著假想了一下後問：「那讓你想到了什麼？」

他又愣了一會兒回過神來看著我：「最早我們認為地是平的，日月星辰在這一大塊平面上按照某種規律起起落落。後來我們發現地球是圓形的，但是我們認定日月星辰圍繞我們運行，很自大不是嗎？有人提出不同意見就被燒死，並且說那是邪惡的異端學說。你知道我在說什麼——日心說。後來日心說被慢慢接受了，可那依舊是錯誤的。再往後，我們知道了更多，但到目前為止，大多數人都覺得地球只是安安靜靜地圍繞著那顆恆星一圈又一圈地轉。可實際上呢？太陽在銀河系中帶著我們狂奔，和其他數十億顆星球一樣，組成一個巨大的、閃亮的、不斷移動的盤子。而且誰知道銀河系是不是又歸屬於某種更為巨大的，大到我們無法認知、無法接受的存在呢？所以說，其實我們從出生起就沒有一秒鐘在原地停留過，我們每一分鐘都距離前一分鐘幾十萬公里以上。但是這從很早很早以前就這樣了，在還沒有人類的時候就這樣了，但我們才知道沒多久。你問我當時在想什麼，我想的就是這個。」

我不知道該怎麼接下去，只好默默看著他。

他：「現在，我要說的是，我們的生命，只是一個小段落，很小很小的一個小段落而已。之前有很多很多種其他的、我們無法理解的存在方式；之後也有很多很多我們完全未知的存在方式，就像最初我們無法理解我們存在於一個巨大的銀河系中一樣。因此，我想去體會一下，也許用體會這個詞都不夠了，那是一種遠超過我們想像力的感受。然後當我決定的時候，僅僅是在生命這個微不足道的、小小的環節中做了個小小的決定，你們就無法接受了，說我瘋了，把我關起來，還說是為了不讓我傷害自己。不可笑嗎？」

「因為……」我都能感受到自己的無力，「因為畢竟你還生活在現在這個……嗯……環節中啊……」

「是的，」此時淚水在他眼裡慢慢聚集，「但是你們卻不讓我離開……」

我張了張嘴想說點什麼，卻發現自己無言以對。

從他那兒出來後，我一直是恍惚的狀態。本來以為很快就過去了，但那種狀態一直延續了很多天。大約一週後我做了個夢，夢見自己身處在一片虛無中，眼前有一個巨大的、閃亮的銀河系緩緩轉動著，無聲無息。而更遠的地方，有更多的銀河系散落在黑暗中，無邊無際。

最後的撤旦

我：「我看到你在病房牆壁上畫的畫了。」

他：「嗯。」

我：「別的病患都被嚇壞了。」

他：「嗯。」

我：「如果再畫不僅僅要被穿束身衣，睡覺的時候也會被固定在床上。」

他：「嗯。」

我：「你無所謂嗎？」

他：「反正我住了一年精神病院了，怎麼處置由你們唄。」

我：「是你家人主動要求的？」

他：「嗯。」

我：「是不是很討厭我？」

他：「還成。」

我：「那你說點兒什麼吧。」

眼前的他是個二十歲左右的年輕男性，很帥，但是眉宇間帶著一種邪氣，我說不好那是什麼，總之讓人很不舒服——不是我一個人這麼說。

他抬眼看著我：「能把束身衣解開一會兒嗎？」

我：「恐怕不行，你有暴力傾向。」

他：「我只想抽根菸。」

我想了想，繞過去給他解開了。

他活動了下肩膀後接過我的菸點上，陶醉地深深吸著：「一會你再給我捆上，我不想為難你。」

我：「謝謝。」

他：「我能看看你那裡都寫了什麼嗎？」他指著我面前關於他的病歷記錄。

我舉起來給他看，只有很少的一點觀察記錄，他笑了。

我：「一年來你幾乎什麼都沒說過，空白很多。」

他：「我懶得說。」

我：「為什麼？」

他：「這盒菸讓我隨便抽吧？」

我：「可以。」

他：「其實我沒事兒，就是不想上學了，想待著，就像他們說的：好逸惡勞。」

我：「靠父母養著？」

他的父母信奉天主教，很虔誠的那種。從武威（甘肅境內，古稱涼州）移居北京，前N代都是。

他：「對，等他們死了我繼承，活多久算多久。以後沒錢了就殺人搶劫什麼的。」
我：「這是你給自己設計的未來？」
他：「對。」
我：「很有意思嗎？」
他：「還成。」
我：「為什麼呢？」
他再次抬眼看我：「就是覺得沒勁……其實我也沒幹麼，除了不上學不工作就是亂畫而已。」
我：「家裡所有的牆壁都畫滿了惡魔形象，還在樓道裡畫，而且你女友的後背也被你強行刺了五芒星，還算沒幹麼？」
他：「逆五芒星。」
我：「可是你為什麼要做這些？」
他又拿出一根菸點上：「你有宗教信仰嗎？」
我：「我基本是無神論者。」
他：「哦，那你屬於中間派了？」
我：「中間派？」
他：「對啊，那些信仰神的是光明，你是中間，我是黑暗。」
他說得輕描淡寫，一臉的不屑。
我：「你是說你信仰惡魔？」
他：「嗯，所有被人稱為邪惡的我都信仰。」

我：「理由？」

他：「總得有人去信仰這些才能有對比。」

我：「對比什麼？光明與黑暗？」

他：「嗯。」

我：「你不覺得那是很幼稚的耍帥行為嗎？」

他抿了下嘴沒說話。

我知道這個觸及他了，決定冒險。

我：「小孩子都覺得崇拜惡魔很酷，買些猙獰圖案的衣服穿著，弄個鬼怪骷髏文在身上，或者故意打扮得與眾不同，追求異類效果。其實是為了掩飾自己的空虛和迷茫，一身為了反叛而反叛的做作氣質。」

他依舊沒搭腔，但是我看到他的喉結動了一下。

我：「雖然你畫功還不錯，但是那也不能證明你多深邃，有些東西掩飾不了的，例如幼稚。」

他終於說話了：「少來教訓我，你知道的沒多少。別以為自己什麼都清楚，你不瞭解我。」

我：「現在你有機會讓我瞭解你。」

他：「好啊。我告訴你：這個世界就是骯髒的，所有人都一樣。道貌岸然的表相下都是下流卑鄙的嘴臉。我早看透了，沒有人的本質是純潔的，都一樣。你不認同也沒關係，但我說的就是事實。」

我微笑著看著他。

他：「人天生就不是純潔的，每個軀殼在一開始就被注入了兩種特性：神的祝福和惡魔的詛咒，就像你買電腦預裝系統一樣。事先注入這兩樣後，才輪到人的靈魂進入軀殼，然後靈魂就夾雜在這中間掙扎著。各種欲望促使你的靈魂墮落，各種告誡又讓你拒絕墮落，人就只能這麼掙扎著。有意義嗎？沒有，都是無奈的本性，逃不掉。等你某天明白的時候你會發現，自己的本質中竟然有這麼骯髒下流的東西，想去掉？哈哈哈，不可能！」

我：「但是你可以選擇。」

他提高了嗓門：「選擇？你錯了！沒有動力，永遠是貪欲強於克制，卑鄙強於高尚。人就是這麼下賤的東西。只有面對邪惡的時候，高尚的那一面才會被激發，因為那也是同時存在於體內的特質，神的意圖就是這樣的。當你面對暴行的時候，你會袒護弱小，當你面對邪惡的時候你才會正義，當你面對恐懼的時候你才會無畏。沒有對比，人屁都不是，是螻蟻、是蛆蟲、是垃圾、是空氣裡的灰塵、是腳下的渣子！」

我：「如果這個世界上沒有神呢，沒有惡魔呢？」

他站了起來，幾乎是對我大喊：「那才證明這都是人的本質問題，早就在心裡了，代代相傳，永遠都是！只給兩個嬰兒一杯牛奶，你認為他們會謙讓？胡扯！人類是競爭動物，跟自然競爭，跟生物競爭，然後和人類競爭，你能告訴我哪一天世上沒有戰爭嗎？那是天方夜譚吧？除非在人類出現之前！我幼稚？你真可笑！我信奉惡魔，那又怎麼樣？自甘墮落算什麼？我的存在，就是為了證明光明的存在，我不存在，就沒有對比，就沒有光明。人的高尚情操也就永遠不會被激發出來，就只能是卑微的、骯髒的、下流的！有人願意選擇神，有人願意選擇惡魔！如果這個世上只有惡魔，那就沒有惡魔了，就像這個世界只有神就沒有神一個道理。我的存在意義就在於此！」

聽見他的吼聲，外面衝進來兩個男護士，幾乎是把他架走的。

走廊裡回蕩著他的咆哮：「你們都是神好了，我甘願做惡魔，就算你們全部都選擇光明，為了證實你們的光明，我將是最後一個撒旦。這！就是我的存在！」

聽著他遠去的聲音，我面對著滿屋的狼藉，呆呆地站在那裡，第一次不知所措。

我必須承認，他的那些話讓我想了很久，那段錄音都快被我聽爛了。

後來和他的父母聊過幾次，他們告訴我患者曾經是如何虔誠，如何充滿信仰，但是突然不知道為什麼就這樣了。而且他們說已經為他祈禱無數次了，他們希望他能回到原來的虔誠狀態。

我本來打算說些什麼，猶豫了好一陣兒沒說。我想，從某個角度講，他很可能依舊是虔誠的。

女人的星球

我推門進來的時候，嚇了他一大跳，還沒等我看清，他人就躲到桌子底下去了，說實話我也被嚇了一跳。

關上門後我把資料本子、錄音筆放在桌上，並沒直接坐下，而是蹲下看著他。我怕他在桌子底下咬我——有過先例。

他被嚇壞了，縮在桌子下拚命哆嗦著，驚恐不安地四下看。

我：「出來吧，門我鎖好了，沒有女人。」

他只是搖頭不說話。

我：「真的沒有，我確定，你可以出來看一下，就看一眼，好嗎？」

跟這個患者接觸大約兩個月了。他有焦慮加嚴重的恐懼症，還失眠，而恐懼的對象是女人。

他小心地探頭看了下四周，謹慎地後退爬了出去，然後蹲坐在椅子上，緊緊地抱著自己的雙膝，驚魂未定地看著我。

我：「你看，沒有女人吧。」

他：「你真的是男的？你脫了褲子我看看？」

我：「……我是男的，這點我可以確認。你忘了我了？」

他：「你還有什麼證據？」
我：「我今天特地沒刮臉，你可以看到啊，這個鬍子是真的，不是粘上去的。你見過女人長鬍子嗎？就算汗毛重也不會重成我這樣吧？」
他狐疑地盯著我的臉看了好一陣兒。
他：「上次她們派了個大鬍子女人來騙我。」
我：「沒有的，上次那個大鬍子是你的主治醫師，他可是地道的男人。」
他努力地想著。我觀察著他，琢磨今天到底有沒有交流的可能。
他：「嗯，好像是，你們倆都是男的……但是第一次那個不是。」
我：「對，那是女人，你沒錯。」
他：「現在她們化裝得越來越像了。」
我：「哪兒有那麼多化裝成男人的啊。這些日子覺得好點沒？」
他：「嗯，安全多了。」
我：「最近吃藥順利嗎？」他曾經拒絕吃藥，說那是女人給他的毒藥，或者拒吃安眠藥，說等他睡了她們好害他。
他：「嗯，就是吃了比較睏，不過沒別的事。」
我：「就是嘛，沒事的，這裡很安全。」
他：「你整天在外面小心點兒，小心那些女人憋著對你下手！」
我想了下，沒覺得自己有什麼值得女人那麼雞飛狗跳尋死覓活惦記的，於是問他為什麼。
他：「她們早晚會征服這個地球的！」

我：「地球是不可能被征服的。」
他：「哦，她們會統治世界的。」
我：「為什麼？」
他又疑神疑鬼地看著我，我也在好奇地看著他，因為從沒聽他說過這些。
他：「你居然沒發現？」
我：「你發現了？」
他嚴肅地點了點頭。
我：「你怎麼發現的？」
他：「女人，跟我們不是一種動物。」
我：「那她們是什麼？」
他：「我不知道，很可能是外星來的，因為她們進化得比我們完善。」
他好像鎮定了一些。
我：「我想聽聽，有能證明的嗎？」
他神祕地壓低聲音：「你知道DNA嗎？」
我：「去氧核糖核酸？知道啊！你想說什麼？染色體的問題？」
他：「她們的祕密就在這裡！」
我：「呃……什麼祕密？染色體祕密？」
他：「沒錯！」
我：「到底是怎麼回事？」

他：「人的DNA有二十三對染色體對不對？」

我：「對，四十六條。」

他依舊狐疑地看著我：「你知道多少？」

我：「男女前四十四條染色體都是遺傳資訊什麼的，最後那一對染色體是性染色體，男的是X／Y，女人是X／X。這個怎麼了？」

他嚴肅地看著我：「你們都太笨！這麼簡單的事都看不明白！」

我：「呃……我知道這個，但是不知道怎麼有問題了……」

他：「男女差別不僅僅是這麼簡單的！男人的X／Y當中，X包含了兩三千個基因，是活動頻繁的，Y才包含了幾十個基因，活動很少！明白了？」

我：「呃……不明白……這個不是祕密吧？你從哪兒知道的？」

他一臉恨鐵不成鋼的表情：「我原來去聽過好多這種講座。你們真是笨得沒話說了，難怪女人要滅絕咱們！」

我實在想不出這裡面有什麼玄機。

他歎了口氣：「女人最後兩個染色體是不是X／X？」

我：「對啊，我剛才說了啊……」

他：「女人的那兩個X都包含好幾千個基因！而且都是活動頻繁的，Y對X，幾十對好幾千！就憑這些，差別大了！女人比男人多了那麼多資訊基因，就是說女人進化得比男人高級多了！」

我：「但是大體的都一樣啊，就那麼一點兒……」

他有點兒憤怒：「你這個科盲！人和猩猩的基因相似度在百分之九十九以上，就是那不到百分之一導致了一個是人，一個是猩猩。男人比女人少那麼點兒？還少啊！」

看著他冷笑我一時也沒想好說什麼。

他：「對女人來說，男人就像猩猩一樣幼稚可笑。小看那一點兒基因資訊？太愚昧！低等動物是永遠不能瞭解高等動物的！女人是外星人，遠遠超過男人的外星人！」

我：「有那麼誇張嗎？」

他不屑地看著我：「你懂女人嗎？」

我：「呃……不算懂……」

他：「但是女人懂你！她們天生就優秀得多，基因就比男人豐富。就是那些活動基因導致了完全不一樣的結果！男人誰敢說瞭解女人？誰說誰就是胡說八道。我問你，從基因上看，是你高級還是寵物高級？」

我：「呃……我……」

他：「就是這樣。你養的寵物怎麼可能瞭解你？你吃飯牠明白，你睡覺牠明白，你看電影牠就不見得明白了吧？你上網牠就不理解了吧？你跟別人聊天牠還是不明白吧？你看書牠明白？不明白吧。你看球賽高興了或者不高興了牠明白？牠也不明白！牠只能看到你的表面現象：你高興了或者生氣了。但是為什麼，牠永遠不明白。」

我：「嗯……你別激動，坐下慢慢說。」

他：「你能看到女人喜歡這件衣服，為什麼？因為好看。哪兒好看了？你明白嗎？」

我：「嗯，有時候是這樣……」

他：「女人生氣了，你能看到她生氣了，你知道為什麼嗎？你不知道……」

我：「經常是一些小事兒吧……」

他再度冷笑：「小事兒？你不懂她們的。你養的寵物打碎了你喜歡的杯子，你會生氣，在寵物看來這沒什麼啊，有什麼可氣的？對不對？對不對？！」

看著他站在椅子上我有點兒不安。

我：「你說得沒錯，先坐下來好不好？小心站那麼高，女人發現你了。」

他果然快速地坐了下來。

他：「沒男人能瞭解女人的，女人的心思比男人多多了，女人早晚會統治這個世界，到時候男人可能會被留下一些種男，剩下的都殺掉。等科學更發達了，種男都不需要了，直接造出精子。可悲的男人啊，現在還以為在主導世界，其實快滅亡了，這個星球早晚是女人的……」

我：「可憐的男人……感情呢？不需要嗎？」

他：「感情？那是為了繁衍的附加品。」

我：「我覺得你悲觀了點兒……就算是真的，對你也沒威脅的。」

他：「我悲觀？我不站出來說明，我不站出來警告，你們會滅亡得更早！可惜我這樣的人太少了。」

我：「是啊……我知道的只有你。」

他：「佛洛伊德，你知道嗎？他也是和我一樣，很早就發現了。」

我：「欸？不是吧？」

他：「佛洛伊德的臨終遺言已經警告男人了。」

我：「他還說過這個？怎麼警告的？」

他：「他死前警告所有男人，女人想要全世界！」

我已經起身在收拾東西了：「嗯，我大體上瞭解怎麼回事了，過段時間我還會來看你的。」

他：「你不能聲張，悄悄地傳遞消息，否則你也會很危險的。」

我：「好的，我記住了。」

我輕輕地關上了門。

幾天後我問一個對遺傳學瞭解比較多的朋友，有這種事兒嗎？他說除了來自外星、幹掉男人、征服世界那部分，基本屬實。

不過，我們都覺得佛洛伊德那句臨終遺言很有意思，雖然那只是個傳聞。

「女人啊，你究竟想要什麼？」

篇外篇1：有關精神病的午後對談

需要強調的是，我不是這方面的專家、醫師。這一篇的內容，只做參考。

幾年前我和一個朋友的伯父聊過一下午。整整那個下午我們都在說一個話題：精神病和精神病人。朋友的伯父早年海外求學，學醫，後專攻精神科研究與治療，在業界（全球範圍）比較有名，曾對精神病的研究和治療有過很大的貢獻。

老頭一點架子都沒有，挺開朗的一個人，是真正的專家。說專業知識的時候從不故作高深，也不會用專業詞彙顯擺（編注：意指炫耀）自己多麼多麼牛，都是以廣大人民群眾喜聞樂見的大白話表達。不像那些整天研究「比基尼到底露多少算道德淪喪」的「磚家叫獸」們，得瑟（編注：大陸方言，賣弄或囂張等意）半天沒人明白。我本能地覺得那天的對話也許會有用，於是記錄下了大部分。

他：「你要錄音啊？」

我：「可以嗎？」

他：「可以是可以，不過我今天是無責任地說說，如果想用這些做參考寫論文，怕會耽誤你的。」

我：「您放心吧，我不用這個寫論文，我只是想從您這裡吸收一些知識，您看可以嗎？」

他：「好，那我可就不負責任地說了啊，你發表了我也不承認（大笑）。」

我：「成，沒問題。」

他：「好，那你想知道什麼呢？」

我：「您是從什麼時候起決定到這個領域的？」

他：「我不是從小立志就專攻這科的，也沒什麼特別遠大的志向要救死扶傷，那會兒我年輕，沒想那些。我們家族祖上一直都是行醫的（作者按：有家譜為證記載到三百年前），所以我們家族出醫生多（笑）。本身我是骨科，××年被國家保送到歐洲求學的時候，遇到這麼一個事，也就是那件事，決定了我選擇現在的專業。」

我：「是特慘的一件事嗎？萬惡的資本主義體制下精神病人如何受摧殘了？」

他：「（大笑）那倒不是。是某次和一個同學去看她的哥哥，她哥哥在一家精神病醫院實習。我在院子裡等她的時候，就坐在兩個精神病人附近，我聽他們聊天。最開始我覺得很可笑，後來就笑不出來了。」

我：「是內容古怪嗎？」

他：「不是，內容很正常，說的都是普通內容。但是兩個人操著不同的語言，一個說西班牙語，另一個說英語，而且對話完全沒有關係。一個說：『今天天氣真是難得的好。』另一個回答：『嗯，不過我不喜歡放洋蔥。』那個又說：『安吉拉還在世的話，肯定催著我陪她散步。』另一個又回答：『大狗不算什麼，小狗撓癢癢的時候才最可笑呢……』兩個人的話題完全沒有關係，但是兩個人聊得很熱絡。如果不聽內容，只看表情、動作，會以為是一對老朋友在聊天。我在旁邊聽得一愣一愣的。本身西班牙語就是到那邊才學會的，不太扎實，最初都以為自己口語聽力出問題了。我就那麼足足聽了一個多小時，他們沒一句對上的。等我回過神的時候，同學早就因為找不到我，自己先走了。」

我：「是不是回去就開始留意這方面資料了？」

他：「對，就是從那時開始，我才慢慢注意這些的。去圖書館看，纏著教授推薦資料，但是我發現並不是像我想的那樣。」

我：「對啊，骨科和精神病科是兩回事啊。」

他：「不是這個問題，而是資料的問題。最開始我以為西方在精神病科這方面的資料會很全，記載會很詳盡，但是一查，才知道，不是我想的那樣。到十八世紀中期的時候，他們的很多精神病科、腦科的資料還跟宗教有關聯，什麼上帝的啟示啊、神的懲罰啊、鬼怪的作祟啊，都是這些，而且被很多醫生支持。」

我：「其實也正常吧？醫術的起源本身就是巫術嘛，巫醫。」

他：「不是的，十八世紀的時候，歐洲醫學方面，尤其是外科方面已經很有水準了。但是精神科方面可能是被宗教所壓制，一直沒太多進展，甚至有時候受到排擠。」

我：「所以？」

他：「所以我最終決定專攻精神科。」

我：「哦……我想知道您對精神病人治療的看法，因為曾經聽到過一種觀點：精神病人如果是快樂的，那麼為什麼要打擾他們的快樂。」

他：「這點我知道，其實應該更全面地解釋為：如果一個快樂的精神病人，在沒威脅到自身及他人的安全，又不給家人、社會增加負擔的情況下，那麼就不必要按照我們的感受去治療他。」

我：「您認為這個說法對嗎？」

他：「不能說是錯的，但是這種事情是個例，很少見。你想，首先他要很開心，不能凍著，不能餓著，還沒有威脅性，家人並且不受累。多見嗎？不多吧。」

我：「那也有的吧？」

他：「的確存在。例如有那麼一個英國患者，家裡比較有錢，父親去世後，三個姐姐和患者本人都拿到不少遺產。患者情況是這樣：每天都找來一些東西燒，反覆燒透，燒成灰後再烤、碾碎，然後用那個灰種花，看看能不能活，各種東西都用來試驗，別的不幹，也不會幹。吃飯給什麼吃什麼，不挑食，累了就趴在沙發上睡。他的三個姐姐很照顧他，雇了兩個傭人，一個做飯收拾房間，另一個就算是他助理了，整天盯著，別燒了什麼傢俱或者自己，就這麼過的。你不讓他燒，他就亂砸東西發脾氣，給他點能燒的，他就安靜了，慢慢地用酒精燈一點一點燒，吃什麼穿什麼都不擔心，財產有會計師、律師和姐姐監管著，一切都挺好。這樣的患者，沒必要治療，自己燒的挺好嘛，也不出去，也不打算結婚，專心燒東西種花，沒有威脅性，不傷害任何人，還能創造就業機會。最重要的是，他很快樂。」

我：「怎麼判斷他的快樂與否呢？」

他：「只能從表面上看了，如果患者是哭笑顛倒的話，也沒辦法。因為這種情況下如果治療，就會有很多奇怪的人權團體來找你麻煩，指責你剝奪了精神病人的快樂。」

我：「嗯，是個問題……精神病定義的基礎是什麼？過了一個坎兒就算，還是因患病殺人放火滿街瘋跑才算？」

他：「其實你說的是一個社會認同的問題了。我的看法是：人人都有精神病。」

我：「欸？」

他：「你想想看，你有沒有某些方面的偏執？」

我：「嗯……我的電腦桌面上圖示不能超過三個，多了必須放快捷欄或者乾脆不放桌面，這個算嗎？」

他：「算啊，多於三個你就不幹對不對？」

我：「那您這麼說我身邊這種人多了。我認識個女孩，她必須把錢包的錢都按照面值排列好，正反面方向必須一致；另一個是必須把床上的床單繃緊，不能有一絲皺褶；還有一個朋友喜歡寬葉的盆栽，休息日必須挨個把葉子擦得賊亮；對了我還有一個習慣，三個月就把家裡的傢俱換個位置擺放，這都算？」

他：「我們分開來說。你的傢俱移位啊，你朋友伺候花草啊，可以用『情調』這個詞。那個整理錢包的人和床單平整的人可以算是小小的矯情。其實這些都是輕微的強迫行為。但是，這些都沒影響你和其他人的正常生活對不對？那就強迫著吧，沒什麼不可以的。不過你要是連別人的錢包也整理，跑到別人家去強行把人家的傢俱也挪來挪去，你就算精神病人了。至於去別人家擦花……我覺得這個我願意接受（笑）。」

我：「嗯……那精神病到底是怎麼來的呢？有具體成因嗎？」

他：「這個我也很想知道，不僅僅是我，很多我的同行都很想知道，但是我們對於絕大多數精神病的成因都一無所知。只能肯定一點：有一部分精神病人是因為遺傳缺陷。但這不是絕對的。基本上人人都有遺傳缺陷，為什麼只有一部分會發病還是個未解課題。說遠點兒吧，對於癌症啊、愛滋病啊、腫瘤啊，治療技術和方法近幾十年隨著設備提高都是飛速發展。為什麼呢？因為病原明擺著就在那裡。但是精神病不是，那個解剖是看不到的。就像中國傳統醫學的穴位脈絡，那個只能活著的時候有，屍體解剖根本就沒有，你怎麼確定？而且穴位和脈絡還是一天當中會有變化的。上午這個穴位可以有療效，下午就沒用了。

「精神病這種問題更嚴重，精神是什麼？這也就難怪西方宗教會干涉精神病研究的發展了。這是很難說的一個問題。精神病科還不同於神經外科，神經外科目前最好的是德國和日本，因為『二戰』期間他們做了大量的活體實驗。當然，這個是沒有人性的，也是反人類的殘忍行為。從這點我們再說回來，也就是透過德國和日本的活體大腦實驗，我們才知道了大腦的很多功能。因為大腦就像一部電腦一樣，不是每時每刻所有的零件都在工作，需要這部分的時候，這部分工作，不需要的時候，這部分是不活動的。電腦關了機就什麼問題都發現不了，沒有活體實驗，很難知道，尤其是在過去透視技術不發達的時期。」

我：「我記得有說法是說大腦只被開發了百分之二十，剩下的百分之八十還沒被運用。是不是很多精神病的成因都在沒開發的那方面？」

他：「其實這是個謬傳。也許是媒體對相關醫學論文或者雜誌的斷章取義。那百分之八十不是全部閒置的，你的呼吸、你的心跳、你的排汗、你的體能反應，都是那百分之八十內控制的，換句話說，是維持生理機制。但是我承認還有一部分到目前為止沒發現有任何的運用。不是沒有運用，是沒發現，也許需要什麼情況才會被啟動。但是這部分不會超過百分之二十，也就是說，人類大腦實際已經被應用百分之八十以上了。不要太相信小說電影裡那些大腦潛能的科幻。人目前還不具備無限潛能的大腦，真的是無限潛能，那就不用發育這麼大了。一個成人大腦多重？一點七公斤左右，這個重量對於現代人體重比例來說，已經很大了。」

我：「嗯……除了遺傳缺陷外就沒有能確定的其他原因了？」

他：「有，但是更難界定，例如心理因素、環境因素、成長因素，這些都導致了承受能力的不同。比方說吧，精神分裂的重要症狀之一就是思維擴散和思維被廣播（diffusion of thought，thought broadcasting，英文原名由我本人查證後友情提供），就那些剛剛提到的各種客觀因素導致的，在精神分裂患者中占了相當大的比例。」

我：「什麼意思？思維擴散？」

他：「這是患者的一種錯覺，覺得自己剛有什麼想法，就跟廣播似的，大家就都知道了。感覺自己的思維處於共用狀態，沒有任何隱私，由此導致（對他人）恐慌和不信任感。這種情況被稱為思維擴散，其實這兩種情況都是一樣的，用兩個詞是因為患者的感受不同。思維立刻被共用，要不就是思維有廣播發散出去的感覺……精神分裂或者精神分裂前期都具備這種特徵。對於這類患者，我不敢說全部，但是其中一大部分只要我眼光和他們對視，我就能夠確定。這不是我或者患者有了特異功能，這是臨床經驗。他們的眼神都是極度敏感和警覺的。」

我：「原來是這樣……」

他：「而且在這種情緒下，患者對周圍的人更加充滿敵意，心理上更加焦慮。如果不及時進行心理輔導來調整或者治療，會惡性循環的，因為他們會越來越敏感。比方你說了一句話，具體內容患者沒聽進去，就那麼幾個字他聽進去了，串成了辱罵他的一句話或者諷刺他的一句話。他會認為你針對他了，你是壞人，你知道他的想法了，他沒隱私了。同時會激起患者更多想法，以至於在他頭腦中就脫離了正常的思維，成了有人在頭腦中對自己說話，形成幻聽。如果更嚴重的話，就會根據頭腦中的對話產生幻視效果，看到了別人看不到的東西，諸如此類。」

我：「居然這麼嚴重……」

他：「是的，我曾經治癒過一個患者，是個小夥子。他就是嚴重的精神分裂。他說能看到街上很多外星人，別人看不到，外星人偷聽他的思維，並且趴在每個人的耳邊告訴別人。可是你想想看，當他用那種奇怪的眼神看別人的時候，別人也覺得他奇怪啊，也會多看他兩眼，他就更加認為別人已經知道他想什麼了，會狂躁，會失常。」

我：「那精神分裂的治療呢？」

他：「家人的開導是必需的，精神病醫師會聽取心理分析師和心理輔導醫師的建議（編注：臺灣的做法，各個工作團隊運作的方式不一樣，而且，參與的角色也不一樣），採取各種藥物輔助治療。但是必須強調一點，家屬的配合相當重要。我們在歐洲曾經有過一個調查，被母親適當疼愛的孩子，成年後會比被母親忽視的孩子更加自信，同時和配偶、戀人的關係也更加穩定。最有意思的是，免疫力也更強。」

我：「這麼大差異？」

他：「是的，不過患者自己也得慢慢調整心態，不能整天在意別人的眼神和態度。自己得學會放開心胸。海納百川，有容乃大；壁立千仞，無欲則剛……」

記錄資料節選至此，希望這則篇外篇能讓一些朋友對一些專業問題有所瞭解。

時間的盡頭——前篇：橘子空間

某次和一個關係很好的朋友聊天，因為他是駐院精神科醫師，所以我說起了那位能看到「絕對四維生物」的少年，他聽了後覺得很有意思，但同時也告訴我，他們院一個患者，簡直就是仙。那患者是個老頭，當時六十多歲，在他們院已經十幾年了，大家都管他叫「鎮院之寶」。這麼說不光是他的想法很有趣，更多的是他會「傳染」。

最初這個老頭是跟好幾個人一個病房，裡面大家各自有各自的問題：有整天在床上划船的（還有一個幫忙掛帆拋錨的），有埋頭寫小說的（在沒有紙筆的情況下），還有喜歡半夜站在窗前等外星人老鄉接自己走的（七年了，外星老鄉也沒來），有見誰都彙報自己工作的：「無妨，待我斬了華雄再來此飲酒不遲！」

那種環境下，老頭沒事就拉著其他患者聊天，花了半年多時間，居然讓各種病症的人統一了——都和自己一樣的口徑。大家經常聚在一起激烈地討論問題——不是那種各說各的，而是真的討論一些問題，但是很少有醫生護士能聽明白他們在說什麼。

跟他聊過的其中少量患者很快出院了，這很讓人想不透。那些出院的人偶爾會回來看他，並且對老頭很恭敬，還叫老師。不過有一些病情加重了，院方換了幾次房都一樣。後來醫院受不了了，經過家屬同意，讓老頭住單間。開始家屬還常來看，可一來就被拉住說那些誰也聽不明白的事，逐漸子女來得也少了。好在子女物質條件很不錯，付款準時，平常基本不露面。照理說那麼喜歡聊天的一個人，自己住幾天就扛不住了，但老頭沒事，一住就是十幾年，有時候一個月不跟人說話都無所謂，也不自己嘀咕，每天樂呵呵地吃飯睡覺看報紙，要不就在屋裡溜達溜達。現在的狀況，按照朋友的說法就是：「當我們院是養老院，住得那叫一個滋潤！按時管飯就成，自己收拾病房，自己照顧自己，連藥都停了，很省心。不過每天散步得派人看著，不能讓他跟人聊天，因為他一跟其他患者聊天，沒一會兒就能把對方聊激動了，這個誰也受不了。」

在朋友的慫恿下，加上我的好奇，那次閒聊的兩週後，我去拜訪了「鎮院之寶」。說實話我很想知道他到底說了些什麼。

進門後看到窗前站著個老人，中等身材，花白頭髮，聽到開門回過頭來，逆光，看不清。

醫師：「這是我的一個朋友，來看您了。」

這時候我看清了，一個慈眉善目的方臉老頭。

他溜達到床邊坐下，很自然地盤著腿。我坐在屋裡唯一的椅子上，頗有論經講道的氣氛。

朋友說還有事就走了，關門前對我壞笑了一下，我聽見他鎖門的聲音後有點不安地看了一下眼前的老頭。

他說話慢條斯理的，很舒服，沒壓迫感：「你別怕，我沒暴力傾向，呵呵。」

我：「那倒不至於……聽說您有些想法很奇特。」

他：「我只是說了好多大家都不知道的事情，沒什麼奇怪的啊。」

我：「您很喜歡聊天？」

他：「嗯，聊天比較有意思，而且很多東西在說出來後自己還能重新消化吸收一下，沒準還能有新的觀點。」

我覺得這點說得有道理。

我：「聽說您『治好』了一些患者？」

他：「哈哈，我哪兒會治病啊，我只是帶他們去了另一個世界。你想不想去啊？」

我盤算著老頭要是目露凶光地撲過來，我就抄起椅子來，還得喊。這會兒得靠自己，跑是沒戲了。

他大笑：「你別緊張，我不是說那個意思。」

我：「那您說的另一個世界，是什麼地方？」

他：「是時間的盡頭。」

我：「時間的盡頭？時間有盡頭嗎？」當時的我已經具備了一些量子物理學知識了。

他：「有。」

我：「在哪兒？」

他：「在重力扭曲造成的平衡當中。」

我覺得這就很無聊了，最初我以為是什麼很有趣的東西，但現在貌似是純粹的空扯。

我：「您說的扭曲是什麼意思？」一說話的同時我掏出手機準備發短信給朋友讓他來開門。

他依舊不慌不忙：「看來你這方面的知識不多啊，要不我給你講細緻點兒？」

我想了想，攥著手機決定再聽幾分鐘。

他：「你知道我們生活在扭曲的空間吧？」

我：「不知道。」

他：「不知道沒關係，打個比方說的話會很容易理解。假如多找幾個人，我們一起拿著很大的一張塑膠薄膜，每人拉著一個邊，把那張薄膜繃緊……這個可以想像得出嗎？」

我：「這個沒問題，但是繃緊薄膜幹麼？」

他：「我們來假設這個繃緊的薄膜就是宇宙空間好了。這時候你在上面放一個橘子，薄膜會怎麼樣？」

我：「薄膜會怎樣？會陷下去一塊吧？」

他：「對，沒錯，是有了一個弧形凹陷。那個弧形的凹陷，就是扭曲的空間。」

我：「弧形凹陷就是？我們說的是宇宙啊？空間怎麼會凹陷呢？」

老頭微笑著不說話。

我愣了一下，明白了：「呃，不好意思，我忘了，萬有引力。」

他繼續：「對，是萬有引力。那個橘子造成了空間的扭曲，這時候你用一顆小鋼珠滾過那個橘子凹陷，就會轉著圈滑下去吧？如果你的力度和角度掌握得很好，小鋼珠路過那個橘子造成的弧形時，橘子弧形凹陷和小鋼珠移動向外甩出去的慣性達到了平衡，會怎麼樣？」

我：「圍著橘子不停地在轉？有那麼巧嗎？」

他：「當然了，太陽系就是這麼巧，月亮圍著地球轉也是這麼巧的事啊？不對嗎？」

我：「嗯，是這樣……原來這麼巧……」

他：「現在明白扭曲空間了？我們生活的環境，就是扭曲的空間，對不對？」

我不得不承認。

他：「明白了就好說了。我們這時候再放上去一個很大的鋼珠，是不是會出現一個更深的凹陷？」

我：「對，你想說那是太陽？」

他：「不僅僅是太陽，如果那個大鋼珠夠重，會怎麼樣？」

我：「薄膜會破？是黑洞嗎？」

他：「沒錯，就是黑洞。這也就是科學界認為的『黑洞品質夠大，會撕裂空間』。如果薄膜沒破，就會有個很深很深的凹陷，就是蟲洞。」

我：「原來那就是蟲洞啊……撕裂後……鋼球……呃，我是說黑洞去哪兒了？」

他：「不知道，也許還在別的什麼地方，也很可能因為撕裂空間時的自我損耗已經被中和[1]了，不一定存在了，但是那個凹陷空間和撕裂空間還會存在一陣子。」

我：「這個我不明白，先不說它去哪兒了的問題。鋼球都沒有了怎麼還會存在凹陷和撕裂的空間？」

他笑了：「這就是重力慣性。如果一個星球突然消失了，周圍的扭曲空間還會存在一陣子，不會立刻消失。」

我：「科學依據呢？」

他：「土星光環就是啊，雖然原本那顆衛星被土星的重力和自身的運轉慣性撕碎了，但是它殘留的重力場還在，就是這個重力場，造成了土星光環還在軌道上。不過，也許幾億年之後就沒了，也許幾十萬年吧？」

我：「不確定嗎？」

他：「不確定，因為發現這種情況還沒多久呢。」

我：「哦……那您開始說的那個平衡是指這個？」

他：「不完全是，但是跟這個有關。我們現在多放幾個很大的鋼球，這樣薄膜上就有很多大的凹陷了，這點你是認可的。那麼假如那些凹陷的位置都很好，在薄膜上會達成一個很平衡的區域，在那個區域的物體，受各方面重力的影響，自己本身無法造成凹陷，但是又達成了平衡，不會滑向任何一個重力凹陷。這個，就是重力扭曲造成的平衡。」

我努力想像著那個很奇妙的位置。

他：「如果有一顆行星在那個平衡點的話，那麼受平衡重力影響，那顆行星既不自轉，也不公轉，同時也不會被各種引力場撕碎，就那麼待在那裡。而且它自己的重力場絕大部分已經被周圍的大型重力場吃掉了，那個星球，就是時間的終點。」

我：「不懂為什麼說這是時間的終點？」

他：「你不懂沒關係，因為你不是學物理的。要是學物理的不懂，就該回學校再讀幾年了。那是廣義相對論[2]，有時間你看一下就懂了。而且，我為了讓你明白一些，故意沒用『時空』這個詞，而用了『空間』。實際上，被扭曲的是時空。」

我：「嗯……可是，您怎麼知道會有那種地方存在的？就是您那個時間的終點……呃，星球？」

老頭笑得很自豪：「我去過！」

---

1 關於「黑洞中和」的說法是患者假設，但是有些黑洞的確在逐漸消失。參考資料：《黑洞蒸發》——史蒂芬．霍金著。

2 質量極大或密度極高的物體可以使時空結構延長——《廣義相對論》。文中的意思是：在幾個大型重力場的扭曲平衡點，時空是被造成扭曲後達成的平衡，所以那個星球所處的時空本身就是被幾個重力所延長的。說得更直白一點；幾個重的物體已經把薄膜壓陷，繃緊了，這時候在那個平衡點放一個質量相對很小的物體，那個物體則很難造成薄膜的凹陷，即便有也是很小很小，僅僅維持自身的停留。推薦讀物：《廣義相對論》——阿爾伯特．愛因斯坦著。

時間的盡頭——後篇：瞬間就是永恆

看著患者那麼自豪地聲稱去過時間的盡頭，我一時蒙了。前面他說的我還沒完全消化，冷不丁又說這麼離譜的事，搞得我完全沒反應過來。

我：「您……什麼時候去過？」

他：「想去隨時能去。」

我：「隨時？」

他很堅定：「對。」

我：「現在能去嗎？能讓我看著您去嗎？」

他：「現在就能去，但是你看不到。」

我：「我不是要去看時間的盡頭，而是讓我看到您不在這裡了就成。」

突然間他的眼睛神采奕奕：「我回來了。」

我：「啊？」

說實話我見過不少很誇張的患者，但是像誇張到這種程度的，我頭一回見到。

他：「我說了，我去了你也看不到。」

我：「您是指神遊吧？」

他：「不，不是精神上去了，而是徹底地去了。」

我對此表示嚴重的懷疑和茫然。

他：「我知道你覺得我有病，不過沒關係，我習慣了，但是我真的去了。我說了，那裡是時間的盡頭，就是沒有時間這個概念，所以即便我去了，你也看不到，因為不屬於一個時間。在那裡，不占用這裡一絲一毫的時間。」

我：「您的意思是，您去了，因為那裡的時間是停滯的或者說沒有時間，所以您在這裡即使去了，在這個世界也發現不了，有兩個時間的可能性。對嗎？」

他：「不完全對，實際上時間有很多種。根據我們剛才說的『品質扭曲時空』的那段話你就能接受了。」

我：「好吧，我們假設您真的去了。那麼您怎麼去的呢？」

他：「你必須先相信時間盡頭的存在，你才可以去。」

我：「信則有之，不信則無？這就有點沒意思了……」

他很嚴肅：「你可以不相信，但是你不相信並不能影響客觀現實的存在，而且你也不能證實我所說的是錯誤的。至少，你無法在這個有時間的世界證實我是胡吹的。有個故事我想說給你：有個天生的盲人，很想知道什麼是太陽。有人告訴他：你就站在太陽底下啊，感覺到熱了嗎？那就是太陽。盲人明白了：哦，太陽是熱的。盲人有一次晚上路過一個火爐，覺得很熱，就問周圍的人：好熱啊，是太陽嗎？別人告訴他：這不是太陽，太陽是圓圓的。盲人明白了：原來又圓又熱的是太陽啊。別人解釋給他：不是的，太陽是摸不到的，太陽在天上，早上是紅色的，中午是白色的，晚上又是紅的了。太陽會發光，所以你覺得太陽是熱的。盲人就問：天在哪兒？什麼是紅色？什麼是黃色？什麼是發光？沒人能說清。於是盲人就說：你們都騙我，沒有太陽的。」

我愣了一會兒，感覺似乎陷入了一個圈套或者什麼悖論，但是說不明白。不過我明白為什麼他是「鎮院之寶」了，同時我覺得這老頭也有邪教教主的潛質。

我歎了口氣：「好吧，您去了，真的存在。那麼，時間的盡頭是什麼樣的？」

他也歎了口氣：「我可能沒辦法讓你相信了。不過，我還是會告訴你。」

我：「嗯，您說。」

他：「時間的盡頭是超出想像的，那個地方因為沒有時間，很難理解。比如說，你向前走一步，同時你也就是向所有的方向走了一步。這個你理解嗎？你可以閉上眼想像一下。」

我雖然有些抵觸，還是嘗試著閉上眼想像我同時往所有方向邁了一步的效果。很遺憾，眼前畫面是盛開的菊花。

我睜開眼：「不好意思我想像不出來。」

他：「嗯，我理解，這很難……好吧，如果你非要跟有時間的世界比較的話，我可以盡可能舉例給你，不過不指望你有什麼概念了。就當我是在異想天開地胡說吧：時間的盡頭，有沒有空氣無所謂，有沒有重力無所謂，不吃不睡無所謂，肉體存在就存在了，可以存在於任何點——只要你願意。而且關於邁一步的那個問題，看你的決定，如果你繼續向前，也就是往所有方向前進。同樣，你可以同時看到所有的角度——是不是對你來說更困惑了？你親眼看到自己的背影，很古怪吧？你也看到自己的正面或者側面。你能看到，是因為三維還存在，但是第四維沒了。」

我：「可憐的四維……」

他：「超出理解了嗎？還有更誇張的。事實上，你連那一步都不用邁，只要你想走出那步，你就已經走出去了。沒有時間的約束，就脫離了因果關係。你可以占滿整個空間——那可是真正的空間，而不是時空。但是其實你就在某個點上。我知道你不能理解，實際上沒幾個人能理解，包括物理學家。」[1]

說實話我腦袋有點大。

我：「那，之後呢？會有無數個自我？」

他：「不，只有一個。」

我：「為什麼？」

他：「你的身體是具有三維特性的，所以你存在的點只有一個。但是沒有了時間軸，你可以在任何地方，因為沒有第四維的因果約束……四維時空這個概念估計你也不明白。」

我：「不，我明白。」突然間很感激說人類是四維蟲子的那個少年，沒有他我今天什麼也聽不懂。

他：「你明白？那好，我繼續說。因為沒有時間軸了，也就不存在過程了，在時間的盡頭，所有的過

1　理查・費曼一次採訪中對記者解釋量子物理時說：「誰也不理解量子理論。」理查・費曼（Richard Philips Feyman），二十世紀偉大的物理學家。一九一八年五月十一日生於美國紐約市。曾對量子聚變（核）物理、量子（電）動力學和低溫超導做出過傑出貢獻。一九六五年獲得諾貝爾物理學獎。一九八八年二月十五日因癌症去世，享年六十九歲。

程其實就是沒有過程。因果關係需要有先有後，沒有了時間，先後這個概念也就不存在了。」2

我覺得有點明白了，但是由衷地感慨這一步邁得真難——我是指理解。

我：「好吧，那麼您解釋一下在沒有時間的情況下，意識會怎麼樣？沒有時間也就沒時間思考了對吧？」

他：「誰說我們的意識和我們在一個時空了？意識是由我們的身體產生的，但是存在於相對來說比我們的身體更多維的地方。」

我覺得這句話比較提神。

我：「您等等啊，您是在否定物質世界對吧？」

他在笑：「不，我不否定物質世界。我有信仰不代表我必須就去否定物質世界或者宇宙的存在。上帝也好，佛祖也好，阿拉也好，只是哲學思想。思想產生於意識，我說了，意識不屬於這個四維世界。來自意識的思想推動了人類的發展和進化，這講得通啊，不矛盾。」

我：「嗯，這個可能有道理……為什麼話題跑到哲學上來了？」

他：「你沒發現嗎？不管你說什麼話題，說到最後全部都會涉及哲學。」

我：「好像是這樣……」

他：「我們的祖先曾經從哲學的角度描述過不同的時間流：洞中七日，人間千年。只不過那會是一種從哲學角度的推測。」

我：「這個聽說過……」

他：「對你來說，時間的盡頭讓你很不理解，但是如果你把我們用薄膜假設的平面空間再好好想一下，你就明白了。從唯物的角度確認不同的時間流存在，這沒問題。達到了重力平衡，也就必定會有一個點屬於時間的盡頭。」

我：「這個我現在清楚多了，實際上我不理解的是怎麼去。」

老頭鬆開盤著的腿下地站了起來：「最開始沒有生物，後來有了；最開始沒有地球，後來有了；最開始沒有太陽系，後來有了，銀河系也一樣，宇宙也一樣。是所謂的憑空嗎？憑空就違反了物質世界的物理法則。但是，真的不是憑空嗎？無線電你看不到，紅外線你看不到，X光你看不到。但是不管怎麼難以理解或者不可思議，這一切的確存在著。一個唐朝的人來到我們的時代，看到有人拿著行動電話嘮嘮叨叨，他會覺得這個時代太神奇，簡直是魔法，是仙境。實際上呢？是嗎？吃喝拉撒哪樣少了？這只是科技的進步，對不對？假如那個唐朝人比較好學，努力學習我們這個時代的生活，等有一天他也拿著行動電話說話，手裡按著電視機遙控的時候，你再把他放回唐朝，你認為他說的誰信？我們學習歷史，可以認識到我們自己的文明發展，所以不覺得是什麼魔法。行動電話也好，電視也好，只是日常用品罷了。冷不丁把你扔到一千年後，你就是剛才來過這個時代的唐朝人。」

我認真地看著他。

他：「唯物論也好，唯心論也罷，其實沒什麼可衝突的。只要不用自己所掌握的去禍害別人，那就算自我認識提高了，沒什麼大驚小怪的。像我前面說的：你不相信並不能影響客觀現實的存在。時間的盡頭存在，而且我也的確去了。你是否認同，不是我的問題，是你的問題。」

我歎了一口氣：「好吧，我承認您是仙級的……您原來是做什麼的？」

---

2 參見《量子物理學：是幻想還是現實》——阿拉斯泰爾·雷著；參見《自然規律的特點》——理查·費曼著。

他笑了：「我只是個精神病人罷了，曾經是個哲學老師。」

我：「……對了，我想問一下，之前有些患者好了是怎麼回事？還有您跟那些患者說什麼了？能把他們的情緒調動起來。」

他：「我帶他們去了時間的盡頭。」

我無奈地看著他，不知道該說什麼了。眼前浮現出朋友鎖上門離去前的壞笑。

然後我們的話題逐漸轉入哲學，我發現，哲學基礎扎實的人差不多都是仙級的。對於時間的盡頭，我理解了，但是對於他說去過，我不能理解。或者說，以我對物質世界的認識來說，我不能理解。

朋友開門接我的時候，依舊掛著一臉欠揍的壞笑。

等他下班後，我們一起走在去吃飯的路上，我問他：「你聽過他的言論嗎？」

朋友：「時間的盡頭吧？我聽過，聽暈了，後來自己看書，勉強聽懂了。」

我：「你信嗎？」

他：「你先告訴我你信嗎？」

我：「我不知道。」

他：「我也不知道……不過，他跟我說過一句話我好像明白點了。」

我：「什麼話？」

他：「嘗試著用唯物的角度去理解，瞬間就是永恆。」

在牆的另一邊

在見這位患者之前，我被兩位心理專家和一位精神病醫師嚴正告誡：一定要小心，他屬於思想上的危險人物。在接到反覆警告後，我的好奇心已經被推到了一個頂點。

老實說，剛見到他後有點失望，看上去沒什麼新鮮的。其貌不揚，個頭一般，沒獠牙，也呼吸空氣，肋下沒逆鱗，看樣子也吃碳水化合物，胸前沒有巨大的「Ｓ」標誌，看構造，變形的可能性也不大。不過，還是有比較醒目的地方——是真的醒目：他的目光炯炯有神。

按下錄音鍵後，我打開本子，發現他正在專注地看著我的一舉一動。

我：「你……」

他：「我很好，你被他們警告要小心我了吧？」

我：「呃……是的。」

他：「怎麼形容我的？」

我：「你很在意別人怎麼看你嗎？」

他：「沒別的事可幹，他們已經不讓我看報紙了。」

我：「為什麼？」

他：「我會從報紙上吸收到很多東西，能分析好幾天，沉澱下來後又會有新的想法，所以他們不願意讓我看了。」

我：「聽說你的口才很好。」

他：「我說的比想的慢多了，很多東西被漏掉了。」

我：「自誇？」

他：「事實。」

我突然覺得很喜歡跟他說話，清晰乾淨，不用廢話。

我：「好了，告訴我你知道的吧。」

他：「你很迫切啊。」

我：「嗯，因為據說你是那些心理專家的噩夢。」

他：「那是因為他們本身也懷疑。」

我：「懷疑什麼？」

他：「你會不會覺得這個世界不對勁？一切都好像有點問題，但是又說不清到底什麼地方不對勁，看不透什麼地方有問題。有些時候會若隱若現地浮出來什麼，等你想去抓的時候又沒了，海市蜃樓似的。你有時候會很明顯地感覺到問題不是那麼簡單，每一件事情，每一個物體後面總有些什麼存在，而且你可以確定很多規律是相通的，但是細想又亂了。這個世界有太多你不理解的，就像隔著朦朧的玻璃看不清一樣，你會困惑到崩潰，最後你只好用哲學來解釋這一切，但是你比誰都清楚，那些解釋似是而非，不夠明朗。是不是？」

我飛快地在腦子裡重溫他的話，並且盡力掩飾住我的震驚：「嗯，有時候吧。」

他：「如果真的僅僅是『有時候』，你就不會在接受了警告後，還坐在了我面前。」

他的敏銳已經到了咄咄逼人的地步了。

我：「因為我好奇。」

他：「對了，所以你會懷疑一切，你會不滿足你知道的。」

我什麼都沒說，腦子裡在仔細考慮怎麼應對——第一次在這麼短的時間內被迫認真應對。

他：「我說的你能理解嗎？」

我：「我在想。」

他：「沒什麼可想的，根本想不出來的，因為你現在的狀態不對。」

我：「也許吧。什麼狀態才能想明白呢？」

他：「不知道。不過我多少瞭解一點。」

我決定先以退為進：「能教給我嗎？」

他：「不需要教，很簡單。你想想看吧，宗教裡面那些神鬼的產生、哲學各種解釋的產生、追尋我們之外的智慧生物，以及我們把所掌握的一切知識都拚命地去極限化，為了什麼？為了找。找什麼呢？找到更多答案。但是，實際上是更多嗎？多在哪兒了？」

我：「似乎話題又奔哲學去了吧？」

他：「不，哲學只是一種概念上的解釋，那個不是根本。」

我：「呃……哲學還不是根本？那什麼是根本？」

他：「你沒聽懂我說的重點。哲學只是其中一個所謂的途徑罷了，也許哲學是個死胡同，一個騙局，一種自我安慰。」

我覺得自己有點暈了，他的目光像個探照燈，讓我很不舒服。

我：「你就不要兜圈子了吧？」

他笑了：「我們只看到一部分世界，實際上，世界很大，很大很大。」

我：「你是想說宇宙嗎？」

他：「宇宙？那不夠，太小了，也只是很小很小的那部分罷了。實際上這個世界跨越空間，跨越時間，跨越所有的一切。大到超越你的思維了。」

我：「思維是無限的，可以想像很多。」

他突然大笑起來，這讓我覺得很惱火。

他：「想像的無限？你別逗了。想像怎麼可能無限呢，想像全部是依託在認知上的，超越不了認知。」

我：「嗯，這個……知識越多，想像的空間越大吧？」

他：「扔掉空間的概念吧。神鬼被創造出來就是為了彌補空間的不足，什麼時間啊，異次元啊，都是微不足道的一部分罷了，差得太遠了。樹上的一隻小蟲子，無法理解大海是怎麼樣的，沙漠是怎麼樣的，那超出牠的理解範圍了。捉了這隻蟲子，放到另一棵樹上，牠不會在意，牠會繼續吃，繼續爬，牠不會認識到周圍已經不同了，牠也不在乎是不是一樣，有得吃就好。」

我：「既然有的吃了，何必管那麼多呢！那只是蟲子啊。」

他：「沒錯，我們不能要求蟲子想很多，但是也同樣不能認為想很多的蟲子就是有病的。應該允許不同於自己的存在。」

我：「你是想說……」

他：「我並沒有想說，只是你認為。」

我：「好吧，知道我們的世界渺小又能怎麼樣？對蟲子來說即便知道了大海，知道了沙漠又能怎麼樣呢？不是還要回去吃那棵樹嗎？」

他：「你是人，不是那個蟲子。你是自詡統治者的人，高高在上的人。」

我：「那就不自稱那些好了。」

他微笑著看著我，我知道我上套了。

我：「你是想否定人嗎？」

他：「不，我不想。」

我：「……回到你說的那個更大的世界。你怎麼證明呢？」

他：「一隻蟲子問另一隻蟲子：『你怎麼證明大海存在呢？』」

我有點頭疼：「變成蝴蝶也許就能看到……如果離海不是太遠的話……」

他得意地笑了起來。

我明白了，這個狡猾的傢伙利用我說出了他真正的主張。

我：「這可複雜了，根本是質變嘛……」

他：「你突然又困惑了是吧？」

我覺得腦子裡亂成了一團。

他：「你有沒有玩過換角度遊戲？」

我：「怎麼玩？」

他：「在隨便哪個位置的衣兜裡裝個小一點的ＤＶ，想辦法固定住，然後再把兜掏個洞，從你早上出門開始拍，拍你的一天。等休息日的時候你就播放下看看，你會發現，原來世界變了，不一樣了，全部都是新鮮的，一切似是而非，陌生又熟悉。」

我不得不承認這個玩法挺吸引我，想想都會覺得有趣。

他：「過幾天換個兜，或者裝在帽子上，或者開車的時候把ＤＶ固定在車頂，固定在前槓上，然後你再看看，又是一個新的世界。這還沒完，同樣是褲兜，再讓鏡頭向後，或者乾脆弄個架子，固定在頭頂俯拍，或者從鞋子的角度，或者從你的狗的脖子上看。怎麼都行，你會發現好多不一樣的東西，你會發現原來你不認識這個世界。」

我：「好像很有意思……」

他：「當個蝴蝶不錯吧？」

我對於上套已經習慣了。

我：「這樣會沒完沒了啊。」

他：「當然，這個世界太大了，大到超出了你的想像。」

我：「時間夠一定會看完所有的角度。」

他：「你為什麼老跟時間較真兒呢？沒有時間什麼事啊！真的要去用所有的角度看完整個世界，哪怕僅僅是你認知的那部分？難道不是你的思維限制了你嗎？」

我：「我的思維……」

他：「我說了，思維是有限的。對吧？」

我：「對……」沒辦法我只能承認。

他：「我是個危險人物？」

我：「嗯，可能吧。但是你說的那些太脫離現實了，畢竟你還是人，你在生活。」

他：「是這樣，但是依舊不能阻止我想這些。」

我：「但是你的思維也是有限的。」

他：「思維，只是一道限制你的牆。」

我：「你說的這個很矛盾。」

他：「一點也不。宗教也好，哲學也好，神學也好，科學也好，都是一個意思，追求的也是一個東西，但是你要找到。當然，你可以不去找，但是，總是有人在找。」

我：「假設你說的是真的，找到後呢？」

他：「啊……按照以往的慣例，找到後就支離破碎結結巴巴前言不搭後語地講給別人聽，有人記住了，有人沒記住。記住的人又糊裡糊塗地再傳播，最後大家覺得他是某個學派或者宗教的創始人，然後一幫人再打來打去，把本身就破碎的這個新興宗教又拆分為幾個派系。直到某一天，幾個古怪的人發現了其中某些不同，然後煞費苦心地再找，直到找不到答案，開始思考，直到遇到那堵牆。然後……吧啦吧啦，周而復始。」

我：「你把我搞糊塗了，你到底知道什麼？」

他笑了：「對你來說，對你們來說，我只是個精神病人。」

任憑我再說什麼，他也不再回答了，不過他的目的達到了：勾起了我對一些東西的想法，但是這樣只能讓腦子更亂。

那天晚上我失眠了，各種各樣亂七八糟的思維混在一起，理不清頭緒。我似乎理解了他說的，但是我不知道怎麼做。第二天我很想跟他再聊聊，突然間我覺得這很可怕，因為我昨天晚上睡覺前一直在設計把DV固定在衣服的什麼位置上。

我想起了N個精神病醫師曾經告訴我的：千萬千萬別太在意精神病人說的話、別深想他們告訴你的世界觀，否則你遲早也會瘋的。

思維真的是限制我們的一堵牆嗎？世界到底有多大？——在牆的另一邊。

死亡週刊

我：「你還記得你做了什麼嗎？」
他：「記得。」
我：「說說看。」
他：「我殺了她。」
我：「為什麼要殺她？」
他困惑地看著我：「不可以嗎？我每週都會殺她一次。」
我：「人死了怎麼能再殺？」
他：「她沒死啊，只是我殺了她。」
我：「那你為什麼殺她？」
他：「她每次都是故意惹怒我，反正她總能找到理由吵架，目的就是讓我殺了她。」
我：「她怎麼就惹怒你了？」
他：「故意找碴，或者踢我……嗯……下邊。」
我：「每次都是？」
他：「嗯。」

我：「你怎麼解釋她已經死了快兩個月了？」

他有點不耐煩：「我都說了，她沒死，只是我殺了她而已。」

我：「……好吧，總有個開始吧？第一次是怎麼回事？」

他：「那次她帶我去她家……開始都好好的，後來她就成心找碴，我就殺了她。」

我：「怎麼殺的？」

他：「用門後的一條圍巾勒住她的脖子。」

我：「然後呢？」

他：「她掙扎、亂踹，嗓子裡是那種……奇怪的聲音……手腳抽搐，過了一會兒舌頭伸出來了……是紫色的，後來不動了。」

我：「那不就是死了嗎？」

他：「沒死，不知道為什麼她不動了，軟軟地癱在地板上，整個臉都是紫色的……開始我很慌張，然後我覺得她可能是睏了，就走了。出了她們院到街上，我看到她穿著那件大睡裙站在窗前對著我笑，還揮手。」

我：「你能看到她？」

他：「就在二樓啊，她們院臨街的都是那種蘇式老房子，窗戶都很大，不拉窗簾晚上都不用開燈，路燈就足夠了。」

我：「我的意思是你親眼看見她揮手了？」

他：「嗯，後來每週我都會去看她，而且她每次都要我帶一本時裝雜誌給她，因為她不逛街了。」

我：「……那麼，你想她嗎？」

他：「嗯，我什麼時候能見她？」

我猶豫一下後，從旁邊的公文袋裡抽出幾張照片放到他面前，那是從各種角度拍的一具女屍。屍體處理過，內臟沒有了，四肢和身體用了很多保鮮膜和透明膠帶分別纏上了，這使屍體看上去僅僅是個灰褐色的人形。那個人形穿著一件寬大的白色睡裙……我盡量讓自己不去看照片。

他愣愣地看著照片好一會兒。

我：「你現在相信她死了嗎？」

他狐疑地抬頭看看我，又看看照片：「她不是好好的嗎？」

我：「你在一個多月前勒死了她，之後你用很多鹽把屍體做了防腐處理，再用保鮮膜和膠帶纏好，穿上那件白色的睡裙，放在窗臺下的地板上。有人看到你之後每週都會去一趟，帶著一本雜誌。不過，鄰居再也沒看到她出現，只有你去，所以報了案。現場你打掃得很乾淨，雜誌整齊地放在床上，裡面的人物頭像都被摳掉了，雜誌上只有你的指紋。」

他不解地看著我：「我不懂你在說什麼。」

我：「好吧，那麼你說說看是怎麼回事，也許我能聽懂你說的。」

他歎了口氣：「那我就詳細再說一遍，我在她家的時候，她故意跟我找碴……」

我：「這個你說過了，以後每週都是怎麼回事？」

他：「第一次殺她後，每週她都會打電話給我，說想我了，讓我去陪她，還要我帶一本時裝雜誌去。快到的時候，轉過那個路口，就能看到路盡頭的窗戶，她站在窗前。她總是穿著那身寬大的白色睡裙站在窗前等我，看著我笑，很乖的樣子。我上樓後自己開門，她通常都站在窗前，抱著肩說想我了。我們就坐在窗前的那張大床上聊天，她漫不經心地翻著雜誌。每次聊一陣兒她就開始存心找碴，為了讓我殺她。她喜歡我殺她。於是我就用各種方法殺她。有時候用手掐住她的脖子，有時候用繩子或者其他東西勒。等她睡著後我就穿衣服走了。我猜我剛出門她就跳起來整理好自己的衣服站在窗前等著，因為每次出了她們院走到她樓下窗戶的時候，她都站在窗前對著我笑，揮手，很可愛的……」

我：「別說了。你說她打電話給你，但是你的手機記錄這一個多月就沒她的號碼打進來過，這個怎麼解釋？」

他：「我不知道，也許她成心搗亂吧？」

我：「你不認為她會死嗎？」

他：「你為什麼總是咒她死？」

我：「好吧，我不咒她死。能說說你對死是什麼概念嗎？」

他皺著眉嚴肅地看著我：「沒有呼吸了，心臟不跳了。」

我：「你認為她有呼吸有心跳嗎？」

他臉上掠過一絲驚恐：「她不一樣……她死了嗎？」

我：「對。」

瞬間他的表情又變回了平靜：「她沒死，她每週都會打電話叫我去，叫我帶雜誌給她，遠遠地在窗前看著我，穿著那件寬大的白色睡裙對我笑……」

我關了錄音筆，收起了照片和記錄本。

關門的時候，我回頭看了一眼，他還在喃喃地說著怎麼勒死她。

我記下了她家的地址，決定去現場看看，雖然已經很晚了。

快到的時候發現的確是他說的那樣，一個丁字路口，對著路口的是一排矮矮的灰樓。

我看了一眼正對著路的那扇窗戶，黑洞洞的。

繞進院裡，我憑著記憶中的樓號找到了樓門，走樓梯到了二層。眼前是長長的一條走廊，被燈光分成了幾段。

雖然我想不起房號了，卻出乎意料得好找——門上貼著醒目的警用隔離膠帶。我試著推了一下門，門沒鎖，膠帶嘶嘶啦啦地響了。

這是一個不大的房間，看樣子是那種蘇式老樓房隔出來的。房間裡很乾淨，沒有奇怪的味道，也很亮，有路燈照進來。

我逕直走到床邊，站在窗前向丁字路的底端路口張望，空蕩蕩的。

看了一會兒，我緩緩地半閉上眼睛……朦朧中她穿著那身白色的大睡裙和我一起並肩站著，遠遠的路口盡頭，一個人影拐了過來，越走越近。

我覺得身邊的她在微笑，並且抬起手揮動了幾下。

沒一會兒，身後的房門無聲地開了，他走了進來，穿透過我的身體，把雜誌放在床上，慢慢地抱住了她。

我不用看就知道，他的手在她身上逐漸地向上游移，滑到了她的脖子上，慢慢地扼住，她無聲地掙扎著。

終於，她癱軟在地上，肢體輕微地痙攣著。

而他消失在空氣裡。

一分鐘後，她慢慢地起身，整理好衣服，依舊和我並肩站在窗前。

他出現在樓下了，兩人互相揮了揮手。

她凝視著他遠去。

等他消失在路的盡頭的那一瞬間，她像一個失去了牽線的木偶一樣癱在地板上，身體、四肢都纏滿了保鮮膜和膠帶，毫無生機。

我睜開眼，看了一眼窗外空蕩蕩的街道後，轉身離開了。

我走在街上的時候，忍著沒回頭看那扇窗。

我想我不能理解他的世界。

他每週都會看到她期待地站在窗前，穿著那件寬大的白色睡裙，微笑著，等待他殺了她。

而他就是她的死亡週刊。

靈魂的尾巴

我：「你住院多久了？」

她：「啊……一個半月吧。」

我：「為什麼啊？」

她：「幹傻事兒了唄。」

我：「例如說？」

她狡猾地看了看我：「如果你把那盒口香糖都給我，我就告訴你，怎麼樣？」

我想了想：「ＯＫ，成交！」

她是我偶然遇到的，其實也不算偶然，在院裡的病區走廊上。

那天下午我去院裡辦事兒，順道去看了看原來我接觸過的一位患者。辦完事兒看完人，我往門口走，就在樓道口快到院子裡的時候，一個十六七歲的小女孩靠在門口問我：「你有口香糖嗎？」我翻了翻，找出一盒倒出一粒給了她，然後就是前面那段對話了。

她：「咱倆去那裡吧。」她用下巴指向院子裡的一棵大樹，樹下有個長條石凳。

走過去的時候她把手裡的口香糖盒子搖得嘩啦嘩啦響。

坐下後我看著她，而她盤著腿坐在石凳上，嘴裡慢慢嚼著，眼睛瞇著看幾個患者在草地上瘋跑。

我：「好了，現在能說了吧？」

她沒急著回答，用下巴指著草地上那幾個患者問我：「你知道他們幾個為什麼在那邊跑嗎？」

我：「為什麼？」

她：「中間那個以為自己是轟炸機，最開始就他自己跑，後來不知道怎麼說服另外那倆的，反正就讓他們以為自己是炸彈，然後就現在這樣了。他整天伸著胳膊四處跑，那倆就在他胳膊底下跟著，也不吭聲。我前些日子跟他們跑了一天，累死我了，精神病真不是人當的！他們能直接尿褲子裡都不帶歇氣兒的……」

我：「……你還跟著跑了一天？」

她：「開始覺得好玩兒唄。」

我：「那你呢？你以為自己是什麼了？」

她扭頭看著我：「我什麼也沒以為，就是遇到怪事兒了。」

我：「什麼事兒？」

她：「有天放學回來我遇到一個老頭，看他挺可憐的，就回家拿了幾個麵包給他——我才不給他們錢呢，現在要飯的都比我有錢，所以只給吃的。後來老頭說告訴我一個祕密來謝我。我問，他答，只能一個，什麼都成。他說他什麼都知道。我當時以為他是一個算命的，就隨口問他：人有靈魂嗎？他說有，然後就告訴我那些了。我覺得挺神的，而且很有道理，也就信了。第二天我還帶著同學去找呢，但是找不到他了……早知道我就問他買什麼號能中大獎了……」

我：「他說了，你信了，所以就來這裡了？」

她：「嗯，他說人有靈魂，而且不止人有，還說了有關靈魂的很多祕密。後來我就跟我媽說了，還跟老師同學說了。好多人都信了，不過我媽和老師都沒信。我就老說，結果我媽就聽老師的送我去醫院檢查，我花了快兩小時讓醫生也相信了，後來我才知道，那孫子醫生是假裝信了。後來我就被送這裡來了。

我犯傻了，還以為他能相信呢。」

我：「你都怎麼說的？或者那個老頭告訴你什麼了？」

她認真地看著我：「你相信人有靈魂嗎？」

我：「這個我不好說。」

她：「你要是連靈魂都不信，我告訴你也白搭。」

我笑了下：「那你應該給我一個機會啊，再說我們最開始沒說不信就不講了，我們說的是用口香糖交換。」

她看了一眼手裡的口香糖盒子：「哦，對了，這個我給忘了……好吧，反正我都進來了，再多傳授一個也不會把我怎麼樣，我告訴你好了。」

我：「好，謝謝。」

她：「人是有靈魂的，不過不是鬼啊什麼的那種，是一種軟軟的樣子，有頭、有四肢，有尾巴。」

我：「欸？靈魂還有尾巴啊？」

她用那種年輕女孩特有的勁兒白了我一眼：「對啊，當然有了！」

我：「怎麼會有尾巴呢？」

她：「你要是當貓，當猴子，沒尾巴你怎麼控制的？」

我：「我當貓？我……神經控制啊？」

她：「那是你們醫生的說法，實際都是靈魂控制的。所有的生物其實都是靈魂填充進去的。獅子河馬大象老虎猴子熊貓蟲子蝴蝶蝙蝠螃蟹魚蝦，都是一個空殼，靈魂進去後就可以動，可以長大，沒有靈魂的話，都是空殼。」

我：「那靈魂怎麼進去的呢？」

她：「擠進去的，就是把自己塞進去。但是好多靈魂都在搶空殼，這個世上空殼不夠多，靈魂才多呢，到處都是，大家沒事兒就四處晃蕩著找空殼進去。哺乳動物和鳥都是比較熱門的，因為那正好四肢加上頭尾，會舒服很多，沒有四肢的那種空殼——蟲子啊蛇啊什麼的，靈魂也去，但是沒那麼熱門。」

我：「那螃蟹怎麼辦？」

她：「螃蟹和蝦都是純空殼，蛇不也是嗎？擠進去就成。」

我：「那不跟人一樣嗎？」

她不屑地鄙視我：「你這個人腦筋真死！螃蟹有骨頭嗎？」

我：「啊？沒有……」

她：「對嘛，螃蟹、蝦、蝸牛、蜘蛛、螞蟻、毛毛蟲，那些都是純空殼，進去就成。高等動物比較複雜，有個骨頭後靈魂就順著骨頭塞進去，這樣就理順了。當蛇最難受了，我覺得。」

我：「那也不對啊，好多沒尾巴的哺乳動物呢？靈魂尾巴是多餘的啊？比如人。」

她：「不是所有靈魂都能當人的，好多靈魂都不會盤起尾巴來，所以塞不進去。會盤尾巴的就容易得多。不過也有幾種特殊情況，這個就是比較厲害的了！比方說有尾巴特硬的，塞進去後把身體撐出一個尾巴形狀來，結果生出來就帶個尾巴。不過還有更厲害的，尾巴足夠硬，直接撐破了。」

我覺得很好玩兒：「那會怎麼樣？靈魂就漏出去了？」

她：「不會的，你當是拉出去啊？有骨頭呢，盤在骨頭上就沒那麼容易掉出去。雖然我們都看不見，但是那根靈魂的尾巴其實還是拖著在身體後面的。露尾巴那些因為是靈魂的一部分——就是靈魂的尾巴在身體外，所以還能感覺到別的靈魂，但是不那麼強烈了。有些人為什麼容易見到鬼？其實見到的不是鬼，是那些四處溜達的靈魂。而且有的時候那些四處溜達的靈魂看到露出尾巴的人，會覺得好玩兒，就跟著，其實沒事兒。但是露尾巴的那位會嚇得半死。」

我：「這樣啊……」

她：「而且呢，尾巴那個洞有時候能溜出去的，一些靈魂有時候就溜出去玩，那就是靈魂出竅。」

我：「這麼詭異的事兒……被你說得這麼簡單……要是軀殼死了後呢？靈魂就出來了？」

她：「不是死了，而是用舊了，用舊了就壞了唄。哪兒有什麼天堂和地獄啊，都是靈魂四處溜達。」

我：「那為什麼靈魂都不記得原來當靈魂的時候呢？」

她：「因為靈魂不把原來的記憶甩出去，很難進到新軀殼的大腦裡，新的軀殼大腦都沒發育呢，裝不下那些。」

我：「這個解釋真是……不過，有不願意進軀殼只是四處溜達的靈魂沒？」

她：「應該有吧，這個我就不知道了……不過有個特好玩兒的事兒。」

我：「什麼事兒？」

她：「有些軀殼比較好，所以好多靈魂爭著往裡塞自己，結果弄得很擠。有些成功占據軀殼的靈魂尾巴本身盤好了，但是擠亂了。」

我：「你怎麼知道有些靈魂尾巴沒盤好弄亂了？」

她：「你有機會問問，一定有這樣的人：有時候撓身體的一個地方，另一個地方會癢。比方說我吧，我就是。我撓左邊肋骨一個地方的時候，左胳膊肘就會有感覺。我一個同學，他撓膝蓋一個地方的時候，後腦勺會癢。那就是整條尾巴被擠到別的地方了，你撓尾巴尖兒，尾巴中間的部分可能會癢。」

我笑了：「真的嗎？真有意思。能擠歪了啊……」

她很認真：「當然能！我知道你不信，隨便吧，反正作為交換我告訴你了。」

我：「不，我信了一部分，挺有意思的。你好像在這裡生活得還不錯嘛。」

她：「什麼啊，早膩了，要不我就不會跟著轟炸機跑著玩兒了，這裡太沒意思了。」

我想了一下，問她：「你想出去嗎？」

她上下打量著我：「當然想啊……不過……你是院長？你能讓我出去？不像啊，我覺得你倒是像三樓樓長（編注：典出電影《大腕》中葛優說的笑話，意指精神病院的一員）……」

我忍不住笑了，然後認真地告訴她：「我可以告訴你出去的辦法。」

兩個多月後，我接到了她的電話。她說了好多感謝的話，感謝我教給她出去的辦法，還說會一直保持聯繫，並且說我告訴她的那些，她會一直記得。

那天我對她說：想出去很簡單，就跟靈魂盤起尾巴擠進軀殼當人一樣。想不被人當成精神病，那就必須藏好一些想法，不要隨便告訴別人，這樣安全了。

因為我們的世界，還沒有準備好容納那麼多稀奇古怪的事情。

永生

他：「真不好意思，應該是我登門的，但是怕打擾您，所以還是請您來了。您別見怪。」面前這個對我用尊稱的人，大約四十多歲的樣子，看得出是成功人士。

幾天前，我接了一個陌生人的電話，說是我一個朋友向他推薦我，讓我有時間的話抽空去找他一趟，用詞極為客氣和尊敬，弄得我有點不好意思。後來我向他提的那個朋友確認了下，確實有那麼回事，所以抽時間就去了。見面的地方是北京著名天價地段的一棟商務寫字樓——那是他公司所在。而這位神祕的先生是公司的老大。

我：「您太客氣了，都是朋友，我能幫上什麼忙肯定盡力，幫不上的話我也會想辦法或者幫您再找人。還有，我比您小很多，您就不要用尊稱了吧？」

他做了一個笑的表情：「好，那我們就不那麼板著說話了。首先說一點，也許我有精神病，但是我自己不那麼認為。」

我覺得他還真直接：「那……您找我是……」

他：「說起來有點矛盾，雖然我不承認我是精神病人，但是我覺得也許別人會有和我一樣的情況，可能會被認為是精神病人。聽著有點亂是吧？沒關係，我只是想找人而已，找和我一樣的人。」

我：「呃……是有點兒亂……不過您想找什麼樣的人呢？」

他認真地看著我：「和我一樣，能不斷重生，還帶著前世記憶的人。」

我飛快地過濾問題所在：「前世？」

他：「好吧，我來說自己是什麼情況吧。我能記得前世，不是一個前世，是很多個。」

我多少有點詫異：「多少次前世？」

他：「我知道你有些不屑，但是我希望你能聽完。」

我：「好。」

我沒解釋自己的態度，而是在沙發上扭了一下身體讓自己坐得更舒服些。

他：「我還記得我最初的父母。服飾記不清了，朝代的問題……這個很難講。我記得一些對話，但是我沒辦法記得口音——因為每次我都是當時的本土人，聽不出有口音。我身邊的事情我記得更清楚些，一些大事，我記不住，例如朝代、年號、誰當權，這些都沒印象了。我印象中都是與我有關的事情。」

我：「例如說，您親朋好友的事情？」

他：「是這樣，這些我都記得挺清楚。算起來四五十次重生了吧，原本我不記得那些前世。基本都是到了十幾歲的時候，突然有一天就想起來了，我記得前世自己是誰、是做什麼的、什麼性別、經歷過什麼、曾經的親人，我都記得。而且……」

他停了一下：「我都記得我是怎麼死的。」

我發現一個問題，眼前的這個人，沒有一絲表情，就像新拆封的打印紙似的，清晰、乾淨，但是沒有一點情緒帶出來，只是眼睛很深邃，這讓我覺得很可怕，可細想又看不出具體哪裡可怕。這麼說吧，不寒而慄，尤其是和他對視的時候。

我：「不好意思，問一句不太禮貌的話，每次都是人類？」

他：「沒什麼不禮貌的，很正常。每次都是人。」

我：「還有您剛才提到了會知道每次都是怎麼……去世的？」

他：「是，而且很清晰。我甚至還記得我的父母怎麼死的，我的妻子或者丈夫怎麼死的，我的孩子怎麼死的。我都記得。」

我決定試探一下：「您，現在會做噩夢？」

他：「不會夢到，但更嚴重，因為根本睡不著，嚴重失眠。每次夜深人靜的時候，我會想起很多經歷過的前世，不是刻意去想，而是忍不住就浮現出來了。」

我：「這方面您能舉一些例子嗎？」

他：「曾經我是普通的百姓，在一個兵荒馬亂的年代，幾次浩劫都躲過去了，我和家人相依為命，可最後我們全家都被一些穿著盔甲的士兵抓住了。我眼看著他們殺了我的父母，姦殺我的妻子，在我面前把我的孩子開膛破肚，最後砍下我的頭。我甚至還記得被砍頭後的感覺。」

我：「被砍頭後的感覺……」

他：「是的。先是覺得脖子很涼，一下子好像就變輕了，然後脖子是火燒一樣的感覺，疼得我想喊，但是嘴卻動不了。頭落下的時候我能看到我沒頭的身體猛地向後一仰，血從脖子噴出來，一下一下地噴出來，身體也隨著一下一下地逐漸向前栽倒。我的頭落地的時候撞得很疼，還知道有人抓住我的頭髮把頭拎起來。那時候聽到的、看到的都開始模糊了，嘴裡有血的味道。之後越來越黑，直到什麼都聽不見看不見，沒有了感覺。」

我覺得自己有點坐立不安：「別的呢？」

他：「很多，我是某人的小妾，被很多女人排擠，最後被毒死；我是一個士兵，經歷過幾次血流成河的戰爭後，眼看著密密麻麻的長矛捅向我，根本擋不開，而且一次沒捅死，反覆很多次，直到我眼前發黑什麼都不知道了；我是一個商人，半路被強盜殺了，就那麼被亂刀砍，過了很久才死；我是一戶人家的僕人，只是因為說錯了一句話就被活活打死；我是一個農民，在田裡幹活的時候被蛇咬到了，毒發而死……」

我：「您等一下，沒有正常老死的嗎？」

他：「有，但是那樣的反而印象不深，越是痛苦的，記憶越清晰。」

我：「是不是那麼多次自己的死亡和家人的死亡讓您覺得很痛苦？」

他：「現在我已經麻木了，對於那些，我都無所謂了。還記得我找你的原因嗎？我現在，沒有朋友，父母都去世了，沒有家人，不結婚，不要孩子，因為我已經不在意那些了，都不是重要的。我只希望有個能理解這種蒼涼的同伴，不管那會是誰。也許你們會認為那是精神病，是就是吧，我不在乎，只是希望有個人能和我有同樣的經歷，能理解我的感受。我知道你現在一定認為我在胡言亂語，對於這一點，我也不在乎。我只是想找到那個存在，我們在一起聊聊，哪怕口頭約定下一世還在一起，做朋友，做家人，做夫妻都成。前世我自殺過，但是沒用，我只是終結了那一世，終結不了再次重生。」

我：「重生……」

他：「自從我意識到問題後，每一世都讀遍各種書，想找到結束的辦法，或者同我一樣的存在，但是從未找到過。我努力想創造歷史，但是我做不到，我只是一個普通人。我曾經在戰場上努力殺敵，真的是浴血，可僅僅憑我，影響不了戰局。我努力讀書想考取功名，用我自己的力量左右一個朝代，但是我總是深陷其中，最後碌碌而為。我覺得自己很沒用，畢竟史書上留名的人太少了。幾世前我就明白了，想做一個影響到歷史的人，需要太多因素，要比所有人更堅定，要比所有人更殘忍，要比所有人更冷靜，要比所有人更無悔，要比所有人運氣更好，要比所有人更瘋狂，還要比所有人更堅韌……太多了！所以，我認了，承認自己只是一個草民罷了。但是我也看到無數人想追求長生不老，從帝王將相到那些想修煉成仙的普通人。焚香放生，茹素念經，出家煉丹，尋仙求神，都是一個樣。可是長生不老真的很好嗎？看著自己的親人和朋友都不在了，自己依舊存在，一代又一代地獨自活著。看著身邊的人都是陌生人，沒有真正的同伴，沒有家人，沒有朋友，沒人理解，這樣很好？我實在不覺得，我只希望能終結這種不斷的重生，我曾經幾世都信宗教，吃齋念佛，一心向道，但是沒用，依舊會再次重生。我知道自己看上去很冷漠，那是因為我怕了，我不敢有任何感情的投入，我受不了那些。我不相信我是唯一的，但是目前我知道的就只有我一人。」

我看著他，他的表情一直平靜冷淡，甚至眼神都沒有一絲波動。那份平靜好像不是在說自己，而是在說一部電影、一本小說。

我：「那麼您這一世……很成功不是嗎？」

他：「對我來說，這是假的，只能讓眼下過得好一些，但是更多的是我想透過財力找到自己想找的，我不接受自己是唯一的重生者。但目前看，你也沒見過這種情況。不過，我依舊會付錢給你，這點不用推辭。」

我：「很抱歉我的確沒聽說過這種情況，所以我也……」

他打斷我：「沒關係，就當我付錢請你陪我閒聊天吧。如果你今後遇到像我一樣重生的人，希望你能第一個告訴我。如果是真的，我會另有酬謝，你想要什麼樣的酬謝，我都可以滿足你——當然，在我能力之內。」

我：「您……這個事情跟很多人講過嗎？」

他：「不是很多，有一些。」

我：「大多的反應是羨慕吧？」

他：「是的，他們不能理解那種沒辦法形容的感受，或者說是懲罰。」

我：「還有別的說法嗎？」

他：「有的。問我前世有沒有寶藏埋下了，或者某個帝王長什麼樣子，要不做女人什麼感覺之類的。問得最多的，是問我怎麼才能有錢，我告訴他們了，但是沒人信。」

我：「嗯……您能說答案嗎？」

他：「可以，我可以告訴任何人這點，很簡單——不管身處什麼時代，安穩的也好，戰亂的也好，浮誇世風也好，只要做到四個字：隱忍、低調。」

我想了下：「嗯……有點兒意思……」

他稍微前傾了下身體看著我：「你……怎麼看？」

我直視著他的眼睛：「我知道很多類似的情況，雖然不是重生，但是我很清楚那種痛苦有多大，否則不會那麼多人瘋了。」

他重新恢復坐姿：「也許吧……可能其實我就是精神病人，只是我有錢，沒人認為我瘋了，那些沒有錢的，就是瘋子……能找到那麼一個就好了，哪怕一個。」

後半句話他好像是對自己說的。

那個下午我們又聊了一些別的，什麼話題都有。必須承認，他的知識面太廣了，到了驚人的程度。回去後問了向他介紹我的那個朋友，朋友說他沒上過什麼學。

我有時候想，這種有孤獨感的人，應該算是一個類型，雖然屬於各種各樣的孤獨感，但是都是讓人痛苦的，可又沒辦法，就那麼獨自承受著。但是，他如果沒有那些物質方面的陪襯呢，會不會被家人當作精神病人，至今還在某個房間的角落喃喃自語，或者已經死了？轉往下一世，真的是重生嗎？他是向什麼神明許過願望？真的有神明嗎？

他說得也許沒錯，無數人希望得到永生的眷顧，用各種方式去追求——真身不腐，意志不滅。但是沒人意識到，永生，也許只是個孤獨的存在。

鏡中

她警惕地上下打量了我好久，又探頭看了看我的手腕。

我：「我沒戴手錶。」說著抬起手腕給她看。

她又狐疑地看了一眼後，抱著膝蓋蜷在椅子上向後縮了縮身體。

我：「其實戴了也沒事兒，我那塊錶是黑色的電子錶，不反光。」我在撒謊。但是這個謊必須撒，因為她懼怕一切能映出倒影的物體。

「沒用，表面還是有塊玻璃。」說著她神經質地向前伸了伸頭，並且飛快地偷瞄了我一眼。

我：「那個很小沒關係的。」

她：「他們會湊在上面窺探我們，不信你看看就知道了。」

我耐心地解釋：「反光嘛，你湊過去看當然能看到自己眼睛的倒影了。」

她把身體縮得更緊了：「你都被騙了。鏡子裡的世界是另一個世界，並不是倒影。」

我：「你為什麼會這麼認為呢？」

雖然她蜷在椅子上，卻沒有一分鐘是靜止狀態，總是在不停地縮著身體某個部位，或者神經質地把脖子向前伸，眼神裡充滿了警覺和不安。

她：「你沒見過罷了。」

我：「呃……的確沒見過。你，見過？」
她凝重地望了我一會兒，點點頭。
我：「是什麼樣的？」
她：「你有菸嗎？給我一根。」
我猶豫了一下，從包裡翻出香菸，抽出一根遞給她，並且幫她點上。
她帶著珍惜的表情緩緩吸了一口，身體略微放鬆了點。
我耐心地等了幾分鐘後才追問：「那是什麼樣的？」
「怪物。」她說：「都是怪物。」
我：「什麼樣的怪物？」
她：「多看一會兒你就能看出來了，模仿我們的怪物。」
我保持著沉默。
即便夾著菸，她的手指也不停地相互摩擦著：「看得夠久，就能看出來了。鏡子裡根本不是你。」
我：「啊……據我所知，那種現象被稱為『感知飽和』吧？是一種很常見的心理現象，例如我們長時間盯著一個字看會覺得那個字越來越陌生……」
「你被騙了。」她打斷我，「根本不是你說的那種什麼現象。若你看鏡子的時間足夠長，鏡子裡的那個『你』就會出來把你替換掉。」
我：「呃，其實來見你之前我也嘗試過長時間地照鏡子，並沒發現……」
她不耐煩地用夾著菸的那隻手揮了揮：「不夠長。」
我：「呃……那要看多久。」

此時她眼中充滿了恐懼：「兩天。」

我：「一直看著鏡子？」

她：「對。」

我：「結果呢？」

她很慘地笑了一下：「在我忍不住喝水的時候，我瞟了一眼，發現她並沒喝水，而是直勾勾地盯著我看。」

我：「不會吧，理論上……」

「去他媽的理論。」她聲音不大，卻充滿了憤怒。

我：「……嗯……接下來鏡子裡……那個……做了什麼嗎？」

她聲音有些顫抖：「她不需要做什麼，但是我動不了。」

我：「像是被夢魘那樣的嗎？」

她回過神看了我一會兒後又深深地吸了一口菸：「不……不是……開始只是眼睛無法移開，接著就覺得手指是僵硬的，從指尖一點點地擴散。我想低頭，但脖子是死的，動不了。然後我想起身跑，可是腰和腿也開始變硬了，根本不能動……我被嚇哭了，但是她卻在笑。起先是很髒的那種笑……我形容不好，然後變成很恐怖的笑容——整個臉頰都慢慢裂開。我喊不出，動不了，只能看著她在鏡子裡對著我笑，當時我以為自己死定了。」

我感覺到自己手臂上起了一層雞皮疙瘩：「你是怎麼逃掉的？」

「水。」她完全無視菸灰掉在衣服上。

我：「什麼？」

她：「我喝下去的那口水救了我。因為全身包括舌頭都是僵硬的，所以那口水順著嗓子流下去，嗆到我了，接著突然間就能動了……我是一邊咳一邊爬著跑掉的。」

我：「嗯……你回頭看了嗎？」

此時她幾乎是帶著哭腔的：「看了，她惡狠狠地正貼著鏡子裡面看著我跑，好像還在說著什麼，但我聽不見。」

通常情況下我都不會去嘗試著推翻患者所說的任何觀點和看法，但是這次我覺得應該稍微提示一下。

我：「嗯……我只是提出其他可能性，不是質疑你。會不會是你對著鏡子太久產生的幻覺或者錯覺？你看，你兩天不吃不睡，看著鏡子，所以……」

她縮了縮身體，頭也不抬地打斷我：「你知道宗教儀式中有一種處刑方式叫『攝魂』嗎？」

「什麼？」我聽明白了，之所以還要問是因為詫異。

她：「就是把人捆在椅子上，然後用三面很大的鏡子圍住。」

我：「好像聽說過……」

她：「每天一次有人來給犯人灌食，那期間用黑布遮住鏡子，時間很短。」說到這兒她停了好一會兒，呆呆地盯著手裡快燒盡的菸，「然後，最長也就一星期多點，犯人要麼瘋了，要麼死了，要麼半生半死。」

我：「半生……什麼是半生半死？」

她：「人在，魂魄不在，就算被放了也一樣。不會說，不會做，不會想，怕黑，怕光，怕一切。」

我忍不住深吸了一口氣。

她：「可以說是被嚇死的。」

我：「現在，還有那種宗教刑罰嗎？」

「不知道。」說著她鬆開手任由菸蒂落在地面，然後出神地望著地面。

我：「你為什麼要那麼做？」

她遲疑了一會兒，聲音變得很低：「嗯……有次……我照鏡子的時候……恍惚間覺得鏡子裡的我……似乎做了一個……嗯……和我不一樣的表情，但當我仔細看的時候又恢復了。我就……我就留意觀察……後來發現其實這種情況很多。然後我就……偷偷又觀察別的能反光的地方，偶爾也能看到那種情況……發生……」

我：「所以就試了？」

她默默點點頭，從表情上能看出來她在努力克制著自己的恐懼感。

我打算讓她放鬆一下：「其實已經沒事了，因為你逃掉了……」

她搖搖頭。

「什麼意思？」我突然有一種毛骨悚然的感覺。

她：「也許……也許我並沒逃掉……」

我：「什麼？」

她頭垂得更低了：「也許我並沒逃掉，現在已經在鏡子裡了，你們都是怪物。」她在椅子上緊緊縮成一團，不停地顫抖。

回到家後我沒急著查資料，而是打電話給曾經治療過她的朋友。朋友告訴我，她這種情況屬於一種接近人格喪失的症狀，也許將來會進一步導致人格分裂，也許什麼都不會發生。誰也不清楚後面會是什麼。

我沒再問下去，閒聊了一會兒後直接掛了電話。

當晚睡前我端著一杯水靠在窗邊發呆。等回過神的時候，我看到玻璃窗映出的那個人。

他一直在看著我。

莫名其妙地，我感到一陣徹骨的寒意。

表面現象

在公園的長椅上坐著三個人。其中一個人在看報紙，另外兩個人不停地在做撒網、收網、把網裡的捕獲物擇出來的動作。一看就知道那兩個是精神病人，於是周圍很多人指指點點地議論。有個警察仔細觀察了一會兒後，問那兩個「撒網」的人在幹麼。那兩位說：「沒看到我們在捕魚啊？」警察轉過頭問看報紙的那個人：「你認識他們？」看報紙的人說：「對啊，我帶他們出來散心的。」警察說：「他們精神有問題吧？在公共場合這樣，會嚇到別人，你趕緊帶他們回去吧。」看報紙的人回頭看了一眼說：「對不起，我這就帶他們回去。」說完放下報紙做拚命划船的動作。

這個笑話是一個精神病人講給我的，我笑了。

講笑話給我的這位患者是一個比較有意思的人，很健談，說話的時候眉飛色舞的。多數醫師和護理人員都很喜歡他。我和他的那次對話是在院裡傍晚散步的時候進行的。

我：「你的笑話還真多，挺有意思的。我覺得你很正常啊。」

他：「正常人不會被關在這裡的，他們說我有妄想症，雖然我的確不記得了。」

我：「有人發病期間的確是失憶的，可能你就是那種失憶的類型吧？」

他：「誰知道呢，反正就關我進來了……關就關吧。」

我：「你還真想得開。」

他：「要不怎麼辦？我要是鬧騰不就更成精神病了？還是狂躁類型的，那可麻煩了。你見過重症樓那些穿束身衣的吧？」

我：「見過，勒得很緊。」

他：「就是，我可不想那樣。」

我：「別人跟你說過你發病的時候什麼樣嗎？」

他：「嗯……說過一點，他們說我有時候縮在牆角黑暗的地方，自己齜著牙對別人笑，笑得很猙獰……」

我：「那是妄想症？」

他：「反正都那麼說，但是沒說具體是怎麼了，也沒說我傷害過誰。幸好，否則我心裡會愧疚的。」

我：「你現在狀況還不錯啊，應該沒事的，我覺得你快出院了。」

他：「出院……其實，我覺得還是先暫時不要出院的好……」

我：「為什麼？外面多自由啊。」

他停下了腳步，猶豫著什麼。

我也停了下來：「怎麼了？家裡有事還是別的什麼？」

他咬著下嘴唇：「嗯……其實……有些事情，我沒跟別人說過。」

我：「什麼事情沒跟別人說過？」

他猶豫不決地看著我：「其實……我記得一些發病時候的事情……」

我：「你是說……你記得？」

他認真地想了一會兒，好像下了個決心，然後左右看了看，壓低了聲音：「我知道獰笑的那時候是誰。」

我：「那時候不是你嗎？」

他：「不是我，是別的東西……」

他的眼裡透出恐懼。

我：「東西？什麼樣的東西？」

他：「小的時候，我經常和院裡的幾個孩子一起玩兒。因為我比較瘦小，所以他們總是欺負我。有一次暑假，我們在隔壁那個大院玩兒的時候，發現一個樓的地下室不知道為什麼敞開著，我們決定下去探險。」

我：「那時候你多大？」

他：「七、八歲吧。」

我：「哦……然後呢？」

他：「我們就分頭去找破布和舊掃帚，把布纏在掃帚上，點著了當火把用。因為地下室的門很窄，我們只能一個一個地走下去。我故意走在中間，因為害怕。那種地下室裡面都是樓板的隔斷，看著很亂。地下一層還能看到一點亮光，所以覺得不是那麼嚇人，後來他們說去地下二層，我說我想回去了，那些大孩子說不行，必須一起，我就跟著他們下去了。地下二層轉遍了，又去地下三層……」

我：「那麼深？一共幾層？」

他：「不知道，可能是四層或者五層，因為地下四層被積水淹沒了，下不去了，只能到地下三層。就在地下四層入口那裡看著積水的時候，不知道哪兒傳來很悶的一聲響，我們都嚇壞了，誰也不說話拚命往回跑。因為我個子矮，跑的時候被人從後面推了一把，一下子撞到了一堵隔斷牆上，然後我就暈過去了。」

我：「別的小孩沒發現嗎？」

他驚恐地看著我：「沒，他們都自己跑了。我可能沒暈幾分鐘就醒了，看到我的火把快熄滅了，我嚇壞了，爬起來顧不上哭就拚命跑，但是那個地下室到處都是那種隔斷牆，我分不清方向，迷路了。我不知道該怎麼辦，站在那裡眼看著手裡的火把一點一點地熄滅了，周圍漆黑一片，除了我的呼吸聲，再也沒有任何聲音了。我當時覺得頭很暈，嚇傻了，不知所措地站在那裡……你能知道那種感覺嗎？被巨大的恐懼緊緊抓住的感覺，不敢喊，不敢動，甚至不敢呼吸！就那麼僵直地站在那裡。」

我覺得頭髮根都奓起來了。

他：「過了不知道多久，分不清是幻覺還是真的，我隱約聽到有小聲哼歌的聲音，雖然聲音很小，聽不出從哪兒傳來的，但覺得四面八方都是。那時候我已經嚇傻了，眼淚忍不住流下來，但是卻一動不能動，就像夢魘一樣，把我定在那裡。在我覺得我快崩潰的時候，似乎有什麼東西慢慢地摸我的腳，不是一下一下地摸，是不離開皮膚的那種摸，順著我的腳，摸到我的小腿、大腿、身體、肩膀，然後在我的脖子上停了好一陣兒，就是那種似有似無的摸，我感覺那似乎不是手，形狀是個什麼東西的爪子，很大……我那個時候全身都濕透了，眼淚不停地流下來，但是根本喊不出來，也動不了……我最後只記得那只爪子扒開了我的嘴，然後我就什麼都不記得了……」

他眼裡含著淚，身體顫抖著看著我：「我不知道後面發生了什麼，我什麼都不記得了……」

他抱著雙肩慢慢地蹲在地上，身體不停地抽搐著。

我急忙蹲下身輕輕拍著他的肩膀：「好了，沒事，別想那麼多了，那應該只是個噩夢……」我左右張望著，想看附近有沒有醫師和護理人員。

突然他抓住了我的手，抬起頭，齜牙獰笑著盯著我：「其實就是我啊！」那是一個完全陌生的聲音。

我嚇壞了，本能地站起身拚命掙脫，但是卻摔倒在地。

他慢慢地站起來，我驚恐地看著他，而他露出一臉溫和的笑容並且對我伸出手：「真不好意思，嚇到你了。」

他把驚魂未定的我拉起來，帶著歉意：「太抱歉了，沒想到反應這麼大，對不起對不起。」

我：「你……你剛才……」

他：「啊，真的對不起，那是我瞎說的，不是真的，對不起嚇到你了，很抱歉。」

我說不出是什麼感覺：「天哪，你……」

他馬上又一臉嚴肅地看著我：「我的演技還不錯吧？」

我愣了一下：「什麼？」

他：「您看，外界傳言說我演技有問題，都是造謠的，您剛才也看到了，我能勝任這個角色嗎？」

我有點恍惚：「角色？」

他表情恢復到眉飛色舞：「對啊，我深入研究了下劇本，我覺得這個角色不僅僅……」

遠遠地跑過來一個醫師：「你沒事吧？」看樣子是對我說的。

我：「沒事……我……」

看得出那個醫師忍著笑：「看你們散步我就知道大概了，遠遠跟著，怕你有什麼意外，不過這個患者只是嚇唬人罷了，沒別的威脅，所以……」

他打斷醫師的話：「您看，我分析得對吧？」

我愣在那裡不知道該說什麼好。

醫師：「你說得沒錯，不過先回病房吧，回去我們再商量一下。」

那天回家的路上我都是魂不守舍的，我承認有點兒被嚇著了，到家後才發現錄音筆都忘了關。愣在那兒坐了一會兒，忍不住又聽了遍錄音，自己回想都覺得很可笑。

我始終忽略了患者告訴我的——他是妄想症。

那天我沒做噩夢，睡得很好。

超級進化論

她：「你看，我們從胚胎時期起，就已經微縮了整個進化過程。」

我：「怎麼講？」

她：「我們最開始是個單細胞對吧？然後是多細胞形式，再然後又是魚一樣的東西，接下來是爬蟲的樣子，沒多久又變成哺乳動物的大致外形，當然那會兒還有尾巴。最後尾巴和體毛在子宮裡面退化沒有了，人形就出來了。」

我腦子裡仔細想著一個胎兒的成型：「不都是這樣嗎？」

她瞪大眼睛看著我：「你不覺得有意思嗎？上億年的進化，三百天就搞定了啊！你這個人……而且我們就是競爭動物，從開始就在和自己的母體——媽媽，在鬥爭。」

我：「等一下啊，這個有點離譜了吧？」

她：「離什麼譜啊，就是那麼回事。」

我：「胎兒時期跟母體鬥爭？怎麼鬥爭啊？」

她：「胎兒是什麼？就是寄生體！吸取母體營養，寄生在母體內。既然是寄生物，母體會排斥，淋巴系統肯定會起作用，要殺死胎兒這個巨大的寄生體。但是胎兒會釋放一種化學物質，叫什麼我忘了，你可以自己去查……目的是存活在母體內，繼續自己的高速進化。那種化學反應的衝突，直接表現出來就是剛懷孕的媽媽會厭食啊，會嘔吐啊，會脾氣不好啊。其實你發現沒？越是健康的女人，懷孕的時候反應越大，因為自己身體好啊，排斥寄生物的能力就強，胎兒也就比較累了。不過幾個月之後，沒事了，因為胎兒釋放的那些化學物質導致免疫系統認為胎兒是個器官，所以開始源源不斷地輸送養分，那個小東西勝利了。」

我：「那麼失敗了就是流產了？」

她：「對啊，最初的免疫鬥爭失敗了就流產了啊。次品，沒資格生下來！」

我：「原來是這樣。」

她不屑地看著我：「當然了，你以為游泳游得快的就勝利了？那才剛開始！」

我：「冠軍之後還這麼複雜啊……對了你剛才好像說到體毛什麼的？」

她：「嗯，胎兒時期都有體毛的，很長，跟個小野人似的。」

我：「那出生後怎麼沒了？」

她：「我怎麼知道？沒人知道，就知道是進化的結果，具體原因都在爭來爭去的。不過我相信海猿論。」

我仔細想著這個詞，好像在什麼地方看過。

她：「你別想了，就是一群猿猴生活在海邊，後來不知道為什麼就逐漸變成兩棲生活了，經常在水裡。身體上的毛髮慢慢脫落掉，皮膚像海獸一樣變得光滑了，而且皮膚下面有一層比較均勻的脂肪。我們都是海裡的猴子變來的，那就是海猿論。」

我遲疑了一下：「沒記錯的話，這個現在還不能確定吧？」

她：「對啊，什麼都講證據啊，海猿論缺乏的就是化石證據，好像沒有化石也正常，都在海裡或者早就被海水腐蝕了。不過我覺得海猿論的最重要證據不是化石，是行為。」

我：「不好意思，這部分我一點都不記得了，上學學過嗎？」

她得意地看著我：「上學不教這個，這都是自己查來的。我告訴你吧，原本說海猿論的有力證據是人類直立行走。說是因為長時間兩棲生活，讓泡在水裡的那些猴子慢慢地學會後肢站在水裡直立了。那個我不信，鱷魚泡了好幾百萬年也沒見站起來一隻過。我相信的那個證據是抱孩子的姿勢。人類抱孩子的方式，跟所有靈長動物都不一樣，沒有任何靈長動物是像人類那樣抱孩子的。」

說實話我差點就自己比畫上了。

她：「猴子、猩猩抱孩子都是怎麼抱？讓孩子抱著母親的腰對吧？頭的位置正好能吃奶。人類不是，人類是讓孩子的頭和自己的頭同一水準，為什麼？」

我：「同一水準？為什麼……哦，你是說呼吸對吧？」

她：「沒錯！就是呼吸！海裡的猴子要還是原來那種姿勢抱的話，孩子吃奶是方便了，喝水也方便了——全淹死了。所以人類抱孩子的姿勢是最獨特的，讓孩子的頭和媽媽的頭同一水準，保證呼吸。」

我：「真有意思。」

她：「有什麼意思啊，這都不知道，打岔這麼遠。」

我：「哦，不好意思，你接著說你的那個。」

她：「說到哪兒來著？」

我：「出生了。」

她：「對，出生了。出生之後，環境已經不完全是自然環境了，已經成了人為環境了。人類進化到今天，很多地方都脫離了自然競爭，變成人類之間的競爭了。雖然還是紅桃皇后定律，但是這個性質已經變了……」

我：「太抱歉了，您還得給我解釋下什麼叫紅桃皇后定律。」

她猛地剎住話頭，看著我笑了：「小同志，基礎知識不扎實嘛。」

我也忍不住笑了，她才二十出頭的年紀。

她：「那個是出自一個故事，《愛麗絲漫遊仙境》，看過吧？也叫《愛麗絲奇遇記》。」

我：「嗯，看過那個，好像還有個動畫片來著。」

她：「對，就是那個。那裡面紅桃皇后刁難愛麗絲，告訴她，你要拚命奔跑，並且保持在原地。」

我：「哦，怎麼變成定律的？」

她：「生物進化就是這樣，大家都拚命進化，保證自己還存在著。馬進化出高速，大象進化出鼻子，老虎進化出力量，烏龜進化出龜甲，兔子進化出大耳朵和大腳，老鷹進化出聚焦型的瞳孔，長頸鹿進化出長脖子；仙人掌進化出刺，辣椒進化出辣味素，槐樹進化出很苦的樹皮，杉樹進化得更加高大，其他的還有什麼板根啊、氣根啊，好多好多種進化出來的特徵，都是為了一個目的：存活！拚命進化，保證自己在生物圈中的地位，也就是拚命奔跑，以保持在原地。」

我：「懂了……紅桃皇后定律。」

她：「你得交多少學費啊，嘖嘖……我繼續。現在人類雖然也是遵循著紅桃皇后定律，但是完全是為了在人類社會中生存下去。這已經超出物種進化競爭，是同種進化競爭了。還不是那種小面積的競爭，是全體行為！多有意思，已經殘酷到全體同種競爭了。」

我：「好像那也算一種自然競爭吧？保證優良的基因存在……不對。你誤導我了，那是納粹的優質人種理論。」

她大笑：「你太逗了，真好玩，是你自己想偏了，我沒說那個不好或者抱怨競爭，我想說的也不是這個。」

我：「呃，那你想說什麼？」

她：「我一再跟你說到進化、進化、進化，我們現在，就是處在超級進化的階段。但是很有意思的是進化的環境是我們自己造成的，然後我們在這個環境裡，都什麼得到進化了？社交能力，頭腦反應。但是自然環境原本的進化不僅僅是這些，這些只是一部分，自然環境下需要肌肉，需要速度，需要保護色。人類這些都沒進化出來，反而指甲牙齒都退化了，對不對？」

我：「好像是……」

她：「錯了吧，小同志，那不是退化，那是為了進化，人類身體這麼柔弱，還退化了很多，其實這些都無所謂，也不重要了。人類的進化之所以是最成功的，就是進化了大腦。有了大腦，可以不要指甲，不要獠牙，不要尾巴，不要什麼都能消化，不要夜視的眼睛。有了大腦就夠了，有了進化出的優質大腦，可以隨意藐視周圍的任何生物。」

我：「哦，這就是超級進化了對吧？進化了大腦。」

她：「才不是呢，這才開始。前面說了我們是在同種競爭，周圍的競爭對象都有聰明的大腦，那就只能接著自我完善、自我進化。在這麼殘酷的環境下，大腦的進化比原來更重要了，比原來更高速了，對吧？這個，才是超級進化！」

我：「……超級進化，的確是這樣。」

她興奮地站起身揮動著寬大的病號服袖子：「今後的人類，還會有很多器官沒有了，但是無所謂了。嘴巴可以變成吸管，食物是流質的好了；眼睛可以更小，反正不用警惕周圍環境；手指可以變成很多個，打字就更方便了；腿可以退化得更小，油門煞車全用手解決了；脖子要變粗，這樣才能托住那個大腦袋……」

病房裡的其他幾個患者也開始興高采烈地手舞足蹈起來。

醫護人員進來了，我退出去了。

站在病房外，我看著醫護人員逐一安撫了那些患者後，單獨把她帶出來散步。她在走廊上對著我吐了下舌頭，歡天喜地跟著醫護人員去溜達了。

在樓道盡頭的拐彎前，她遠遠地扔給我一句：「怎麼樣？超級進化者。覺得自己很了不起吧？有空來聽課啊，老師我喜歡你！」

我站在走廊上看著她消失後，伸出雙手仔細地看著，說不清是什麼想法。

可能是為自己而迷茫吧，我這個超級進化者。

迷失的旅行者——前篇：精神傳輸

如果說，我還有那麼可憐的一點量子力學知識的話，完全是因為我這幾年看了很多相關書籍和論文，旁聽了很多讓我崩潰的量子力學課程。我之所以那麼做，並不完全是為了接觸「量子少年」或者「鎮院之寶」，更是因為他。

還記得在〈四維蟲子〉中我搬來的外援嗎？那位年輕的量子物理學教授，就是透過這位朋友，我才認識的他。而且，在「認識」兩字之前，我覺得應該還要加上：很榮幸。

在調研「四維蟲子」案例大約兩年後的某天，那位量子物理學教授急切地找到我，明確表示需要我的幫助。路上，我沒得到太多解釋，他只是告訴我要做的：確認那個人是不是精神病，即便我反覆強調我沒有獨立確診的資質。

於是我見到了他。

第一天。

我：「呃，你好……」

他：「你好，為什麼要錄音？」
我：「這是我的習慣，我需要聽錄音來確認一些事情，這樣才能幫到你。」
他不確定地看了眼物理教授。
他：「好吧，我知道你來是確認我是不是有精神病的，如果我是個精神病人，反而會好些。」
我：「有什麼事比成為精神病人還糟糕嗎？」
他有點不安：「嗯……對你們來說，我來自另一個世界……」
我看了一眼我的教授朋友。
我：「您……從哪個星球來的？」
他：「地球，但是不同於你們的地球。」
我：「啊……異次元或者別的位面一類的？」
他：「不，我是另一個宇宙來的……確切地說，是一個月後的那個宇宙的地球。」
我：「……不好意思，你的話我沒聽懂，到底是另一個宇宙？還是你穿越時間了？」
他：「那要看你怎麼看了。」
我再次看了一眼量子物理學教授。
他：「這個解釋起來很麻煩，我還是盡可能讓你先聽懂吧，否則邏輯方面你會因為某些東西不明白而沒法判斷，不過你的朋友能幫到你。」
我：「好吧，你從頭說吧。」
他：「宇宙不是一個，是好多個。」
我：「多宇宙理論嗎？」那個我倒是知道，但是僅僅限於這個名詞。

他：「我想想從哪兒說起……因為我不是這方面的專家，所以我知道的也不多，我只是使用者。」

我：「OK。」

他：「你知道時間旅行悖論吧？」

我：「不太清楚，能說說嗎？」

他：「是這樣，假設你回到了五十年前，殺了你祖父，也就不會有你了對吧？但是沒有你的存在，你怎麼會回去殺了你的祖父呢？」

我：「……的確是悖論，怎麼了？」

他：「沒多久後，解釋不是這樣了。後來被解釋為『不可改變性』。例如說你回到五十年前，你卻沒辦法殺死你的祖父。也許行兇過程中被人攔住了，也許你以為殺了他了，其實他沒死，也許你根本找不到你祖父，也許你雖然殺了祖父，但是那會兒你祖母已經懷上你父親了……大概就是這樣，反正就是說你殺不了你的祖父，或者改變不了你已經存在的現實。」

我：「嗯，這個我明白了，悖論不存在了。」

他：「你說對了一半，悖論的確不存在。但是你可以在你祖母懷上你父親前殺死你祖父……」

我：「那不又是悖論了嗎？」

他：「實際上，你殺死了你的祖父，你的父親還是會存在。只是，在你殺死的那個宇宙不會存在了，包括那個宇宙的你也不會存在了。」

我：「那個殺死祖父的我哪兒來的？別的宇宙？」

他：「是的，這就是多宇宙。實際有你存在的宇宙，有你不存在的宇宙；有你中了大獎的宇宙，也有你沒中大獎的宇宙；有你已經老了的宇宙，有你還是嬰兒的宇宙；有希特勒戰敗的宇宙，有盟軍戰敗的宇宙；還有希特勒壓根就沒出生的宇宙，甚至還有剛剛爆炸形成的宇宙……很多個宇宙。」

我：「很多？有多少個？」

他：「我不知道，雖然我所在那個宇宙的地球科技比你們發達很多，但是我們那裡的科學家至今還是不知道有多少個宇宙。總之，很多。」

量子物理學教授：「這些在量子物理界目前還是個爭論的話題，而且我們對多宇宙的說法是：宇宙在不停地分裂，有無數個可能。但是他告訴我宇宙不會分裂，就是N個，已經存在了。」

我：「同時存在？」

量子物理學教授：「沒有時間概念，只能從某一個宇宙的角度看：那個時間上稍早一些，這個時間上稍晚一些，還有差不多的……」

我轉向他：「是這樣嗎？」

他：「比這個還複雜，在你說的同時概念裡，有下一秒你眨眼的，還有下一秒你舔嘴唇的。」

我忍不住眨了眼又舔了一下嘴唇。

我：「原來是這樣……在你們那裡能確認多宇宙的存在嗎？」

他：「是的，否則我也來不了這個宇宙。」

我：「……對了，你剛才說你們的科技比這個宇宙的地球發達很多？能舉例嗎？」

他：「嗯……我留意了一下，最明顯的就是你們還用噴氣機，我們已經開始有反重力運輸工具了。」

我：「……好吧，聽起來很先進很科幻，怎麼做到的？你應該知道。」

他：「自從發現了引力粒子後就能做到了，用反重力器。」

我：「那你可以做出來一個給我看嗎？」

他像看一個白癡似的看著我：「我又不是機械或者物理應用學家，我怎麼知道那東西怎麼做？你們的這個地球有噴氣式飛機，你知道那是渦輪增壓的原理，但是你做一個我看看？」

我：「呃……好吧，那麼既然你是別的宇宙來的，你總該知道是怎麼過來的吧？別說你一覺睡醒就過來了。」

他無視我的譏諷：「透過惠勒泡沫。」

我：「毀了什麼泡沫？沒明白。」

量子物理學教授：「他說的是量子泡沫，不是毀了，是惠勒[1]。你們的地球也有惠勒嗎？」後半句是問他。

他：「有，我們宇宙的地球和你們宇宙的地球相比，除了我們科技上發達一些，基本差不多。反重力器也是才有沒多久的，至於多宇宙穿梭是政府行為。」

我有點眩暈，我覺得如果是一個科幻發燒友坐在這裡都會比我明白得多。這些年我面對過很多種看似完善的世界觀。有依託神學或者宗教的，有建立在數學上的，還有其他學科的，當然也有憑空胡說的。但是我最討厭建立在物理基礎上的——如果精神病醫師面對的大多數患者都是這類型的話，我猜物理系畢業生在就業問題上再不用發愁了。

我打斷他們倆：「不好意思，麻煩你們誰能解釋一下那個泡沫是怎麼回事？」

量子物理學教授：「惠勒泡沫，也就是量子泡沫，那是一個形容的說法而不是真的泡沫。在宇宙形成後，整個宇宙在擴散，宇宙中不是絕對同質的，是不規則分布的。宇宙中星系就是不規則分布的，這個知道吧？實際上我們已經證實了[2]。在非常非常小的維度上——不是緯度，而是四維時空的『維』。在很微小的維度上，時空也是不規則的，是混亂狀態，就像一堆泡沫一樣雜亂無章，比原子微粒還小。有些量子泡沫會有蟲洞。因為量子泡沫這個詞是物理學家約翰．阿齊博爾德．惠勒創造的，所以也管那個叫惠勒泡沫。」

我痛苦地理解著那個泡沫的存在。

我：「是個微縮的宇宙？」

量子物理學教授：「可以這麼理解。或者從哲學角度理解，微觀其實就是宏觀的縮影。」

我：「好吧，我懂了。」我轉向他：「你的意思是說，你從那個比原子還小的泡沫裡找洞鑽過來了是吧？」

他笑了：「不是鑽，而是傳輸。」

我：「你是學什麼的？在你那個宇宙的地球……有大學吧？」

他：「我是學人文的。」

---

1 約翰．阿齊博爾德．惠勒（John Archibald Wheeler），生於一九一一年七月九日，美國著名的物理學家、物理學思想家和物理學教育家。惠勒生前是美國自然科學院院士和文理科學院院士，曾任美國物理學會主席。一九三七年惠勒提出了粒子相互作用的散射矩陣概念。一九三九年提出了原子核裂變的液滴模型理論。惠勒在廣義相對論大體上還是數學的一個分支的時期，把它引進物理學。一九六五年獲得愛因斯坦獎。一九六九年惠勒首先使用「黑洞」一詞，從此傳播世界。一九六八年獲原子能委員會恩利克．費米獎，一九八二年獲玻爾國際金質獎章。一九八三年他提出了參與宇宙觀點。一九九三年獲馬泰烏奇獎章。二〇〇八年四月十三日，因患肺炎醫治無效，在新澤西的家中逝世，享年九十七歲。

2 參見第三篇〈四維蟲子〉。

我：「你們的政府為什麼不派士兵或者物理學家過來，而派人文學家過來呢？」

他看著我不說話。

我的確有點兒說多了，只好回到正題：「好了，也就是說，你也不知道怎麼傳輸過來了對吧？因為你不是技術人員……」

我和量子物理學教授飛快地對看了一眼。

我們幾乎同時問：「怎麼做到的？」

他打斷我的話：「我知道怎麼傳輸。」

他：「數據壓縮。」

量子物理學教授：「你能說得詳細點兒嗎？」

他：「是把我的個人資訊轉變成數據後，透過電子，在這個宇宙重塑。」

我：「怎麼回事？你是說把你轉變成數據了？」

他：「對，我的一切資訊數據。」

我：「我不懂。」

他：「嗯……舉個例子，這麼說吧，一個外星人偶然來到了地球，覺得地球很有意思，想帶資料回去。但因為是偶然來的，自己的飛船不夠大，不可能放下很多樣本。於是外星人找到了一套大英百科全書，覺得這個很好，準備帶回去。但是發現那還不行，因為那一套太多也太重了。外星人就把字母全部用數字代替，於是外星人得到了一串長長的數字，準備透過飛船的電腦帶走；但是外星人又發現飛船上的電腦還要儲存很多畫面和視頻，那串大英百科全書數字太長了，占了很多硬碟空間——我們假設外星技術也需要硬碟。那怎麼辦呢？外星人就測量了自己飛船精確的長度後，把它假設為一。又把那串長長的大英百科數字按照小數點後的模式，參照飛船長度，在飛船外殼上某處刻了很小的一個點。於是外星人回去了，他只刻了一個點，卻帶走了大英百科全書。回去只要測量出飛船的長度，再找到那個點在飛船上的位置……」

我：「我明白了，那個點所在的位置精確到小數點後很多位，就是那串大英百科數據，對吧？」

他：「是這樣。」

我：「這個很有意思……但是跟壓縮你有什麼關係？」

他：「把我的資訊壓縮成數據，按照腦波的信號用電子排列。這樣我就成了一串長長的電子信號，電子可以透過惠勒泡沫來到這個宇宙。」

量子物理學教授：「不對，講不通。你現在的存在是肉體，不是信號。這邊宇宙怎麼再造你的肉體呢？」

他：「嗯，現在我們的技術沒有那麼好，所以只能找到我存在的其他宇宙，把我的電子信號傳輸到這個宇宙的我的大腦中，這樣實際意識也是我了。」

我：「附體嘛……」

他：「可以這麼說。」

量子物理學教授：「那你怎麼回去呢？」

他：「大腦本身就可以釋放電子信號的，雖然很弱。利用這點，每次傳輸都附加標準回傳資訊……我的腦波信號，開頭部分是定位信號，結尾部分是回傳信號。到了回傳信號的定時後，定期在這個宇宙的替身大腦釋放一個訊息，刺激一下，然後這個大腦就會釋放具有我特徵的電子信號回去，那邊負責捕捉接收。這樣就可以了。」

我努力聽明白了：「也就是說那邊你的肉體還存在，你存在於兩個宇宙……呃，一個宇宙的你，存在於兩個宇宙，是吧？」

他：「就是這樣。」

我：「精神跨宇宙旅行啊……可行嗎？」我側身對著量子物理學教授說。

看量子物理學教授的表情是在仔細想：「目前看理論上完全沒問題……不過我的確沒聽說過……」

我轉回頭：「但是你為什麼找他呢？」我指的是量子物理學教授。

他：「我想詢問一下這個宇宙地球的量子物理程度，我希望能有人想個辦法幫助我。」

量子物理學教授：「他兩天前就該回去了，但是那邊不知道出了什麼問題。」

他：「是的，我回不去了。」

迷失的旅行者——中篇：壓縮問題

傍晚的時候，那位「時空旅行者」走了，我則住在朋友家了。

我：「你覺得他是精神病嗎？」

朋友有點急了：「你問我？我找你來就是問你這個的啊！」

我：「你先別激動……因為我對你們說的那些宇宙啊，泡沫啊，不是很明白，所以我沒法做判斷。你先告訴我他說的那些是不是真的屬於量子物理科學範疇。」

量子物理學教授：「嗯……有些地方我也不是很明白。例如說到反重力裝置的問題。他提到了引力子，這個……萬有引力是一個現象，為什麼會有萬有引力，從根本上說還是未知的。」

我：「……啊?!」

量子物理學教授：「現在沒人知道，引力場的存在是不是事實。所以說他提到的這個的確很有意思，如果真的發現了所謂的引力子，反重力裝置還真有可能實現，那就可以說是一個重大的科技進步了。」

我：「還有嗎？還有你覺得是瞎掰的沒？」

量子物理學教授：「難說，我想明天他來了我詳細地問一下。如果真的是他說的那樣，那麼他作為參與者肯定會對那方面知識有一些掌握，哪怕是崗前培訓（編注：即「職前訓練」）也得知道一些，不可能什麼都不知道就放過來了，違反常理。而且他也提到過這是政府行為，那麼崗前培訓應該是有的。我覺得這是一個很重要的點，因為目前我所瞭解的量子力學知識裡面，沒聽說過這種傳輸方式。哪怕他能說個大概，理論上可行都行……否則就是胡吹了。」

我：「你是說你有點相信他說的？」

量子物理學教授：「嗯……有點。因為關於穿越量子泡沫那方面，眼下的技術還是實驗階段，例如無條件電運——就是在我家這裡無條件地把一個東西傳輸到你家。目前雖然可以做到，但是只能運送很微小的粒子……」

我：「停，電運啥的太複雜了，還有就是多宇宙理論是怎麼回事？我聽不懂就沒法判斷他是不是胡吹的，你必須今天晚上教會我。」

量子物理學教授認真地想了好一陣兒：「嗯……我試試吧……但是我只能說盡力……你原來聽課都聽哪兒去了？」

我無比坦然地承認：「睡著了。」

他歎了口氣：「來我書房吧。」

坐下後，他認真地看著我：「這樣吧，我看看能不能壓縮最實質的內容，用最直白的方式給你解釋一下多宇宙理論。還記得雙縫干涉實驗嗎？嗯……從這兒說吧：十九世紀的時候，物理界有個共識，像光啊、電磁啊，這類的能量都是以連續波的形式存在的，所以我們至今都在用光波、電磁波這類的名稱。發現這個是十九世紀物理界的很大成就。如果有人對此質疑的話，用一個實驗就能證實這一點。」

我：「雙縫干涉實驗！」

量子物理學教授：「對！其實這是很簡單的實驗，任何人都能做。」

我：「欸？是嗎？那你現在做給我看！」

量子物理學教授：「別急，等我把理論知識貫徹完。咱們先說第一步：假設啊，假設你在我這個門上弄出個豎長條的縫隙來，我站在外面用手電筒向裡面照射，你關了燈在屋裡看，牆上會有一條光帶對吧？」

我：「對，怎麼了？」

量子物理學教授：「好，現在假設在門上掏了兩個豎長條縫隙，我還是站在外面用手電筒照射，你會在屋裡的牆上看到幾條光帶？」

我看著他：「兩條嗎？」

他在關燈前神祕地笑了下，然後打開了手電筒，用那張有兩條縫隙的硬紙擋住光束，牆上出現了一系列的光柵。我發出驚歎：「天哪，居然這麼多！」

量子物理學教授：「看到了？」

我：「怎麼會這樣？」

他重新開了房內的燈坐回我面前：「透過縫隙的光波是相干涉的，在有些地方互相疊加了，然後就是你看到的，出現了一系列明暗效果的光柵。」

我：「真有意思！」

量子物理學教授：「我們假設門被掏出了四條縫隙，牆上的光帶會是多少？」

我：「呃，我算算……加倍再加上疊加……」

量子物理學教授：「不用算了，這種情況下得到的光柵只有剛才的一半。」

我：「四條縫隙的比兩條縫隙的光帶少？為什麼？」

量子物理學教授：「因為縫隙過多，就造成了光波互相抵消掉，這也就是光干涉現象。這個實驗叫『楊氏雙縫干涉』[1]，你回家可以盡情地做這個實驗。」

我：「嗯，我也許會做的。但是這跟多宇宙有什麼關係？」

量子物理學教授：「有，實驗證明了光是波，但是後面出了個小問題：用光照射金屬板，會產生電流，沒人知道為什麼。後來經過反覆試驗，透過研究金屬板上光線的量和產生電流量的關係，得到了一個結論。」

我：「直接告訴我結果吧。」

量子物理學教授：「結果就是：光其實是以連續而獨立的單元形式存在的能量，也就是，粒子。[2]這就是量子物理學的開端。」

我：「可光不是波嗎？」

量子物理學教授：「物理學家也開始爭起來了，但是誰都沒辦法否定——因為這不是說說的事，計算過程都擺在那裡，沒有作假。這種混亂直到愛因斯坦對原子和粒子的研究結果發表後才結束。愛因斯坦把光粒子叫做光子，因為光子衝擊了金屬板，才產生了電流。」

我：「那楊氏雙縫干涉實驗怎麼說？」

他笑了：「到了現在，已經證明了光子是帶有波特性的粒子，它具有波粒二象性。」

我困惑地看著他：「好吧，我接受。不過你說了這麼多，半句沒提多宇宙的問題。」

量子物理學教授：「這是我要說的。透過前面的實驗你看到了光的互相干涉，也就是說，光才可以干涉光。而後面又確定了光子這個問題。物理學家就想：如果每次只放出一個光子，用專門的光感應器來接收，這樣就沒有干擾了，對吧？」

我：「嗯，應該是這樣。」

量子物理學教授：「但是實驗結果讓所有人都不能理解。光子的落點很沒譜，這次在這裡，下次在那裡，完全沒有定式。」

我：「嗯……假如你計算一下概率？」

他搖了搖頭：「不要用數學來說，這是個真正的實驗，真正的光，真正的感應器，在地下幾公里的深處，排除了能排除的所有因素。但是，沒有定式。」

我恍然大悟：「啊……你是想說，來自其他宇宙的光子干擾了這個光子[3]……那麼，怎麼來干擾的？」

量子物理學教授：「還記得量子泡沫嗎？」

我：……

量子物理學教授：「所以關於多宇宙的問題，還在爭論不休。因為那個實驗沒有問題，但就是沒有答案，只有多宇宙才能解釋。而且，沒有人能證明這個說法是錯誤的。但是，這徹底顛覆了我們目前所知道的很多東西。這個解釋過於大膽了，已經到了令人匪夷所思的地步。」

我疲憊地倒在椅子上——天哪！

---

1 英國醫生、物理學家托馬斯．楊格（Thomas Young，一七七三—一八二九）最先在一八〇一年得到兩列相干的光波，並且以明確的形式確立了光波疊加原理，用光的波動性解釋了干涉現象。每個人都可以嘗試這個實驗。實驗要注意兩點：一、最好在黑暗環境下，同時保障光源是比較穩定的強光；二、縫隙如果開得很寬會得不到光柵效果。

2 由德國物理學家馬克斯．普朗克（Max Karl Ernst Ludwig Planck，一八五八—一九四七）在一九〇〇年提出。

3 「多宇宙理論」最早是由物理學家休．埃費里特在一九五七年提出的。

因為這一天有太多東西衝擊進來了，以至於那天晚上我花了很長時間才睡著。

第二天。

我的朋友也一臉疲憊地坐在我旁邊，而那個「旅行者」顯得平靜而鎮定。

我：「……你昨天回家了？」

他：「對。」

我：「這裡跟你那邊，除了那個反重力裝置外，還有什麼不同？」

他：「你們南美是十幾個國家各自獨立的，在我們的地球南美是聯盟形式存在，就跟歐盟似的。」

我：「哦？這樣多久了？」

他：「籌備好多年了，成立了一年多。」

我：「哦，美國總統是布希？」（當時是二〇〇六年）

他：「對。」

量子物理學教授：「你能說說你們的那個反重力裝置是怎麼製造引力子的嗎？」

他：「製造？不，不是製造，而是改變引力子的方向。」

看得出量子物理學教授有點詫異：「……那怎麼改變的，你知道嗎？」

他：「這個我就不知道了。」

我：「好吧，那說些你知道的吧。」

他：「嗯，我都會說出來，如果你們覺得我說的有嚴重的問題，或者真的是精神病的話，也就立刻告訴我吧。」

我點了點頭：「沒問題，你能說說關於傳輸的事嗎？」

他：「好，那個我知道不少。」

量子物理學教授搶過我的本子和筆準備記下他看重的一些方面。

他：「說傳輸就必須說大腦和人體。在我們透過ＤＮＡ技術成功瞭解了大腦機能後……」

我打斷他：「你說你們徹底破解了大腦的全部機能？」

他：「全部？算是大部分吧，記憶部分基本沒有問題了。」

我和量子物理學教授對看了一眼：「好，請繼續。」

他：「在瞭解大腦機能後，生物學家發現大腦的很多功能如果沒有和肢體的互動就不能徹底瞭解，於是他們開始虛擬人體。」

我：「虛擬？呃，是在電腦上類比人體對吧？」

他：「對啊。」

我：「可是人體的細胞量那麼龐大，電腦也許能掃描一下，但是全部轉化成資訊還得按照人體的機能運作，那不可能實現啊！難道你們的地球有什麼量子電腦？」

他：「呵呵，超級電腦還是有的，反正我們做到了，用壓縮技術做。」

我：「你還沒說完思維壓縮的問題呢，現在又提到人體壓縮。到底是怎麼做到的？」

他笑得很自信：「打個比方說：你拍了一張藍天的照片，一片藍色對吧？如果把照片放很大，會看到很多排列在一起的像素點。每個像素點的藍是不一樣的，它們都有自己的獨立資訊。相機的功能越好，像素點越多，這樣看上去藍天更加逼真。但是這樣這張照片的容量會很大……」

我：「向量圖？」

他：「是的，就是那個意思。但是這張照片如果不需要放那麼大，就會技術壓縮那些像素點。比方說如果這一個像素點和旁邊那個像素點看上去差不多，那就不用儲存兩個像素點，把它們用一個資訊表達就好了。如果這一片像素點都看起來差不多，那麼把這一片像素點都變成一個。這樣按照需要的清晰度，把那些像素點全部壓縮了，照片容量會小很多。如果不需要放大很多，那麼根本看不出來，這是像素壓縮技術。我們用的就是這種技術。先掃描下細胞，把一些差不多的合併為一個資訊，這樣就輕鬆多了，比方說表皮細胞，我們以一平方毫米為單位，記錄一個資訊，或者記錄一平方毫米單位的肝臟細胞……諸如此類。大腦細胞也一樣，但是可以將精度提高一些，例如百分之一毫米為一個基礎單位。這樣就可以壓縮了。」

量子物理學教授：「掃描的儀器……」

他：「呃，這個問題不大，我們也可以，利用核磁共振同時再輔助射線什麼的，雖然花點時間，但是能做到。那些設備肯定不是醫院裡那種級別的……不過……」

我轉向「旅行者」：「要是那個樣本細胞不健康，有潛在危險，那豈不是那一片就都完蛋了？」

他：「這個我知道，但是我們也不必關注是否有個別細胞不健康的問題，畢竟不是要重新製造一個軀體出來，只是模擬就好了。利用模擬出來的虛擬軀體，和大腦的主神經連接就可以和大腦產生互動了，也許不那麼完美，但是無所謂，因為目的不是完美，只要弱電刺激啊、神經反射啊、大腦啊，能按照我們的要求工作就可以了。然後停止其他智慧反應，只保留生命維持的功能，也就得到了一個相對平和的大腦狀態，這時候，刺激大腦記憶部分，讓記憶部分釋放那部分的弱電，再從中提取記憶資訊，然後用電子按照大腦本身的模式，即時發送到這裡。開頭部分加一個強信號定位，結尾部分加一個回傳定時記憶，好像線上傳輸那樣傳過來了。於是，我就到了。」

我們聽得目瞪口呆，因為這似乎真的是可行的——除了發送回傳那部分。

我：「這樣啊……那就是只要記憶過來就好了……你們的地球治療失憶一定沒問題了！」

他：「對，沒錯。接著說我，我知道我是來幹麼的，我要做什麼，足夠了。至於現在的我是不是心臟不如那邊好，我的指甲比這邊長了還是短了都是無用資訊，只要記憶過來就沒問題了。」

量子物理學教授：「你是說有兩個你嗎？帶著同一個記憶的？」

他：「可以這麼說，不過從我過來的那一刻，我們的記憶就不一樣了，那邊發生了什麼我不知道，這邊發生了什麼那邊也不知道，除非記憶回傳。」

我：「你這個說法，好像是靈魂分成了兩個啊！」

他有點不以為然：「知道你們這裡對多宇宙是懷疑態度，因為那樣就等於有很多個上帝、很多個佛祖、很多個奧丁，所以你們就否定！是這樣嗎？我不清楚在你們地球上的人都怎麼想的，在我們那裡這不是問題。靈魂怎麼就不能是很多個了？神怎麼就只能有一個？沒有神就沒信仰了？難道沒有上帝，人就不愛了？沒有佛祖，就沒有開悟了？沒有教廷，就道德淪喪了？到底是信仰自己的心，還是在迷信一個人或者一個組織？真正的信仰是不會動搖的，哪怕沒有神都不能影響自己的堅定，這才是信仰。真正的信仰，能包容所有的方式，能容納所有的形式。只有迷信的人才打來打去呢，整天互相叫囂你是錯的我才是對的，你是邪道我是正途。這是迷信，不是信仰。」

我覺得他說得有道理，甚至開始羨慕那個「他的地球」了。

量子物理學教授：「嗯，這個話題先放一邊，我想知道一個技術問題：你們怎麼確定能傳送到這個宇宙的？定位怎麼做？」

他：「你有沒有過這種感覺：看到某個場景的時候突然覺得似曾相識，甚至可以預知下一秒發生的事情？」

量子物理學教授：「有過，但是那是大腦記憶部分產生的臨時幻覺和錯誤。」

他：「錯誤？產生錯誤還能預知下一秒？不對吧？其實那不是記憶錯誤，而是你的腦波瞬間和其他宇宙的腦波相通了。而相通的那個恰好是比你早一點的那個宇宙，你得到了另一個自己的記憶資訊。那種事情很少，就是因為你沒辦法長時間保持和另一個自己的聯繫。原理你應該清楚，其實就是另一個你的大腦記憶弱電信號透過量子泡沫傳輸給你了。雖然只有那麼一瞬間。」

我和我的朋友都有點蒙，尤其是我，有點兒恍惚，我覺得有精神病的是我們。因為所有的疑點在他那裡都輕鬆解決了。

量子物理學教授：「呃……你剛才提到稍早一點的那個宇宙……我們的看法是宇宙是不停分裂的，而不是早就存在了無限個……」

他：「你……唉，不覺得這個說法太主觀太矛盾嗎？分裂以什麼為標準？過去、現在、未來所有可分裂的點都在不停地分裂。分裂後就消失了？沒了？就你選擇後分裂的還存在？這種問題……這麼簡單的邏輯問題……我還是學人文的我都知道……」

量子物理學教授有點不好意思了：「因為我們的地球對於多宇宙是不確定的。」

他：「好吧，是我有點著急了，對不起。我很想知道，從邏輯上，從技術上，我說的這些……這麼說吧，我是精神病嗎？」

我：「老實說，如果你是的話，那麼你是我見到的最……高深也是最可怕的精神病了。你說的基本可行。但是，不能排除你是偶然從什麼地方得到的這些知識。不過，我想安排你嘗試一下催眠，那個對你、對我們應該有很大的幫助。」

他緩緩地點了點頭：「也許……吧……如果催眠能找到我記憶裡的那個回傳信號就好了，有那種可能嗎？」

我：「我就是這個意思。如果你說的都是真的，還的確有可能！」

他期待地看著我：「那我終於可以回去了。」

迷失的旅行者——後篇：回傳

第二天晚上。

量子物理學教授：「你覺得他……正常嗎？」

我：「不正常。」

量子物理學教授：「你是說……」

我：「一個人要是這種情況算正常嗎？我沒看出他不正常，所以才不正常。如果他胡言亂語或者隨便說點兒誰也聽不懂的語言我倒是很容易下判斷。但是現在，如果他是正常的，那麼我們是不是就都不正常了？」

量子物理學教授：「……邏輯性呢？」

我：「邏輯性……我已經見過太多邏輯完善的病人了，只不過他們對事物的感受錯位了。而且很多比你我更理智冷靜。不過這個……我總覺得有什麼地方不對勁，又說不上來。」

量子物理學教授：「可能是我們不對勁吧？我覺得很可怕……」

我：「我也是……」

他看了下我：「你好像比他痛苦。」

我點了下頭。

量子物理學教授：「從目前看，很多內容的確是他說的那樣，只是技術上我們還沒達到。不過，也許用不了多久，技術上真的能實現了，這個才是最可怕的。」

我：「他說的那些科技水準，現在我們到什麼進度了？」

量子物理學教授：「不知道，最近五年關於無條件量子電運方面，相關學術雜誌上基本沒有新內容了，偶爾有也是理論上泛泛的空談。」

我：「沒有進展？還是說各國政府都在偷偷地幹？你是陰謀論者嗎？」

量子物理學教授：「我不是。但是偷偷幹是正常的，畢竟這個技術太誘人，可以說是把技術前和技術後劃分為兩個時代了。」

我：「這麼嚴重嗎？」

量子物理學教授：「想想看，憑空運送，什麼都不需要，只需要接收者的個人資訊就夠了。我憑空就弄出一個蘋果在手裡，讓你眼睜睜地看著我變出東西——還不是魔術師那種動作飛快的把戲，而是讓你看到一些東西在我手中組成。你不覺得那是神話嗎？我現在突然懷疑過去的神話傳說都是真的了。原本那是真實的，後來成了歷史，文明衰退後，後人看了那些不相信，歷史就變成了傳說。如果反重力裝置便攜化，如果量子電運技術便攜化，如果記憶接收晶片植入大腦，你可以自由地飛，你可以憑空拿到東西，你可以不用上學就得到你需要的任何知識，那不是神話是什麼？之所以認為是神話，是因為科技程度還達不到。別用那種眼神看我，我知道這些聽上去像個科幻晚會的發言。但我是以一個量子物理學教授的身分說的這些。我不信有什麼神，我相信人類自己就是神——唯一的問題是：人類這個新的神，是否能控制自己的技術不毀滅自己。所謂的科學技術問題，都不算什麼，唯一存在的問題就是：人到底是不是能控制住自己所創造的一切，而避免自我毀滅。」

我想了好一陣兒：「嗯，如果我有小孩我不會讓他選擇魔術師職業的，下崗（編注：指被迫離開工作崗位）只是遲早的事。還有，你準備改行教哲學了？」

量子物理學教授笑了：「改行教文學了——如何撰寫悲劇，故事梗概就是：因無法控制的科技，導致了人類的自我毀滅。」

我：「你需要做精神方面的鑑定嗎？我可以幫你。」

量子物理學教授：「需要的時候我會找你。」

我愣了一下：「你說什麼？」

量子物理學教授：「需要的時候……怎麼了？」

我：「天哪！原來是這樣！」

第三天。

我單獨約了「旅行者」在一家茶餐廳見面。只有我和他，沒有我的量子物理學教授朋友。

他：「不是說一週後才催眠嗎？」

我：「嗯，那個沒問題，在那之前我想再問你一些事。」

他：「哪方面的？」

我：「一個技術方面的，我還沒太明白呢。」

他：「你問吧，我知道的肯定會告訴你。」

我：「你能告訴我，你以前有過傳輸經歷嗎？」

他：「沒有過，這是第一次。」

我：「哦……那麼你聽過別人，就是有過傳輸經驗的人講過嗎？」

他：「講過，傳輸的一些必要知識和原理有人講過，注意事項什麼的都說了，但是沒有更細緻的東西了。我說過吧？這是政府行為。就是這樣。」

我：「好，我明白了，那麼這項技術是成熟的嗎，對你們來說？」

他認真地看著我：「很成熟，雖然各國政府對外都宣稱還是理論階段，但是實際上很多政府之間都在合作，只是很隱祕罷了。」

我：「你說很隱祕，那麼你怎麼知道原來的實驗呢？」

他：「最初的階段我還沒加入，為期五、六年吧，都在進行一個叫『觀察者』的實驗。等到技術等方面都穩定了，才開始大規模招募——當然不是在社會上招募。但是人員已經很多了，現在這個專案的核心人員，基本上都是最初的『觀察者』。像你們說的，軍人啊、物理學家之類的人。」

我：「你們現在的專案叫什麼？『再次觀察者』？」

他笑了下：「不，旅行者。」

我：「你在那邊有家人嗎？啊……我是指你結婚了？」

他：「沒有，我跟父母住在一起，跟這裡一樣。」

我：「我們的地球和你們的差別大嗎，到底？」

他：「其實差別不大，但是我被派過來的原因是他們說這個階段是個分水嶺，我們以後和你們的宇宙會逐漸拉大差距，所以需要有人來。」

我：「你們這次多少人？」

他：「很多，二十多個。」

我：「不在一起吧？你們彼此知道身分嗎？」

他：「不在一起，彼此不知道，因為出差錯會很麻煩，畢竟我們有你們沒有的技術。」

我：「如果你回不去了，你想過怎麼辦沒？」

他嚴肅地看著我：「我很想回去，因為總有一種我不屬於這裡的感覺。」

我：「你能告訴我回傳那部分是怎麼回事嗎？」

他：「回傳就是在記憶電子流結尾的部分……」

我：「不，我問的不是技術，而是回傳後，會怎麼樣？」

他愣了：「回傳後？」

我：「我沒聽到過你說記憶消除部分，是不是回傳後你的記憶就消除了？或者我反過來問：當初你被傳輸後，那邊的你就是空白記憶狀態了嗎？」

他驚恐地看著我。

我：「我昨天仔細想了，總覺得有個問題，最初我沒想明白，也忽視了。我猜，即便回傳了，你還是在這裡對吧？你的那個世界的記憶沒被抹去對吧？你昨天也說過。從傳送的那瞬間起，你和原來自己的記憶就不同了，你們是分開的靈魂了——假如說那是靈魂的話。同樣道理，你回傳了記憶，等於拷貝了一份回去，但是你依舊還在。是不是？」

他痛苦地抱著自己的頭。

我：「我知道我幫不了你了，因為我……沒有消除記憶的能力。」

說完我故作鎮定地看著他，但是心理上有著巨大的壓力。

他抱著自己的頭努力控制著身體的顫抖。

過了好一會兒，他抬起頭：「謝謝你到目前為止所做的一切，我接受了。」

我看見他眼裡含著淚。

我：「其實……」

他：「好了，我知道了，我也明白那句話了。」

我：「哪句話？」

他：「記得在培訓的時候說過，我們這個專案的名稱是『旅行者』。你們也有那個吧？旅行者探測器。」

我：「呃……美國那個旅行者探測器[1]？」

他：「那次我們都被告知：這個專案為期十年，對於其他宇宙的資訊，是像旅行者探測器一樣，源源不斷地往回發送。我最初的理解是要來很多次，現在我明白，是單程。」

他笑了一下，但那笑容很是淒涼。

我：「……我覺得……其實你並沒有，離開你的地球……」

1　一九七七年八月二十日美國發射了旅行者二號探測器；同年九月五日，發射了旅行者一號探測器。兩個旅行者探測器沿著兩條不同軌道，擔負太陽系外圍行星探測任務，飛向外太空。這三十多年來，旅行者一號探測器已經距離太陽超過一百五十億公里，成為了迄今為止飛得最遠的人造物體。而旅行者二號與太陽之間的距離超過約一一四億公里。這兩顆探測器至今還在源源不斷地向地球發送著它們「看」到的一切。而到二〇二〇年，兩位旅行者將先後耗盡所有能量。此後，它們將徹底告別人類，在宇宙中默默漂流，直到永遠。

他：「那我算什麼？附屬品？信號發射器？」

我：「……你知道這超出了……呃，超出了……」

他：「傳統道德？現有的人倫？還是別的什麼？」

我沉默了。

他：「沒關係，謝謝你。我今後就在這裡生活了，我也不必刻意做什麼，反正他們也能源源不斷地得到相關的資訊，我存在的意義就在於此。」

我：「另一個宇宙的你，也會感受到的……我是指你在這裡的感受……」

他：「是的，是這樣的。」

說著他站了起來。

他：「我該走了，再次謝謝你。」

我：「怎麼說呢……祝你好運……」

他猶豫了一下後，認真地看著我：「我真的希望自己是個精神病人，因為那樣也許還會有治癒的機會，還有一份期待。」

我在窗前看著他出了茶餐廳漸漸地走遠，心裡很難受。

量子物理學教授從不遠處的座位上站起來，走到我面前坐下：「告訴他了？」

我：「嗯……」

量子物理學教授：「他接受嗎？」

我：「有辦法不接受嗎？」

我們都沉默了一會。

量子物理學教授：「我突然覺得我們這樣很討厭，就讓他等待著不好嗎？還有個希望存在。」

我：「也許人就是這麼討厭的動物吧？想盡辦法知道結果，但是從來不想是否能承受這個結果。」

量子物理學教授：「他……不是精神病人吧？」

我想了想：「他應該是。」

量子物理學教授：「為什麼？」

我：「我沒說太多，只是提示了一些他就明白了。我猜他可能早就想到了，但是不能接受，所以一直避開這個結論。」

量子物理學教授：「可能吧……就在這裡生活著吧，反正也差不多……」

看著窗外，我想朋友也許說得對，但是我們都很清楚，對於迷失的旅行者來說，這裡不是他的家，這裡永遠都是異國他鄉。可他沒有選擇，只能生活在這個異鄉。也許總有一天他會解脫。但在這之前，只能默默地承受。直到他的身體、他的記憶，最終灰飛煙滅。

永不停息的心臟

我：「終於坐在您的面前了。」

他：「真不好意思，前幾次都是因為有各種各樣的事情沒辦法脫身，所以臨時改變時間的。」

我：「我知道您很忙，沒關係……我們進入正題吧？」

我打開錄音筆看著他。

面前這個五十多歲的男人，是個生物學家。曾經在三十七歲到四十一歲之間因精神分裂導致了嚴重的幻視和幻聽。痊癒後他曾經對別人說過，雖然那幾年很痛苦，但很重要。就是這個說法，讓我很好奇，所以拐了好幾道彎找到這個人，並且終於坐在了他的面前。

他微笑地看著我：「你的好奇我能理解，讓我想想從哪兒開始說呢？就從發病前期說吧。」

我：「好。」

他：「我發病的原因跟當時的課題有關，那時候我正在分析有關分形幾何學和生物之間的各種關係。」

我：「分形幾何學？那是數學嗎？」

他：「是，不過好像高級數學對分形幾何多少有些排斥……原因我就不說了，如果你搞無線通訊的話，對那個可能會比較瞭解。我只說應用在生物學上的吧！」

我：「好，太遠的不說。」

他：「簡單地舉例，比如說隨便找一棵樹，仔細看一下某枝樹杈，你會發現那個分杈和整棵樹很像，有些分杈的比例和位置，甚至跟樹本身的比例和位置是一樣的。如果再測量分杈的分杈，你會發現還是那樣。假如你直接量葉梗和葉脈，還是整棵樹分杈的比例。也就是說，是固定的一種模式來劃分的。再說動物，人有五個手指，其實就是微縮了人軀幹分出的五個重要分支——雙臂、雙腿、頭；鳥類的爪子也是那樣，頭、雙腳、尾巴，而翅膀平時是收起來的，尾巴卻作為一個肢體末端的映射顯現了出來，因為收起的翅膀不如尾巴的平衡性重要。這個叫做自相像性。」

我：「還真沒注意過……有點兒意思。」

他：「你記不記得幾年前流傳著一個解剖外星人的錄影？我第一次看就知道那是假的。你注意了嗎？視頻裡面那個被解剖的外星人是四個手指。這是錯的，因為片子裡的外星人和我們一樣，屬於肌體組織生物，也具備了四肢和頭，但是肢體末端映射卻少了一個。假設那是真的，那只能解釋為被解剖的外星人恰好是個殘疾外星人了。所以，我看了一眼，就知道那是假的。」

我：「嗯，回去我再認真看一遍，的確沒留意過這點。」

他：「其實分形幾何到處都是，你隨便找一粒沙，在顯微鏡下仔細看，沙的凹凸其實就是微縮了山脈；還有雪花的邊緣，其實它是微縮了整個雪花的結晶結構。現在又證實了在原子內部的結構，和宇宙是一樣的。就是無論巨細，都是一種分形結構無窮盡地類似分割下去。」

我想起了量子泡沫。

他：「我那陣兒研究的就是這個了，當時很瘋狂，找來一切資料對照，什麼神經血管分支啊、骨骼結構啊、細胞結構啊、海螺的黃金分割啊，最後我快崩潰了，覺得那是一個不可打破的模式，但是不明白為什麼。於是……」

我：「我猜，於是您就開始從宗教和哲學上找原因了，對吧？」

他笑了：「沒錯，你說對了。當時我找遍了能找到的各種宗教資料，甚至那些很隱祕的教派都找了。可我覺得還是沒得出一個所以然來，都是在似是而非的比喻啊、暗示啊，就是沒有一個說到點上……然後我就瘋了，精神分裂。因為那陣過於偏執了，腦子裡整天都是那個問題。我覺得冥冥之中有一種人類理解之外的力量在推動整個世界，或者說，造就了整個世界。人是高貴的，但是卻和花草樹木，動物昆蟲都在一個模式下，這一點，讓我對自己、對整個人類感到極度的沮喪。」

我：「有沒有最後一根稻草？」

他：「有的，我記得很清楚。那天我找來一隻雞，仔細地量牠的爪子，量牠的翅膀，結果還是一樣的。」

但是當我累了站起來的時候，我發現另一個我還蹲在那裡量。」

我：「啊？別人看得見嗎？」

他：「別人怎麼可能看見呢？那是我的幻覺。從那以後，我經常看見自己的分身在各種地方量各種各樣的東西。量完了會走過來，臉色凝重地問我：『為什麼都是一樣的？』」

我：「有點嚇人啊……」

他：「那會兒不覺得可怕，只是覺得快崩潰了。我就想，這是一個模式還是一個固定的模型呢？真的有上帝，有佛祖嗎？他們手裡的尺子就那麼一把？怎麼都是一樣的呢？」

我：「嗯，徹底困惑了。」

他：「不僅僅困惑，還因為我的專業工作就是生物學。從最開始，我始終都能看到各種各樣的證據，證明人類是獨特的，人類是優秀的，人類是神聖的。但是從應用了分形幾何到生物學後，讓很多潛在的問題都巨大化了。例如我們的大腦的確進化了，但是模式還是沒變，腦幹、小腦、大腦。雖然體積不一樣，但是人腦神經的分形比例和一條魚的腦神經分形比例沒區別。為什麼這點上不進化呢？難道說最初就進化完美了？但是不可能啊。那個時候，我整天都看到無數個我，在人群，在街道，在各種地方認真地量著。我帶孩子去動物園，看到另一個我就在獅子籠裡面量，我嚇得大聲喊危險……結果可想而知。」

我：「嗯，可以想像。」

他：「然後就是去醫院啊，檢查啊，吃藥吃得昏昏欲睡啊，還住院了不到一年。」

我：「在醫院那會兒也能看到分身嗎？」

他：「很多，到處都是，每天都有好多個自己來我跟前發問：『為什麼都是一樣的？』不過就算這樣我還是出院了。」

我：「欸？醫生怎麼……」

他笑：「當然不是，這一點得感謝我愛人和孩子。他們心疼我，一定要把我接回來，孩子甚至睡在客廳，把他自己的房間讓給我。這點我到現在都很感動。」

我：「嗯，這個很重要。」

他：「是這樣。其實就算我精神分裂那陣，我也知道自己在做什麼，我怕影響了他們，有時候覺得不對勁了，就算吃飯吃到一半，也立刻放下碗跑回自己房間去。關起門自己堵住耳朵蹲在地上，自己熬過去。等我出來的時候，我愛人和孩子就跟什麼都沒發生一樣，和我有說有笑的。我知道他們在幫我，所以平時自己也拚命克制著。我不喜歡吃藥，吃完藥腦子是昏昏沉沉的，但是還是按時吃藥，不想給他們帶來麻煩。」

我：「您的毅力也很強。」

他：「不是毅力，是我不能辜負他們。後來我還驚動國際友人了——我外國的同學聽說後特地來看我了。」

我：「不是帶著《聖經》來的吧？」

他：「哈哈，就是帶著《聖經》來的！他說如果我有宗教信仰就不會發生這種事情了……反正是想讓我皈依天主教。我知道他是好意，那時候都明白，但是我還是沒辦法接受那些。」

我：「您有宗教信仰？」

他：「沒有，我到現在也沒有。不過，他說的一句話我覺得很有道理。」

我：「是什麼？」

他：「那個老同學告訴我：有些現象，如果用已知的各種學科、各種知識都不能解釋的話，那麼對於剩下的那些解釋，不要看表面是否很荒謬或者離奇，都要學會去尊重，因為那很可能就是真正的答案。但是求證過程一定要謹慎仔細，不可以天馬行空。」

我：「這個說法很棒，很有道理。」

他：「所以這句話我記住了。」

我：「那時候您……病了多久了？」

他：「那會兒我已經精神分裂兩年了。絕望的時候我覺得可能自己會一直這樣下去了。」

我：「快到轉捩點了吧？」

他：「還沒到，不過後面兩年就不說了，都是一個樣，直接說你期待的轉捩點吧！」

我笑了。

他：「最後那一陣兒，差不多是發病的高峰期，都是讓人受不了的感覺。無數個我，穿過牆壁，穿過門，從窗外跑來對我說：『為什麼會都一樣？』我堵住耳朵，縮在牆角，但是那些自己就跑到我的腦子裡對我喊那句話，當時覺得整個頭都在嗡嗡地響，經常考慮：自殺算了，一了百了。」

我：「……太痛苦了。」

他：「是這樣，直到那一天晚上。那天晚上又開始這種情況了，我蹲在牆角，那些聲音越來越大、越來越多。就在我痛不欲生的時候，突然一個炸雷似的聲音在我耳邊響起來，喊了一句話：『這個就是答案啊！』我總覺得那真的好像是誰喊出來的，因為當時震得我手腳發麻。」

我注意到他的表情有些奇特。

他：「我愣了好一陣兒，猛然，明白了。我終於明白了！然後忍不住大笑，愛人和孩子嚇壞了，趕緊衝進來，當時我激動得不行，走到他們跟前，抱著他們娘兒倆放聲痛哭，告訴他們：我找到了，我回來了。」

他：「那一瞬間，我的所有分身都消失了，所有的聲音也都沒有了，我知道我真的找到了。」

我：「我很希望您能告訴我！」

我克制著自己的感情波動看著他。

他平靜地看著我：「馬可以跑得很快，魚可以游得很深，鳥可以飛得很高，這都是牠們的特點，為什麼呢？馬跑得很快，但是馬不會四處去問自己為什麼跑得快；魚游得深，但是魚不會四處找答案自己為什麼游得深；鳥可以在天空翱翔，但是鳥不會去質疑為什麼自己可以飛得那麼高。我是人，我不會那麼快、那麼深、那麼高，但是我能夠去找，去追求那個為什麼。其實，這就是人類的不同啊，這就是人類的那顆心啊。」

我：……

他：「其實，我想通了很多很多。生和死，不重要，重要的是去尊重生命；生命是否高貴不重要，重要的是尊重自己的存在。在自己還有生命的時候，在自己還存在的時候，帶著自己那顆人類的心，永不停息地追尋那個答案。有沒有答案，不重要，重要的是要充滿期待。還記得潘朵拉盒子裡的最後一件禮物嗎？」

我：「希望。」

他笑了：「沒錯，就是這個。就算會質疑，就算問為什麼，那又怎麼樣？不需要為此痛苦或者不安，因為人類就是這樣的，就是有一顆充滿好奇、期待、希望，永不停息的心臟。」

我心裡的一個結，慢慢地鬆開了。

那天臨走的時候，我問他：「痊癒之後您是什麼樣的感受呢？」

他沒直接回答：「你有宗教信仰嗎？」

我：「不好意思，我沒有……」

他：「沒什麼不好意思的，我也沒有，不過，我想借用新約的一句話，就是你剛才問題的答案。在《約翰福音》第九章第二十五節的最後一句。」他狡黠地笑，並沒有直接告訴我。

出了門我立刻發短信給一個對宗教頗有研究的朋友，讓她幫我查一下。過了一會兒她回了短信給我：《約翰福音》第九章第二十五節原文：He answered and said, Whether he be a sinner or no, I know not: one thing I know, that,「whereas I was blind, now I see.」

「whereas I was blind, now I see.」

「從前我是瞎的，如今我看得見。」

禁果

她：「難道不是嗎？我覺得太刺激了！」

我：「我怎麼覺得你思維傾向有些問題啊？」

她：「每個人都會有那種傾向吧？只是我說出來罷了。好多不說的，你可以直接把那種劃分為悶騷類型。」

我：「嗯……不對，就算有你說的那種反叛或者挑戰或者追求刺激的情緒，也沒你那麼強烈。你這個太……」

她：「那我就不知道了，但是我覺得對自己來說，這點真的是夢想，哈哈哈，我太沒追求了。」

我：「正相反，我是覺得你太有追求了。」

坐在我對面的不是患者，是我的一個朋友，但是我覺得她有得精神病的潛質，這麼說是因為她有一些很特殊的想法，特殊到我不能接受或者我覺得很瘋狂……不好意思，不是很瘋狂，是相當瘋狂。因為迄今為止，我還沒聽到過任何人有這種想法——像她那樣的想法。

她：「你不是在誇我吧？」

我：「不是。」

她：「唉……怎麼不理解呢你？這樣吧，我退而求其次再說我的第二願望吧？」

我：「等我坐穩一點兒。」

她笑：「你真討厭！」

我：「好了您說吧。」

她：「你有沒有想過，假如你在艾菲爾鐵塔上參觀的時候，突然想大便，然後就躲在鐵塔的什麼地方，真的大便了？還看著那個自己排出的東西自由落體。」

我：「啊？什麼？」

她無視我的驚訝：「我們再換一個地方：在參觀自由女神的時候，在自由女神的火炬上大便？或者在獅身人面像的臂彎裡大便？要不在金字塔裡面？英國的大笨鐘上？或者北極南極的極點……」

我：「停啊，停。怎麼奔著違法亂紀去了？為什麼要在那些地方去大便呢？」

她嚴肅地看著我：「那是有意義的。」

我：「什麼意義？」

她：「排泄是正常的生理行為對吧？但是人類把那事兒搞得隱私了，偷偷摸摸藏著幹，我覺得那是不對的。那些建築既然是人為的，那麼所謂輝煌的定義也是人為的嘍？所以我想在那種人為意義的輝煌上，做著本能的事兒……」

我：「不好意思，我還得叫停。你這是行為藝術了吧？」

她：「你知道我很鄙視那些所謂搞藝術的。」

我：「可你的做法和思路已經是行為藝術了。」

她：「你怎麼老用現有的模式套啊？誰說那就算藝術了？那個算什麼藝術啊？只是我很想那麼做，覺得很刺激，至於別人認為是什麼我才不管呢。誰說這是藝術我都會狠狠地呸一口！」

我：「呃……那好吧，可是為什麼要用那種方式刺激呢？你可以跳傘，潛水，蹦極（編注：即高空彈跳），坐過山車（編注：即雲霄飛車）……」

她不耐煩地揮了揮手：「那些太小兒科了，我需要的是那種心理上和情緒的刺激，你說的那些一幫人都起鬨，有什麼刺激的？你給我根菸。」

我：「這是速食店，不讓抽菸。」

她：「你先給我，我點上，有人轟我我就叼著出去，總不能奪下來吧？」

我無奈地把菸盒打火機遞給她。

她點上，輕巧地吸了一下後舔著嘴唇，帶著一臉挑釁找碴的神態四處瞟著。

我覺得又好氣又好笑。

我：「你怎麼跟青春期小孩似的？」

她：「誰說只有小孩才能這樣了？其實你想過沒，我們都是那種四處找碴四處惹事兒的動物。」

我：「你是指人類？」

她：「嗯。你看，伊甸園禁果的故事知道吧？甭管有沒有蛇的事兒吧，最初那兩口子還是嘗了對吧？我原來想過，要是他們倆都沒吃，就一直那麼純潔地在那個花園裡溜達著？有勁嗎？」

我：「可能挺有勁吧？」

她：「有勁？我問你：知識，是負擔嗎？」

我認真想了想：「要看怎麼看了。」

她：「不不不，你錯了，知識永遠不會是負擔，欲望才是負擔。你的知識只是知識，你要看本質，有了知識，你自己又附加了很多欲望出來，也就是說，你獲取知識的原始動力不是純粹的。上大學是為了什麼？工作後又上那些各種補習班是為了什麼？為了渴望知識？呸！那是胡說！但是最初學院的建立是為了什麼？為了傳播知識，現在已經不是了，大學甚至成了虛榮的一部分——如果你是名牌大學出來的話。為了知識？這個謠傳太冠冕堂皇了！」

我：「嗯，這點我同意，好像最早學院和書院的成立的確是為了傳播知識，或者傳播某種知識。」

她：「對吧？伊甸園那兩口子，獲得了一個新的知識：吃了那個無公害蘋果，就怎麼怎麼樣了，欲望導致他們去嘗試。對不對？」

我：「被你一說，覺得那麼……」

她：「哈哈，不管我怎麼用詞或者語氣，我說得沒錯吧？而且很多事情原來不是隱藏著的，是很公開很榮耀的，周圍的人也都懷著喜悅的心情對待。」

我：「嗯？我沒懂，你指什麼？」

她：「結婚就是。最初的婚禮是一種喜慶，一對野人決定一起弄個孩子出來，就宣布了，大家都道賀，然後兩人手牽手進了小帳篷或者在某個角落開始做愛。現在除了最後一部分藏著，其他部分還是延續下來了。前一部分是什麼？婚禮對吧？婚禮主要目的是什麼？是個新聞發布會，是個行為說明會對吧？其實說白了就是結婚那對小公母，聯名向雙方的親朋好友公開宣布，今晚我們倆要做愛啊。可大家不覺得骯髒下流，反而高興地來參加。婚禮其實本身就是神聖的，製造後代，但是做愛那部分成了隱私了……當然了，現代的婚禮複雜了，都是人自己搞的。」

我有點兒蒙地看著她：「婚禮原來是為了宣布兩人今晚做愛……」

她：「對啊，其實婚禮很刺激。這麼公開的宣稱，多刺激啊，參加的人不知道嗎？都知道吧？哈哈，真刺激。」

我：「瘋狂的婚禮……」

她掐了菸得意地看著我：「怎麼樣，沒人管吧？再說回來，如果我們最開始確定一個人成年儀式，就是要到某個指定輝煌的地點去大便，那麼現在恐怕艾菲爾鐵塔底下會修個露天化糞池吧？」

我：「終於明白你要說什麼了，你是想說去挑戰那種現有禮儀和道德還有隱私的公眾認知對吧？」

她笑了：「你怎麼非得複雜化這件事兒呢？我只是想刺激，沒那麼多大道理。這麼說吧：是不是禁果，吃了能怎麼樣，對我來說沒所謂。我想吃了它，才是目的。」

我：「嗯……是這麼說，但是你的行為肯定有潛意識的成分……我懂了！」

她：「嗯，你懂了嗎？」

我：「你是想說：純粹。」

她很高興地笑：「哎呀，這個小朋友真聰明啊，就是純粹。我們現在做事兒都是不純粹的，都是很多很多因素在裡面，為什麼就不能純粹地做件事兒呢？純粹地做一件事兒，多痛快啊。你生活一年，能有一次什麼都不想就是為了純粹的做而做嗎？沒有吧？所以說你活得累。而我不是，我活得自在，我至少剛剛就做了啊，我在不讓抽菸的地方抽菸了，就是想做一件純粹的事兒。我說的那些在各種地方大便，也是一件純粹的事兒。滾他的藝術，跟我無關！」

我：「這是放縱吧？」

她：「你這個人啊，死心眼。讓你什麼時候都純粹了嗎？我們都是社會動物對不對？而且還都脫離不了對不對？但是給自己嘗禁果的機會，哪怕一年就一次，不是為了任何理由，就是想嘗，跟別人無關。

我是雜誌編輯，我依舊在城市、在人群裡生活，我偶爾純粹一下，行不行？」
老實講，我的確被說動心了。
她笑得很得意：「開竅了？我得撤了，約了人逛街。」
我：「嗯……等你決定去什麼輝煌地方大便的時候，提前通知我，我要做你純粹的見證人。」
她仰起頭大聲笑，周圍的人都為之側目。
笑完她變魔術似的從包裡翻出個蘋果，放在我面前：「嘗嘗看？」
我在二樓目送著她一溜小跑地出了店門遠去了。
拿著蘋果，我沒有吃，就那麼看著。
一種淡淡的清新味道，在空氣中彌漫開來。

朝生暮死

她：「你下午沒別的事了吧？」

我：「嗯，沒事了。」

她：「那你先別走了，我們聊聊？」

我：「好啊。」

她是我認識很久的一個朋友，職業是心理醫生，有催眠資質。曾經在很多時候給過我很多幫助，如果沒有她，有些事情我甚至不知道該去問誰——對精神病患者這方面。

我：「是不是覺得我有精神病人的潛質了？」

她：「哈哈，看你說的，就閒聊。我突然對你很感興趣。」

我：「嗯，認識七年了，今天才感興趣的？」

她：「喲，都七年了。你記那麼清楚？」

我：「對啊，我生日您總是送一種禮物——領帶，各式各樣的領帶。」

她笑：「是，我很頭疼送男人生日禮物……說起來，好像我老公也只收到過領帶。」

我：「你就是禮物，對他來說你就是最大的禮物。」
她：「哈哈……下次我告訴他。唉！聊天還錄音？習慣了吧？」
我：「嗯，您說吧。」
她：「真受不了你……我是想問，你最初是怎麼選擇接觸他們（精神病患者）的？不要說別的客觀原因，我問的是你個人意願的問題。」
我：「還記得幾年前你給我做的深催眠嗎？」
她：「因為這個？」
我：「嗯……一部分吧。不過我聽錄音的時候自己都不敢相信。」
她：「所以我說不讓你聽。」
我：「不管怎麼說，我就是從那時候開始萌生的那個想法，雖然後來想得更多……對了我跟你說過吧，每個人看待世界是不一樣的。」
她：「嗯，這個當然。」
我：「後來我發現更多的東西，不僅僅是看到的不一樣。」
她：「啊？……你說說看。」
我：「同一個世界的人，看到的都是不一樣的世界。反過來，這些不一樣的世界，也影響了看待者本身。」
她：「你最近說話喜歡兜圈子，你發現沒？」
我笑了：「我的意思是說：既然一個世界可以演繹成這麼多樣，那麼嘗試一下很多個世界來讓一個人看吧，這樣似乎很有趣。」

她：「我能理解，但是這樣很危險。我現在最擔心的就是你接觸太多精神病人的問題。」

我：「我知道危險，尤其我這種沒受過專業訓練，就憑小聰明死頂的人。不過，我真是太好奇了。」

她：「呵呵，我想問問，你平時個性挺強的，為什麼能接觸那麼多患者？而且還都跟你聊得不錯？」

我：「我也是精神病唄。」

她很嚴肅：「我沒跟你開玩笑，也不想對你診療什麼的，我想聽你的解釋。」

我：「我說得玄一點你能接受嗎？」

她：「你說吧，我見的患者比你多。」

我：「ＯＫ，每個人都有屬於自己的空間，就在身體周圍。用那些半仙兒的話就是『氣場』，說偽科學點兒就是個人的磁場。其實說的都對，也都不對。說得對是因為的確有類似的感覺，說得不對是因為它還是以概念劃定的。我可以試著解釋一下，其實那種所謂個人的空間，是自身的綜合因素造成的。拿我舉例，從我的衣著、舉止，到我的眼神、表情、動作，還有我因為情緒造成的體內化學物質分泌，它透過毛孔擴散到空氣中，這些都是造成那個所謂空間的因素。」

她：「嗯，分析得有道理。別人在不知不覺中接觸了你的化學釋放，看到或者聽到你的言談舉止，受到了一些心理上的暗示，結果就在感覺上造成了『場』的效果。」

我：「就是這樣的。而且這個『場』還會傳染。當有人感受到後，如果接受這個『場』的存在，情緒上受感染，身體就會複製一些動作、化學氣息什麼的，說白了就是會傳染給其他人。最後某個人的個人空間被大家擴散了，導致一些群體行為。例如集體練功一類的，經常出這種事情。」

她：「群體催眠或者說是症候群……你怎麼打岔打這麼遠？」

我：「我沒打岔。我是需要你先瞭解這個情況。好，我們說回來，你剛剛說我個性很強，其實我自己知道。但是帶著這種個性是接觸不了精神病人的，所以我會收斂很多。面對他們的時候，我沒有表情，沒有肢體語言，克制住自己的情緒和情感，我要全面壓縮自己的空間。這樣，我才能讓對方的空間擴大，擴大到我的周圍。也就是這樣，他們才能接受我。為什麼？因為我沒有空間，我的空間和對方是融合的，我收縮陣營了而已。但是這種情況對方很難察覺。」

她皺著眉：「明白是明白了，但是好像用『中立』這個詞不太恰當……」

我：「不光是中立，是徹底的謙卑，態度上的謙卑。」

她：「嗯，有點那個意思……很有一套啊你！」

我：「別逗了，你也知道那個謙卑只是一時的姿態，其實我是要瞭解他們的世界、他們的世界觀。」

她：「那你為什麼不瞭解正常人的呢？」

我：「理論上講沒有正常人，因為正常這個概念是被群體認可的……」

她：「別東拉西扯，說回來。」

我：「哦……我挑這個群體是經過反覆考慮的。你想啊，什麼人會渴望對別人說這些呢？一定是那些平時不被接受的人，不被理解的人，被當作異類的人。他們很願意告訴別人或者內心深處很願意告訴別人，就算他們掩飾，但是相對正常人來說，也是好接觸多了，他們相對很容易告訴別人：我的世界是這樣的！而所謂的正常人很難做到那麼坦誠，他們有太多顧慮了。這樣我得多花一倍，甚至N倍的時間去接觸，太累了。」

她：「有道理。你說了為什麼挑選那個人群，為什麼想看很多個世界，以及你的好奇。可我還是想知道，最根源的到底是什麼在驅使你。」

我認真地看著她：「你肯定知道，不用我自己說吧？」

她：「我們不要玩諸葛亮和周瑜猜火攻那套，我想讓你說。」
我：「呃……好吧。我從根本上質疑這個世界。」
她：「你不接受那個公眾概念嗎？」
我：「什麼公眾概念？」
她：「活在當下。」
我：「我接受啊，但是這並不妨礙我抽空質疑。我不覺得有什麼衝突。」
她：「好了，我現在告訴你，這就是我對你感興趣的地方。」
我：「質疑的人很多啊。」
她：「不同就在於，你真的就去做了。我們原來聊的時候你說過，你會嘗試多種角度看一個事物，你最喜歡說的是：要看本質。」
我：「對啊，看清本質很多事情都好辦啊。」
她：「露餡了吧，你的控制欲太大了。你對這個世界的變幻感到困惑，你很想找到背後那個唯一的原動力，你知道那是本質，你想掌握它。否則你會不安、失眠，你會深夜不睡坐在電腦前對著搜索欄不停地找答案，你休息的時候會長時間地泡圖書館，查找所有宗教的書籍、歷史的書籍、哲學的書籍，可是你看了又不信，反而更加質疑了，對不對？你不知道怎麼入手，你覺得總是差那麼一點就抓住了，但是每次抓到的又都是空氣……」
我：「停！不帶這樣的！說好了閒聊的！」
她：「好，我不分析了，我想問，是什麼讓你這麼不安呢？」
我：「我沒不安。」

她：「別抬槓，你知道我指的是你骨子裡的那種感覺，不是表面。」
我：「這得問您啊，深催眠那次的分析您始終不告訴我，為什麼不告訴我？」
她狡猾地笑了：「等你長大了我就告訴你。」
我：「該死的奚落……」
她笑得很開心：「你知道嗎，我沒想到你會堅持這麼久，指接觸患者。」
我：「嗯，我自己也沒想到。」
她：「不是一個人吧？」
她似笑非笑地看著我。
我：「你是說我精神分裂了？」
她：「幾個？」
我：「我想想啊……四個吧？」
她：「痛快招吧，別藏著了。」
我：「有什麼好處？」
她想了下：「等你走的時候，把那次你的催眠分析給你。」
我：「好！四個人格分工不同。最聰明、最擅長分析的那位基本都深藏著，喜歡靜，喜歡自己思考，接收的資訊只會告訴其他人格，不會告訴外人，這個叫分析者吧；而現在面對你的這個，是能說會道的那種，什麼都說得頭頭是道，其實思維部分是來自分析者的，這個叫發言人好了；還有個女的，負責觀察，很細緻，是個出色的觀察者，可能有些地方很脆弱，或者說軟弱；還有一個不好說，不是人類吧，或者比較原始。」

她極力忍著笑：「藏了個流氓禽獸？」

我：「你現在面對的才是流氓禽獸。」

她笑得前仰後合：「不鬧了……我覺得你情況很好。你接觸了那些患者後，心理上沒有壓力嗎？」

我：「怎麼可能沒有，而且很多是自己帶來的壓力。」

她：「自己帶來的壓力？」

我：「不要重複我最後一個詞，這個花招是你教我的。」

她：「不好意思，習慣了。」

我：「我發現我接觸得越多，疑惑就越多。因為他們說得太有道理，但是這跟我要的……雖然很接近的感覺，但總覺得還不是那個點……這麼說吧，如果說有個臨界點的話，每次都是即將到達的時候又沒了，就到這裡了。我猜可能不是我自己領悟的，所以沒辦法吃透……哎，這讓我想起那句佛曰了：不可說，不可說。」

她：「我也想起這句來了，不過……原來你的質疑成了一種保護……可這樣的話壓力更大，你的世界觀雖然沒被扭曲或者影響，但是你的焦慮還是沒解決啊！」

我：「沒錯，開始是。那陣嚴重失眠，我覺得真的快成三樓樓長了。不過，某次覺得即將崩潰的時候，還是找到了解決的辦法。」

她：「找到宣洩口了？自殘還是什麼？」

我：「去，沒那麼瘋狂，很簡單，四個字：一了百了。」

她狐疑地看著我：「我怎麼覺得這更瘋狂啊？你不要嚇唬我。」

我：「我還是直接說明白吧。死，就能解決那些問題，但是跟你想的不一樣。」

她：「你怎麼剛才好好的，現在不正常了？」

我：「你沒明白，死這個概念太複雜了，我用了其中一種而已。也算是自我暗示，每天睡前，我都會告訴自己：我即將死了，但是明天會重新出生的。」

她：「……原來是這樣……明白了，真的可以做到嗎？」

我：「不知道對別人是不是管用，但我很接受自己的這種暗示。每天早上，我都是新生，一切都是過去式了。雖然會有記憶，但那種狀態只是一種時間旅行的狀態，重點在於：旅行。就像出去旅遊，心裡明白總要回家的，這樣，思維上的死結很快就打開了，就是說跳出來了，抽離了。每當面對一個新患者的時候，我總是盡可能地全身心去接受，全身心地融入，盡可能謙卑，盡可能地讓對方放大自己的空間，我可以背負著全部。但是當晚，結束了，我卸下了全部。情感方面卸下了，而那些觀點和知識作為資料收起來，就像人體內的淋巴系統一樣，病毒碎片收集起來，增加了免疫力。其實電腦殺毒軟體不也是這個原理嗎？我也借用了，借用在思維上。不是我多強大，而是我學會了一種狀態，用精神上的仿生淋巴系統來自我保護。」

她：「……朝生暮死……」

我：「嗯，就是這樣的。」

她：「原來如此……」

我：「所以我再強調一遍：要看本質。本質上我要的是找到我想知道的。如果那部分是資料，我很樂意收起來，但是我知道那只是資料，而不是答案。」

她：「你到底算感性呢，還是算理性呢？你的感性是動力，但是你全程理性操控。」

我：「大多數人都是唯心唯物並存的態度，或者說介於兩者之間。」

她：「這個我同意，不清楚為什麼有人為這個爭得你死我活的。」

我：「對啊，要接受不同於自己的存在啊……對了，你說我控制欲太大，我這不接受了不同於自己的存在嗎？」

她抬頭揚起眉看著我：「你清楚我說的是兩回事！我覺得你算精神病人了，還是甲級的那種。」

我笑：「什麼意思？還帶傳染的？」

她：「你別往外擇（編注：擇，大陸口語中唸做ㄓㄞˊ時，意為「抽身」、「解脫」）自己。傳染？你那不是被動的傳染，你那算蠱惑。」

我：「可我的確是不知不覺中……」

她：「你把自己也劃歸為一個案例吧？挺有特點的，屬於特自以為是的那種。」

我：「嗯？好主意！」

她反應了一下：「你不是打算真的這麼做吧？」

我的確做了，你看到了。我相信你一直在看。

你肯定也很想瞭解為什麼我要花這麼多時間精力去接觸精神病人，這也不是什麼八卦猛料，沒什麼不能曝的。

至於別人怎麼看，我都接受，因為這個世界就是這樣的啊，承認不同於自己的存在，這個很重要。關於我的承受能力問題，其實不是問題。在每天早上「出生」時就做好準備了，準備好接受那些不同的世界；每天晚上我「死」掉，結束掉該遺忘的，儲存我所需要的。

我就是這樣，「朝生暮死」地面對每一天。

預見未來

雖然他穿著束身衣，但是真的坐在他面前，我還是有點緊張，因為被人告誡患者有嚴重的狂躁傾向，還是發病不規律的那種。

我看著他的束身衣：「好像有點緊吧？」

他：「我主動要求的，怕嚇著別人。」

我茫然點了下頭。

他非常直接：「我可以預知未來，但是，我沒辦法判斷什麼是線索。」

很突然地聽了這麼一句我愣了下，趕緊低頭翻看他的資料：「什麼意思？未來？沒有這部分啊……」

抬頭的瞬間我注意到他輕微揚了下唇角。

這位患者的原職是公務員，大約三十歲。他臉部的線條清晰、硬朗，不過眼神裡流露出疲憊和不安——看上去就像思想鬥爭了很久的那種狀態，實際上據說剛睡醒一個多小時。

他再次強調：「我能預見未來。」

我：「算命還是星相？」

他：「不，很直接地預見，可是，發生前我不知道那是什麼。」

我：「什麼？」

他不安地舔了下嘴唇：「舉個例子吧，九一一，美國那個，知道嗎？」

我：「知道，那個怎麼了？」

他：「九一一發生前幾天，我不知道為什麼搜了很多世貿雙子大廈的資料。其實沒正經看，但是搜了很多。」

我：「巧合吧？如果做個統計，可能全球會有幾十萬人都那麼做過——無意識的。」

他：「那只是一個例子，一個你知道的例子，其他的還有很多。」

我：「是嗎？說說看。」

他：「我在超市莫名地買了一個杯子，樣子和家裡的一樣，我甚至不知道為什麼買，幾天後，舊的杯子被摔碎了；有時候我會挑特定某個藝人的作品看，其實並不怎麼喜歡看，純粹只是打發時間，也沒多想，幾天後，那個藝人會死掉或者出事；我整理東西的時候，可能會把某一件根本沒用處的東西特地留在手邊，幾天後一個突發事件肯定就用上了；我突然想起某個朋友或想起和他有關的一些事情，而被想的那個人，很快就會和我聯繫，不超過五天；或我無意識地看到某個建築，我想像它被火燒的樣子，幾天後，那棟建築就會失火……這類事情發生過太多了。而且，這種預感最初是從夢裡延伸出來的。」

我：「呃……夢見將發生的事情？」

他：「對，在即將發生的前幾分鐘。」

我：「我沒懂。」

他：「我在夢裡夢到電話響，然後不管什麼時候，都會醒，接著電話就真的響了。銜接的速度很快，對方甚至不相信我半分鐘前還在睡覺。」

我：「只是針對電話嗎？」

他：「不，任何會吵醒我的東西。實際上任何能吵醒我的東西或者事情，都沒辦法吵醒我，因為我會提前半分鐘左右醒來。」

我：「永遠不需要鬧鐘？」

他：「是的，包括別人叫我起床或者有人來敲門。」

我：「從什麼時候起這樣的？」

他：「記不清了，小的時候就是這樣。而且，原本還只限於夢裡，但是從幾年前開始，已經延伸到現實了，雖然我不能預知會發生什麼。」

我：「懂了，就是說直到真的發生了，你才想起來曾經做過的、想像過的那些原來不是無意義的。」

他：「就是這樣，沒夢裡那麼具體。」

我：「你跟醫生說過嗎？好像沒有吧？資料上……」

他：「我和第一個醫生說過，看他的表情我就明白了，跟他說這些沒用的。」

我：「那你為什麼又對我說了？」

他：「你不是醫生，也不是心理醫生，你甚至不是醫院的人。」

我：「你怎麼知道的？」

他：「幾天前我已經想好了，我會對相信這些的人說出我能預見未來。甚至我還把要說的在心裡預演了一遍。」

我覺得有點不安。

他：「當你坐到我面前的時候，我就知道那天不是我瞎想了，也是個預見。」

我：「你是怎麼做到的呢？」

我知道這麼問很蠢，但還是忍不住問。

他：「如果知道就好了，那種情況不是每天發生，有時候一個月不見得有一次，有時候一週內連續幾件事情，弄得我疑神疑鬼的。」

我：「呃……你還記得你狂躁的時候是怎麼回事嗎？」

他：「一部分。」

我：「問一句比較離譜的話：那是你嗎？」

他：「是我，我沒有分裂症狀。」

我：「那麼，你預見未來和你狂躁有關係嗎？」

他有些不耐煩：「也許吧。我不確定，可能那些不是我的幻覺，是真的訊息。」

我：「真的訊息？」

他看了我一會兒：「沒準什麼時候，很突然地就發生了。一下子，很多很多訊息從我面前流過，但是是雜亂的，沒有任何規律，或者我看不出有什麼規律……那些訊息有文字，有單詞，還有不認識的符號，還有零星的圖片，混雜在一起撲面而來，我覺得一些能看懂，但是捕捉不到，太快了！」

我：「你是想說這是引發你躁狂的原因嗎？」

他：「也許吧，我想抓住其中一些，但抓不住。」

我：「等等，我打斷一下，你知道你狂躁後的表現嗎？」

他：「不是抓人嗎？」

我：「不僅僅是，好像你要撕裂對方似的，而且……」

他：「而且什麼？」

我猶豫了幾秒鐘：「像個野獸的狀態。」

他愣了一下：「原來是這樣……我記憶中是抓住別人說那些我看到的訊息……太破碎了，我記不清了。」

我：「你所說的那種很多訊息狀態，是不是跟你現實中預見未來的起始時間一致？」

他認真地想：「應該是吧……具體的想不起來。最初還對自己強調那是巧合，但是太多事情發生後，沒辦法說服自己那是巧合了。」

我：「而且你也沒辦法證明給別人看。」

他：「是這樣，有一陣兒我真的是疑神疑鬼的。你能想像那種狀態嗎？對自己所做的事情都感到迷惑，有的時候甚至覺得所有事情都是一種對未來的預見，可是沒辦法確定。越是這樣，越不知道該怎麼辦。但是，總有一些不經意的事情發生，讓我再次確定：又是一次預見。」

我：「假設那真的是巧合呢？」

他：「我已經排除了。因為一而再、再而三的就不會叫巧合了。沒有那麼湊巧的事情會發生很多次。」

我：「想想看，是不是你無意識地捕捉到了那些經過你眼前的各種訊息，所以你才有預見行為？」

他：「也許吧。但是他們說我被催眠後講了很多別人聽不懂的東西，據說雜亂無章。」

他已經想到催眠了，這讓我有點詫異。

我：「嗯，錄音我聽了，的確是那樣，醫生沒騙你。」

他：「嗯，我對有些事情，想通了一些。」

我：「哪方面的？」

他：「也許我們都能預見很多事的發生，但發生的事太小了，有些是陌生人的，也就沒辦法確定。」

我：「你是說每個人都能預見一些事情的未來走向，但是因為不是發生在自己身上的，也就沒辦法知道其實那是預見未來？」

他：「對。」

我：「但是別人不做那種夢，也沒有什麼訊息流過眼前啊。」

他：「也許他們有別的方式呢？」

我：「嗯……你看，是這樣，如果你說這是個例，我可能會相信。但是如果說這屬於普遍現象，我覺得至少還缺乏調查依據。」

他：「你說得一點沒錯，但是誰會做這種調查呢？誰能知道很多事情的關聯呢？也許我的每一個想法，其實都是會在未來幾天發生的，但是那件事情不發生在我身邊，發生在美國，發生在澳洲，發生在英國，我也就沒辦法知道。而且那件事情要是很小呢？不可能把每個人發生的每件事情都記錄吧？即便記錄了，也不可能都彙集到一起再從浩如煙海的想法中找到預見吧？如果那種預見是隨機的，那麼同樣一個人的未來幾天，分布在全球十幾個人各自的預見中，那怎麼辦？」

我努力把思維拉回自己的邏輯裡：「可以那麼假設，但是沒正式確定的話，只能是假設。還有就是，你對這個問題想得太多了……」

他：「我承認，但是這個問題不是困擾我的根本。換句話說，我不是因為能預見未來才進精神病院的，我是因為狂躁。我狂躁的原因是那些訊息。這麼說吧，沒有那些訊息，我無所謂，預見就預見了，不關我的事，可那些訊息出現的時候，我憑直覺知道那些很重要，雖然我可以無視，但是它們畢竟出現了，我就想捕捉到一些，卻又沒可能，但總是會出現。如果你是我，你難道不會去在意那些嗎？你難道沒有捕捉未來訊息的想法嗎？可最終你發現自己根本來不及看清那些，你會不會發瘋？」

我很嚴肅地看著他，同時也在很嚴肅地想這個問題。

他：「人從古至今都在用各種各樣的方式企圖預知未來，占卜、星相、面相、手相，甚至透過杯底的咖啡漬痕跡，但是沒有一種明確的方法，沒有一種可靠的手段。而我突然有了這樣的訊息在眼前，但是太快，太多，超出了我的收集能力，我只能瘋狂了，對於我在瘋人院，我接受，但是我沒一點辦法。也許那個訊息狀態就不該讓我得到，讓一個聰明人拿去吧，放在我身上，不是浪費，而是折磨。」

我在他眼裡看到的是無奈、焦慮、疲憊。

那天下午我把錄音給我的朋友——也是這位患者的主治醫生聽了。看著他做備份的時候，我問他對這些怎麼看，是否應該相信，他說他信。

我問他如果作為一個醫生都去相信這種事情，那我該怎麼看待這個問題。我的朋友想了想，說我應該自己判斷。

未來是個不定數，如果再套上非線性動力學的話，會牽扯得更多，但結果都是一樣的——依舊沒有頭緒。我甚至還自己想過如果是我，能不能捕捉到流過眼前的那些訊息？老實說，我這人膽子不算小，但是讓我選擇的話，我最多也就是選擇在電話響起的半分鐘前醒來。更多的我也沒辦法承受了。

這時候我突然覺得，也許當個先知，可能真的像他說的那樣，只是讓人備受折磨。

雙子

第一眼看見她，我就知道她一定是出生於那種衣食無憂、家教良好、父母關係融洽的家庭，因為她的鎮定和自信——就算穿著病號服也掩飾不住。

我：「你好。」

她謹慎而不失禮節地回應：「你好。」

我：「沒關係，您放鬆，我不是做心理測評的。」

她：「哦……那你是幹麼的？」

我：「我打過電話給您。某醫師您還記得嗎？他告訴我您的情況，我想多瞭解一些，所以……可以嗎？」

雖然電話裡確認過了，但是我必須再確認一次。

她緩緩地點了點頭。

我：「如果您不想說，或者到一半的時候改主意了，隨時可以停下。」

她：「不，不會的。」

我：「好，那麼，您的情況是……」

她：「我先要告訴你一件事，這個是比較……說巧合也好、註定也好、命運也好、遺傳也好，反正這是我母親家族的一個特點。」

我：「遺傳病嗎？」

她：「不，不是病。我母親那邊的家族，只要是女性，都是雙胞胎。我的媽媽是，我的外婆是，一直往上算，有家譜記載的，到一百多年前都是。」

我：「雙胞胎的確有遺傳因素……不過您這個概率也太大了……那麼您有小孩了？」

她：「我的兩個女兒十五歲。」

我：「明白了。記錄上說您的妹妹去世了。」

她輕歎了下：「對，快一年了。」

我：「這些您能說說嗎？」

她：「說就說吧，反正事情已經這樣了……我是雙胞胎中的姐姐，這個你知道。我是那種不大愛說話的人，我妹妹和我正相反。雖然我們長得很像，但是性格是完全相反的。她開朗外向，我不是。人家都說雙胞胎各方面都很像，但是我們只有長得像。僅僅是看外表，相像到我女兒都分不清的地步。其實細看還是能分清的，因為我們是鏡像雙胞胎。我頭上的旋偏左，她偏右。我有點習慣用右手，她用左手……我們的生活也不一樣，她結婚又離婚，沒有孩子。」

我：「就是說您和她面對面站著，是完全一樣的？」

她：「對。」

我：「我曾經聽說過雙胞胎都有心靈感應，是嗎？」

她：「很多人都那麼說，其實沒什麼特別的心靈感應——如果你非得把那個叫『心靈感應』。對真正的雙胞胎來說，不存在什麼奇妙的事。我不用什麼特別的方式就能知道她在想什麼、在幹什麼、身體是不是很好、情緒是不是有問題。」

我：「這還不夠奇妙嗎？」

她：「我不覺得。我們從沒出生就在一起，彼此知道對方的想法和情緒不是什麼了不起的事。我們小時候家裡沒有電視機，有了後覺得很新鮮。你一出生家裡就有電視機，所以你不覺得那個有什麼特別的，一個道理。」

我：「可能吧，但在非雙胞胎看來已經很奇妙了。」

她：「雖然她生活上不是很順利，不過其他的還好。但是後來……你也知道，他前夫把她殺了。」

我：「呃……我想確認一個問題，可以嗎？」

她：「你想問我那天有沒有感覺對吧？有，我夢到了。」

我：「夢到她前夫……」

她：「對，所以沒等人告訴我，我就打電話報警了。」

我：「不好意思，我只是想聽您確認下。」報告上是這麼寫的，報警的人是眼前這位患者。

她：「沒什麼，過去了。」

她克制力很好。表情相對平靜，眼圈卻有點紅。

我試探性地問：「您抽菸嗎，或者要水嗎？」

她花了幾秒鐘就鎮定下來了：「我什麼都不要，你可以抽菸。」

我：「呃……不，我不是那個意思……那麼後來呢？」

她：「後來雖然我很難過，但是沒發生什麼特別的事。只是半年前我突然夢到我妹妹了，她說不習慣一個人。我一下子就醒了，之後事情開始不一樣了。」

我：「例如？」

她沒回答，反問我：「你相信鬼嗎？」

說實話我對這個問題一直很困惑很費解，因為目前的說法極其混亂——雖然有很多說法能說明鬼不存在。比方說有個朋友就說過：見鬼的那些人都是看到穿著衣服的鬼吧？難道說衣服也變成了鬼？所以那個朋友斷定鬼是人們一廂情願的幻覺。而且的確沒辦法直接證明鬼存在。但大多數人說起鬼，都會信誓旦旦地說身邊某個很親近的人見過或者怎麼怎麼過，所以我對這種事情是中立態度。就算我有過類似的經歷，可是，至今我沒辦法確認那是什麼。所以我只能、也只好用不置可否的態度去看待這件事。

我：「嗯……不是太信……」

我覺得我這句回答跟沒說一樣。

她：「我原本不知道是不是該去信，但是我見過了。」

我沒掩飾自己，歎了口氣。

她：「我知道你不相信，有些醫生也不相信，他們認為我受了刺激。但是我不是那麼脆弱的人。生活中的打擊我可以承受，但是超出想像的那些，我承受不了。」

我：「好吧，對不起，我放下我的觀點和態度。」

她：「記不清在哪一天了，我早上起來洗臉，側過身去拿洗面乳，眼角餘光看到鏡子裡的我雖然動了，但是還有個跟我的影像重疊的影像。」

我：「……什麼？我沒聽明白。」

她：「鏡子裡，我有兩個影像。我照鏡子的時候，和我的影像重疊了，我看不出來。但是我的影像隨著我側過身；另一個卻沒有，還是原來的姿勢，並且看著我。我幾乎立刻就知道那是我妹妹。」

我：「嗯，是這樣，我對眼角餘光問題知道一些。因為所謂的餘光其實是視覺邊緣，那個邊緣是沒有色彩感的，因為也不需要有色彩感。所以很多時候用餘光去看，會出現模糊的一團，正經看卻沒有了。正是如此，才有相當多的人對此疑神疑鬼。」

她：「我能理解你的解釋，而且最初我也認為只是眼花了。畢竟我妹妹不在了是個事實，加上我不久前又做的那個夢，所以也沒太在意。但是那種事情頻繁地發生。」

我：「嗯，就算您沒有特別強調，但是我知道您和您妹妹的感情很好。」

她輕歎了一下：「是，如果不發生另一件事，我會認為自己不正常了，我也會承認我精神上出問題了。但是那件事，讓我到現在都不能完全確認我精神有問題，就算我現在自願住院觀察。」

我：「什麼事情？」

她：「有一次我和我先生在睡前閒聊，他說他最近該去看眼睛，可能該配老花鏡了。我問他怎麼了，他說經常看到我走過鏡子前，人已經過去了，但鏡子裡還有一個影像，定睛仔細看，又什麼都沒有了。」

我：「您確定不是您告訴過他的？」

她：「我確定，而且我沒有說夢話的毛病。」

我：「會不會您有其他方面的暗示給過您先生？」

她：「不會的，我不是那種隨便亂講的人，我先生也不是那種亂開玩笑的人，暗示一類的，更沒必要。」

我：「之後呢？」

她：「之後我經常故意對著鏡子，晚上或者夜裡不敢，只敢白天，有時候故意動一下身體，看看到底是不是精神過於緊張了。其實，就是想知道是不是我的問題。」

我：「有結果嗎？」

她：「有的時候，的確不是一個影像，不用餘光就能看見。」

我：「那麼，您最後跟您先生說了嗎？」

她：「又過了一個多月我才說的，我實在受不了了。」

我：「您先生的態度是……」

她：「我先生傻了，因為他這輩子都是那種很嚴肅的人，不信這些東西。甚至我打電話報警那會兒，他也只認為是親人之間那種特別的關注造成的，而不會往別的地方解釋。但是鏡子裡的影子這件事，他也見過不是一兩次了。所以他傻了，不知道該怎麼辦。」

我：「您的女兒見過嗎？」

她：「她們住校，平時很少在家。」

我：「後來？」

她：「後來就是來醫院看了，在介紹你來的某醫師之前，還有一個醫師看過，你知道那件事吧？」

我：「我不知道，沒聽說有什麼事。」

她：「那個醫師說我是幻覺，我先生問如果是幻覺，那麼在兩個人沒有交流這件事的情況下，為什麼他自己也看到了？那個醫師解釋說是什麼幻覺症候群。我先生脾氣很好的一個人，那天是真的急了，差點兒跟醫師打起來，說那個醫師胡說八道。後來才換的某醫師。」

我：「原來是這樣……那我的朋友……呃，某醫師怎麼說的？」

她：「他問了情況後，又問了好多別的，什麼有沒有聽見不存在的人說話，家族有沒有病史，最近工作生活如何一類的。之後帶我們做了一些檢查，說初步看沒什麼問題，所以也不用害怕，如果條件允許可以選擇留院觀察一段時間，就是這樣。」

我：「明白了。」

她：「你想知道的，我都告訴你了。你有什麼建議嗎？」

我愣了一下，想了一會兒：「嗯，因為我不是醫師，所以我無責任的就這麼一說，您不妨這麼一聽，好嗎？」

她：「你說吧。」

我：「您，不管是夢裡也好，鏡子裡也好，嘗試過跟您妹妹溝通嗎？」

她仔細地想了想：「沒有。」

見面結束後的幾天，我抽空去找了一趟某醫師——我那個朋友，把大體上的情況說了一下，他聽完皺著眉問我：「你覺得那樣好嗎？」

我沒反應過來：「什麼好嗎？」

他：「我怎麼覺得你把患者往多重人格上誘導了？」

我這時候才明白：「糟了，那怎麼辦？」

他猶豫了好一陣兒：「倒不是不可以，有過這樣的先例……最後如果能人格統一化倒是也有過……不過，你最好以後不要說太多，你不是醫師，你也沒那個把握可以做到正向的暗示。」

我知道我給他添麻煩了，我還記得當時自己的臉通紅。

後來那個患者出院了，出院後還特地打過電話給我，聽得出她很感激我提示她要和「妹妹」溝通，現在「妹妹」和她在一起。我嚇壞了，沒敢問是不是共用一個身體那種「在一起」。跑去問朋友怎麼辦，他說沒問題，算我誤打誤撞就用這種辦法減緩患者情況了。

讓我欣慰的是：到目前為止，她的情況都很穩定，沒再出什麼奇怪的事情。但是我不知道具體是什麼情況，沒敢再問，不是逃，而是慚愧。

寫下這一篇，作為一個警示，也是提醒自己：我能夠做什麼，我不能夠做什麼，不要自以為是。

這件事之後，我曾刻意地去接觸一些雙胞胎。心靈感應那個問題，的確存在，即便兩個人不在一起生活也是一樣。具體是為什麼，用現有的科學還是暫時解釋不清的。

也許只有雙胞胎自己才能明白那種雙子的共鳴到底是什麼吧！

行屍走肉

他焦急地看著我：「你這樣怎麼行？」

我：「我？什麼不行了？你是不是感情上受打擊了？」

他：「你的牽掛太多了，斷不了塵緣啊！這樣會犯大錯的！」

我：「嗯？大錯？」

他：「你有沒有那種感覺：太多事情牽掛，太多事情放不開？不是心情或者情緒問題，而是你太捨棄不下家人、朋友那些塵緣了。」

我：「哦……你發生了什麼事情嗎？」

他：「我很好，我最近經常在一個很有名的寺院聽那些高僧解經。」

我：「那是你的宗教信仰？」

他：「對，我一直很虔誠，吃齋。」

我看著他那張清瘦的臉，有點無奈。

他：「我從小就信，因為小時候身體不好，家人帶我去寺廟求佛，回來慢慢就好多了。從那兒以後我覺得寺院很親近，所以越來越嚮往。」

我：「你出家了？」

他：「不是，但是我這些年不管做什麼都是一心向佛的，很虔誠。而且前不久才開悟。」

我：「這麼多年都沒事，怎麼最近就出問題了呢？」

他：「你不懂，開悟是個境界。我原先總是覺得心裡不清淨，但是問題在哪兒我也說不清，後來我慢慢發現了。」

我：「發現什麼了？」

他：「我發現我的問題是在斷不了塵緣上。」

我：「然後呢？」

他：「於是我就開始找那些高僧幫我講解，幫我斷開塵緣。」

我：「不好意思，我對那些不是很瞭解，我想問問你為什麼不乾脆出家呢？」

他有點鄙視地看著我：「我這麼修行一樣的。」

我覺得有什麼不對勁，但是又看不出來哪兒不對勁。

我：「哦，可能吧……那麼你聽了那些後，有新想法了？」

他：「對，我更堅定了！我開始試著用我知道的那些解釋一切事情，而且還用到我的行為當中，勸人向善啊，給人解惑啊，放生啊，我都在做。」

我：「哦，這算做善事了對吧？」

看得出他有點興奮：「對，這些都是好事，所以要做。而且對於那些歪教邪論，我都去找他們辯，我看不慣那種人，邪魔！」

我：「你不覺得你有點偏激嗎？宗教信仰信不信是自己的事情，你那麼做可能會適得其反的。」

他：「我那是為了他們好！我做的都是好事！好事他們都不認可，分不清善惡了，這樣下去怎麼得了？都這樣那不就是末世相了嗎？」

我隱約知道問題在哪兒了：「我給你說個事吧，關於我遇到的一個和尚，可能你聽了會有用。」

他興致盎然：「好，我喜歡聽這些，看來你也有佛緣。」

我：「有沒有先放在一邊，我先說吧。」

他：「好。」

我：「記得小學四、五年級的時候，某天放學回家我走到我們院的小門口，看見一個和尚。那個年代，沒那麼多騙子冒充出家人四處要錢，而且和尚基本都待在寺院裡，外面很少見。」

他：「對，現在都被那些騙子敗壞了。」

我：「嗯……那個和尚就坐在路邊，看樣子在休息，旁邊有個不大的行李捲。我當時覺得很新鮮，就湊近看看。他看到我，只是微笑了一下，然後很坦然地問我能不能施捨點吃的給他。我特興奮，因為化緣這種事情，一直以為《西遊記》裡才有，所以特激動地跑回家，拿盤子端了幾個饅頭，還找了半天剩菜，但是沒有素的，結果拿著半瓶豆腐乳就出來了。」

他：「善事啊，善事，我替他謝謝你。」

我：「……等我說完，別急。看得出那個和尚很高興，站起合十道謝，謝過後就吃，但是沒動豆腐乳。我問他要不要水，他從身後行李捲裡找出一個玻璃罐頭瓶子，看樣子裡面是涼白開，還有半瓶，他還笑著舉起來給我看了下，就那麼喝水吃乾饅頭，我就坐在一邊看，時不時地跟他閒聊。」

他：「沒請他解惑什麼的？」

我：「不好意思，沒。他說的都是很普通的內容，沒什麼特別的，但是那種親和力真的讓人如沐春風，覺得特別舒服。後來我媽下班回來看見了叫我。那個和尚站起身介紹自己，又掏出一個什麼東西給我媽看了，估計是度牒一類的。後來可能我媽也覺得很新鮮，就推著自行車和他閒聊。他說的還是很普通的家常話，沒一臉神祕的忽悠（編注：大陸東北方言，即「坑蒙拐騙，誘人上當」之意）什麼『大姐你做了善事，小施主很有慧根，我為你們祈福吧，你們都有佛緣……』其實也正是這樣，至今我對和尚都有好感。後來那個和尚吃了兩個饅頭，把剩下的還給我。我媽說讓他留著，他沒多推辭，謝了後很小心地用一塊布包好收起來，然後背起行李捲再謝過我們就走了。就是這麼個事。」

他一臉的惋惜：「真可惜啊，應該是個雲遊的和尚，你們應該討教一下的。」

我：「的確沒。不過，我不那麼看。正是因為他的平和自然，不卑不亢，才讓我至今都對和尚很有好感。如果當時他死活拉著我們說些佛法什麼的，我也許會排斥。可能你不那麼看，但我認為那個和尚是個很了不起的僧人。雖然外表看上去風塵僕僕，但是他的親近、平和、自然、安詳是從骨子裡帶出來的。那個，裝不出來。而且他也沒急赤白臉地說佛法開講經，動不動什麼都往那上套。」

他一臉的堅定：「那人只是小乘，他也就是內修罷了，跟我們不一樣。我信奉的是救人濟世，不是自己滿足就可以了。」

我：「抱歉，我對小乘大乘一類的不是很瞭解，但是我覺得不應該強制去灌輸。好像有『直指人心，見性成佛』的說法吧？」

他：「對啊，就是那樣的。直接告訴你這一切都是造化，都是怎麼來的，為什麼會這樣。讓你先入門後再領悟，不懂就趕緊問。從雲遊和尚那件事來看，我斷定你是有佛緣的，只是被你錯過了，多可惜啊……我都替你惋惜。但是你不能一錯再錯了，你得抓住機會啊。你以為像那個和尚那樣就是修成了？那可是沒法到達極樂淨土的，還是脫不了輪迴……」

我：「您等等啊，極樂淨土那個說法，是指一種心境和狀態吧？我記得在哪看過那麼一段：修得的人，不在乎輪迴，因為在他們眼裡，隨便什麼地方都是極樂淨土……是這麼說的吧？」

他：「不完全對，你斷不了塵緣，沒了卻煩惱，你不行善，不去做好事，怎麼可能修得呢？」

我：「不是為了快樂行善嗎？」

他：「不對不對，要無生死、無牽掛、無悲喜，你必須放下那些才能明白真正的快樂。」

我：「親情友情愛情呢？」

他：「那些都是假的啊，都是幻象，你對著幻象哭哭笑笑的，有意義嗎？」

我：「你的意思是說，要拋開那些嗎？那活著為了什麼？」

他：「活在人世就是證明你修得不夠！你現在還不回頭，還沉迷其中，早晚魔道會拿了你的心。」

我：「神佛就是這樣的？」

他：「對，無喜無悲，清靜自然。不去在乎那些，那些都是假的。我說了這麼半天你怎麼還沒明白？」

我：「那麼神佛的憐憫呢？」

他：「那是神佛的無私啊，不是自己達到了就滿足了，神佛會度化眾生的。」

我：「實在對不起，我不這麼認為。我認為神佛有悲喜，有憎愛，所以才會有眷顧。假設真的有神佛，那麼一定是大愛無邊，因為神佛會垂憐每一個人。親情友情愛情都是最最基礎的，連那些都不顧，哪兒來的眷顧憐憫？都割捨了？都是幻象？那活著和死了有什麼區別？什麼事情都用自己癡迷去解釋，本身就是惡行。為天，就為天；為地，就為地；為人，就為人。否則就是癡心妄想。」

他有點怒了：「這是邪道，你已經走歪了，你知道嗎？你已經歪曲到妄言的地步了。你斷不了塵緣還找了這麼多藉口，是邪魔入心了嗎？你怎麼不明白，就算是七寶也是水中的泡沫幻化來的，都是假象啊。你入了劫還沉迷，真可悲。」

我：「也許吧……不過我覺得，你、我其實都是癡而已，你現在還多了個嗔吧？」

他：「我和你不一樣，我是恨鐵不成鋼！」

我：「是這樣嗎？」

他：「當然是這樣！」

我：「好吧，那就是這樣吧。」

我不想再和他糾纏這些問題了，那沒意義。

我不清楚到底會不會成、住、壞、空[1]，我也不清楚六道的因果關係。但是如果真的有清涼無礙、妙勝不壞、永享安樂的淨土，我想在那裡的神佛一定不會是無情斷緣的。水中泡沫也好，七寶幻象也罷，我只願帶著我這顆心，安靜為人。

1 在佛教的宇宙觀中，一個世界之成立、持續、破壞，又轉變為另一個世界的成立、持續、破壞，其過程可分為成、住、壞、空四時期，稱為四劫。

角度問題

她：「問題在於我們成年後都想複雜了。」

我：「很正常啊。」

她：「不，這個說起來是悖論。你看，成年人用自己的態度去教育孩子，但是教育孩子什麼呢？長大之後的事情對吧？那麼孩子能不能接受？或者成人表達的時候能不能說明白？萬一表達錯了呢？萬一理解錯了呢？那麼接受知識的孩子會被影響一生啊。可是，問題又回來了：到底什麼是正確的？」

我：「現在有這麼多搞兒童教育的……」

她：「等一下啊，說個我自己的觀點。」

我：「嗯。」

她：「絕大多數從事兒童教育的人，並不懂孩子。需要舉例嗎？」

我：「很需要。」

她：「好，我們就舉例：我看過一些給孩子看的文章，比如說早上出門吧，會用孩子的口氣去說：天空很藍，朝陽很美，樹木青翠，空氣新鮮，諸如此類，對不對？」

我：「是這樣，這是表示孩子的純潔。」

她微笑：「那我來告訴你我知道的吧。就早上出門看到什麼的問題，我問過不下一百個孩子。你知道孩子都在看什麼嗎？」

我：「不是剛才那些嗎？」

她：「絕對不是。他們的身高沒我們高，也就沒興趣看那麼多、那麼遠、那麼宏觀。他們比我們更靠近地面，地面才是最吸引他們的。他們會看蟲子；會注意走路踢起來的石頭；會留意積水的倒影；會看到埋在土裡一半的硬幣；會認真研究什麼時候踩下去才會發出踩雪特有的咯吱聲；他們會觀察腳下方磚的花紋……他們注意得太多了，但是沒幾個仰頭看天、看朝陽、說空氣新鮮的。」

我：「你的意思是說很多兒童讀物其實是成年人的角度？」

她：「是這樣，我們看這種文字，會覺得很新鮮，而孩子看著會覺得很無聊。孩子很聰明，但是他們不太會表達，他們只能直接反應為：沒興趣。」

我：「你從什麼時候起留意孩子的態度的？」

她：「四年前吧，大概是。那是跟我哥和嫂子去逛商場，小外甥一直在鬧，就是不願意在商場。開始我覺得他是想幹別的，後來發現不是。就在我蹲下去給他繫鞋帶的時候，我環視了四周才發現，在孩子眼裡，商場一點都不好玩。到處都是各種各樣的腿、鞋子、褲子，很沒意思。」

我：「所以……」

她：「所以我才明白，我已經忘了小時候的那些看法了。」

我：「所以你就選擇了現在這種生活方式。」

她點了點頭。

她的家布置得像個孩子的房間，到處都是色彩鮮豔的裝飾，所有的傢俱都是圓邊圓角的，天花板上有螢光點，如果關了燈會顯現出銀河——這個她給我演示過了。連給我喝水的杯子都印著卡通人物形象。最有意思的是她的電腦桌，在一個小帳篷裡，而帳篷外面裝飾得像個草坡，上面還有野生動物。

她：「其實我們很多習以為常的東西，本身就有點問題的，但是沒人發現。」

我：「還得舉例。」

她笑了下：「你留意過超市那種牛肉乾或者防腐包裝的香腸嗎？還有外面賣的那種很辣的鴨脖子什麼的。」

我：「見過，那個怎麼不正常了？」

她：「有一次我在超市買東西，一個小男孩站在貨架前很驚恐地看著牛肉乾。我覺得他表情很好玩，上去問是不是饞了？那個孩子說牛很勇敢。我好奇，問他怎麼知道牛很勇敢？他指著貨架上的大包裝牛肉乾說：你看啊，那個牛舉著自己的肉告訴大家這個好吃。我當時就忍不住笑了，還真的是那樣。然後我留意了很多肉食包裝，發現都是這樣的——一隻或幾隻鴨子舉著一個鴨脖子伸出大拇指，一頭豬憨厚地托著一大塊肉排讚美，一頭牛美滋滋地介紹著牛肉多麼誘人，幾條魚歡天喜地地捧著裝盤的魚罐頭……太多了。」

我撓了撓頭：「可是都這樣吧？難道讓大灰狼舉著肉腸宣傳？」

她似笑非笑地看著我：「其實我只是舉個例子，這些包裝就這樣好了。當我們習慣了，就習慣了，但是孩子不這麼看，他們會發現問題，他們會覺得不正常，他們會質疑這些，他們會有新的想法。但是，我們不會，只是因為：習慣了。」

我：「你的職業是插畫師，你可以用那樣的態度對待，但是別人都要謀生，都要生活，不可能都是那種狀態的。」

她：「不，你錯了，我工作的時候就是工作，從態度到方式，都是工作的狀態，因為我是在謀生。這也就是工作只會交給成人的原因。可是一旦放下工作，我會是個孩子，因為我喜歡這個新鮮的世界，而不是習慣的世界。每個人都有權利選擇自己的喜好，而不是必須跟別人一樣的態度。」

我：「嗯……有道理，這點我認同。」

她：「所以，我這麼生活，也沒什麼好奇怪的了。至於我是不是要對所有人說這些，這是我的權利，假設我不願意說，那麼我就不說，別人怎麼看我，不是我的問題，是他們的問題。就像那個朋友，覺得我很怪，不正常，所以找你來跟我接觸，對吧？我覺得她不正常，而不是我。」

我：「很高興你能告訴我這些。」

她：「不，你應該高興你自己也是那種喜歡新鮮世界的態度，如果你不是這樣的人，我不會告訴你的。我告訴你了你也不懂，或者會歪曲我的想法，對嗎？就像這些我沒興趣告訴我的朋友一樣。她很好，她很關心我，可是她不理解我的態度，所以我也就不會說給她這些。」

我：「嗯……那麼我該告訴她你的這些事情嗎？」

她：「這個在你，你做決定。」

我：「嗯，我到時候會決定的。」

她：「好。」

我：「那你這麼做會不會很累？」

她：「累？談不上吧。這是我喜歡的事情，所以不覺得累。人在做自己喜歡的事情的時候，會很投入、很瘋狂，而且會自己找問題、想辦法。」

我：「這個我承認。」

她：「生存和興趣永遠是最好的動力。當然了，現在大家都在追求物質生活，把那個作為動力，也沒什麼不可以。很多人，用很多不同的方式，去做很多不同的事情。比方說你想有大房子、有好車、有漂亮老婆，那麼你拚命掙錢。另一個人想過野人的生活、不想跟錢掛鉤、希望活得像隻狼；還有人一門心思變著花樣環球旅行，掙點錢就跑出去玩……那麼你站在你的角度說：『你們都是傻子，都有病。不為錢折騰個屁！』而他們也會笑話你為錢瘋了，或者根本無視你。其實這是什麼？就是價值觀的問題，說白了是角度問題。再說一個，你認為帝王追求長生不老是為了什麼呢？其實因為他已經是帝王了啊，還能追求什麼？天下已經是自己的了，過去外星生物領域還沒展開，想不到去征服，而對於自然的唯物認知比現在更少。而想站在更高的角度，所以只有……」

我：「只有求仙問道，煉丹吃藥。」

她：「就是這樣的。對了還有，你發現沒？孩子對於自然的敬畏超過成人。」

我：「你思維真是亂跳啊……那是孩子物質認知不夠的問題吧？」

她：「我沒亂跳，越過了一段話題，不過我會說回來的。剛剛說的不是認知的問題，是孩子有時候能一眼看透本質。」

我：「欸，這個就有點離譜了，孩子的經驗和閱歷不足啊。」

她：「正是因為這些不足，孩子的本能更強烈些。很多孩子會和喜歡小孩的人親近，而疏遠不喜歡小孩的人，但這之前不需要交流和試探，為什麼？雖然沒有過交流，但是孩子總能捕捉到一些蛛絲馬跡，直接回饋給自己，形成本能，而且還是在大腦無意識的情況下。」

我：「嗯，好像是有這樣的情況。」

她：「再說回來，我們看待事情的時候，經常用客觀認知去理解，都說：就是那樣的！其實很多客觀認知只是一個假定罷了，很多事情沒有解釋清楚到底為什麼。」

我：「還是舉例吧。」

她笑了：「就說樹木吧，孩子認為樹木有思想，只是站在那裡不動不說話罷了。我們會說那不可能，如果樹會說話，我怎麼從來沒聽到過？」

我：「懂你的意思了。交流就非得說話？就算樹說話就非得讓人聽得見，聽得懂？是吧？」

她大笑：「對，就是這樣的。而且真的有成人去研究的話，一定會有很多人表示：是不是有病？吃飽了撐的吧？知道樹能說話了，有用嗎？能賺錢嗎？」

我：「嗯，用一個價值去衡量所有的事情。」

她：「沒錯！不過我有時候想，沒準樹扎根很深，真的知道什麼地方埋著寶藏或者值錢的東西呢？那是不是有了一個成功的例子後，大家都瘋了似的去研究樹到底說什麼了。因為有最直接的經濟成果啊。」

我：「嗯，還真是！我突然很想往這方面發展了。」

她還在笑：「你很有經濟眼光嘛，哈哈。好了，再說回來吧。」

我：「不，我覺得上一個話題很重要！」

她笑得前仰後合：「別鬧，說回來。你看，我們需要這麼多可能性才去想瞭解樹到底會不會交流，而孩子不是，他們就很直接、很乾脆地認為樹是會說話、有思想的！」

我：「是這樣，成人會需要證據什麼的。」

她：「對，再來說證據。證據是很好玩的事情。比方說吧，一千年前，你說地球是繞著太陽轉的，太陽系是銀河系很小的一個星系。別人說：好，你證明給我看，我就相信。你怎麼辦？」

我：「……」

她：「而現在，你要是讓別人證明給你看，別人會懶得理你。但有趣的是，那個懶得理你的人，真的就見過太陽系在銀河系中的位置？真的就能解釋清地球圍著太陽轉嗎？肯定解釋不清，但是他上學的時候籠統地學過，雖然那堂課他睡著了，但是大家都那麼認為，他自然也這樣認為了。」

我：「但是用數學公式和一些計算……」

她：「那需要很多很多基礎知識對吧？大多數人，做不到，只是那麼籠統地知道罷了。」

我：「嗯，有道理。記得原來我看過一本小說，說一個人回到了過去，怎麼怎麼大顯神威一類的，其實那不可能。就算真的回到過去了，也什麼都做不了，只是個普通人罷了，或者是個普通的瘋子罷了。」

她：「嗯呢！就是這麼回事。其實是我們群體性地站在現代的角度，很多東西已經成為了認定的現實，不需要探索或者被忽視掉了，不能引起我們的注意。但是孩子不知道那些，他們會好奇，什麼都會刨根問底。你告訴孩子說光合作用，孩子會要求你解釋得更詳細，然後你會發現，最根本的成因或者最初怎麼出現的，你並不知道。而且，很多專業的科學家也不知道成因，他們只能籠統地告訴你：進化來的，具體的還需要考古證據——看懂沒？話題又轉回來了。」

我：「好像是這樣……」

她：「就是這樣的，所以宗教的存在，我認為還是很有必要的，把許多事情簡化了。為什麼會有人類呢？上帝造的。怎麼造的呢？你管它呢，上帝無所不能，想造就造。」

我笑：「有意思。」

她：「其實可以這麼說，宗教總能解釋最古怪、最離奇、最莫名其妙的事情。你研究宗教會發現，現在所有的一切，都可以用宗教來解釋。神是萬能的，最天方夜譚的事情也可以說出來，以後如果對上號了，就說是神的預見罷了；對不上也沒關係，說明還沒發展到那種程度，一代一代地傳，死無對證，永遠都是神最偉大。」

我：「原來是這樣！」

她：「就是的啊，我覺得一些宗教還好，至少讓人向善。邪教就很壞了，反正傻子多的是，教主都是一個思路：都信啊，都信！信了大家一起升仙。升仙前，金錢你要它幹麼？給我，我甘願墊底。」

我：「我覺得你沒病，很有意思，而且思維很活躍。」

她：「還是角度問題，我們如果不聊這一下午，你怎麼想還難說呢。我們聊過了，你理解了我的角度，也就接受了我的行為。就這麼簡單。」

我：「我突然想到一個可怕的事：如果，你真的瘋了，我又被你帶瘋了，那怎麼辦？」

我們都愣了一下，然後同時爆發出大笑。

那天走的時候，我覺得很充實、很痛快、很開心。真的不明白怎麼會有人認為她精神有問題。或者認為她不正常的人其實才是不正常的？

這種事情，細想很有意思。嗯，是的，角度問題。

人間五十年

她精通與預測有關的一切，四柱八字、星座，以及其他我說不上名字的東西。不知道為什麼，見她之前我有一種莫名的壓力，那種壓力在即將見到她的時候幾乎到了某種極限。不過當她出現在視野後，所有不安煙消雲散。這主要是因為她看起來比我想像中溫和得多，給人一種……我說不明白，就是那種清淡的感覺。朋友說她應該快六十歲了，但她看上去最多四十歲的樣子。一身素色搭配，臉上無妝無粉，清淺至極。

簡單寒暄後朋友藉故離開了，留下我獨自面對。

她端起茶杯送到嘴邊，似笑非笑地看著我。

我：「我聽說過你……呃……您。」

她笑著點點頭：「我也聽說過你。」

我：「……好吧。您所擅長的那些其實我不大懂，我很想知道那是怎麼樣的一種感覺？我指能窺探到未來。」

她：「說得我好像能穿越時空一樣。」

我：「是有點，不過我指的是感受。」

她：「對此好奇？」

我：「是的。」

她放下杯子：「嚴格地講，那些並不算是窺探到未來，只是某種統計學。」

我：「統計學？」

她歪頭略微想了想：「看到一顆結滿熟透蘋果的果樹，你不用等著看就知道那些蘋果必然會落地。對嗎？」

我：「是這樣。」

她：「不僅僅是未來，對過去也一樣，諸多訊息就展示在眼前。還是說蘋果，你看到蘋果樹下有一顆蘋果，不用多考慮你就知道它是從樹上落下來的，而不是恆久不變從上古就一直在那裡的，你需要看到蘋果落地才能確定這點嗎？不需要。當然，也不能排除它是從外太空飛來的，但那種可能性小到可以忽略不計。」

我：「嗯，的確是你說的那樣。可是……你所擅長的那個領域……看的是人啊，人是有自由意志的，你怎麼能從自由意志的人身上看到他的過去，預測到他的未來呢？」

她：「其實沒差別，很簡單的線性關係而已。」

我：「例如？」

她略微沉吟一下：「舉個我曾經聽到的一個說法吧，那是我在某次女性話題講座上聽來的：為什麼很多女人雖然也節食減脂，可過中年腰上還是會長贅肉？那是因為她們在心理上沒有依靠、缺乏支撐。很有趣的說法，對吧？想想也有一定道理，心理上缺失的，生理上來做某種形式的彌補。」

我：「嗯，有道理。」

她：「這就是透過對眼前現象的觀察所得來的訊息——關於過去的訊息。」
我：「那未來呢？」
她：「未來也一樣，就如同你看到月落就知道日出，某種必然。」
我：「可是預知這種事情……不是這麼簡單的吧？」
她：「當然不是，不過……我不認為這是預知，沒那麼神祕。我們先從觀察人開始吧，你嘗試過認真地觀察陌生人嗎？」
我想了想：「有時候吧。」
她：「什麼時候？」
我：「嗯……比方說等人無聊的時候，我可能會觀察街上的某個人。」
她：「有過收穫嗎？」
我：「這麼說的話，有時候的確能看到一些東西，就是那種很直接寫在臉上的。」
她：「舉個例？」
我：「嗯……例如……例如能從對方臉上看到焦慮、不安、喜悅……對了，有次很明顯，我從一個年輕女孩臉上的表情能看出是喜悅和期待，然後那種表情在她接電話的時候到了某種極致，所以我猜當時她接的那個電話是男朋友打來的……哦，原來是這樣！我開始有點明白你說的意思了。」
她：「嗯哼，就是這些。你看，你也掌握了某些超現實的東西，對嗎？」
我：「可是……」
她：「好了，沒有可是，我也不會再反問你了，讓我直接說吧。我們，並不是眼前的這一點點，而是一大段線性中的一個點，往前，往後，都是客觀存在的，我們只是順著某條看不見的線在移動而已——

有點像是拋物線。而絕大多數時候我們只關注當下這個點，卻忽略掉拋物線本身。這時候假如有人能分析——注意我說的是分析，而不是看到，有人能分析出整條線，那麼這人算是看透過去並且預知未來嗎？當然你可以這麼說，其實並不算，對不對？因為那個人只是分析後把最大的可能性呈現出來了。而你剛剛所說的窺探到未來不過是分析得到的結果而已。大家習慣性地把未來描繪得很神祕，但假若你嘗試著以一種超越時間的態度，沿著那個點看它的軌跡——過去，以及勢態去看走勢——將來，你也會窺探到未來。」她再次端起茶杯似笑非笑地看著我：「很神祕嗎？」

我：「我聽懂了，不過我又有了新的問題。」

她：「說說看。」

我：「按照你……您剛才的說法，命運是不可改變的嘍？」

她：「不見得，比方說我們都見到過足球運動員能夠把球踢出漂亮的弧線，而不是標準的拋物線，對嗎？就是說球在某種程度上的自身旋轉造成了軌跡上的改變，並且這種改變影響到了未來走勢。」

我：「但是球最終還會下落啊。」

她微微一笑：「你剛剛所說的是生死，你無法與自然來臨的死亡抗爭。不妨這麼看：拋物線的起點是生，落點是死，而中間的軌跡……對不對？」

我：「這樣……明白了，的確是兩回事。所以您的意思是除去生死的必然，運行軌跡並非是無法改變的，但需要自身的旋轉……呃……我覺得似乎用『自身的動態』來形容更好點。」

她：「嗯哼，我只是用了拋物線這個不恰當的比方。實際我們的命運軌跡真的是拋物線嗎？生、死的部分也許很像，但中間的軌跡可就不見得是弧形了，所以中間的可變數相當大。現在你覺得關於命運『不可改變』的問題，有答案了嗎？」

我：「真有意思，令人印象深刻。我承認，是我最初誤解了某些問題。那麼，現在可以告訴我你的感受了嗎？」

她：「我說沒有什麼特別的感受你會失望嗎？」

我認真想了一會兒：「嗯……有一點吧……」

她：「命運……是個很有趣的概念，因為一旦這樣說起，似乎它是某種不可改變的實體，而其實很多概念性的事物，例如『宇宙』這個詞，在古代，這個詞是一個組合。四方為『宇』，宇，是空間概念；古往今來為『宙』，宙，是時間概念。宇宙的含義就是時空，時間與空間的交會。而命運也一樣是交會，就如同這兩個字：命和運，組合在一起，就被稱為命運。比方說，你的性格和你的選擇雖然是有一定變數的，但它們交會在一起，形成了一個必然的點；機遇是充滿變數的，但它和你的膽識相交也成為了一個交會點。這些點之間相互吸引、排斥、影響著，再次形成了新的點，那麼這些點排列組合起來，就成了你的命運。它不會改變嗎？會，時刻都在改變，很多點的鎖定是有著隨機性的，不過絕大多數時候這種變化很小，甚至有時候是微不足道的。可往往就是這種不太大的、微不足道的變化，對我們的未來有著深遠的影響——所謂蝴蝶效應，那是一連串的連鎖反應。從很小的一個點開始，一毫的偏差，整個人生則完全不同。所以有個說法：一念之間，萬物生或者死；一芥之間，宇宙存或者滅。一切變化，只是始於那一點點。每當我看出那個點的時候，我會試著去分析並且推測它們的走向，再結合各種可能性去判斷，那麼最接近的那個，就是你所說的未來。在我看來，這些都明明白白地擺在眼前，真的不複雜，當然，也談不上簡單，還是要花點精力和心思才能看懂的。每次看懂一個人的時候，我都會認真地去想命、運之間那些有序與無序的脈絡，它們若隱若現，卻真實存在。可是我們到底該怎麼辦呢？假如我對你說了關於你的命運，那麼你會因此而懈怠停滯、裹足不前，還是一往無忌、更加堅定？假如你因此而等著坐享其成，假如因此而奮進激昂，假如命運真的會被一句話所左右，那麼我所扮演的角色是天使還是惡魔？那命運還算是命運嗎？或者它是別的什麼？你剛才問我對此有什麼感受，我感受的就是這些。」

我目瞪口呆地看著眼前這個該去跳廣場舞年紀的她，心裡既亂又清澈，說不出是什麼感覺，就像最初她給我的第一印象一樣。

我：「呃……你……您為此迷茫過嗎？」

她：「有過，但很快就結束了。」

我：「為什麼？」

她端起茶壺為我們各自續上水：「因為有一天我明白了自己只是一個命運的解讀者，這就是我的身分，所以我沒什麼好困惑不解的。如果你，因為我的一句話而等著坐享其成，那麼即便機緣巧合得到了什麼，也很快會從手中滑走的，因為你不配擁有它。假如你對未來渴望到恨不得從喉嚨裡伸出一隻手去抓住它，那麼你很可能得到的遠遠超出你的期許。命、運，很多時候就掌握在自己手裡。」

我仔細回味了這段話，點了點頭。

她：「十幾年前，我讀到很有意思的一句話：人間一世五十年，我不願為了完成活著而活，我願為了夢想而活。」說完她端起茶杯送到嘴邊，似笑非笑地看著我：「聽懂了嗎？」

我笑著又點點頭：「是的，我聽懂了。」

轉世

「你……不像是記得自己轉世的人……」他仔細觀察了我好一陣兒後下了這個結論。

「的確，我不是。」我老老實實承認了。

他：「那你找我幹麼？」

我：「我認識一個記得自己轉世很多代的人，所以就想也問問你一些情況。如果你覺得這是對你的冒犯，那麼請……」

他冷冷地笑了下：「有什麼可冒犯的，你們就是好奇唄。」

我：「是，是好奇。」

他歪著頭看著窗外想了一會兒後回過頭看著我：「說吧，你好奇什麼？」

我：「真的？謝謝。請問，你清楚地記得自己的前世嗎？」

他：「那些記憶並不清楚，很模糊。」

我：「那你能記得的有多少？」

他：「我小時候記得的更多，有些非常清晰，現在反而朦朧不清，感覺上是被現世的記憶給沖淡了。」

我：「那記得的部分呢？」

他猶豫了一下後起身走到窗邊，扒著欄杆看著窗外：「我能記得的只有前兩世。」

我：「能說說嗎？」

他看著窗外又沉默了一會兒才開口：「先說上一世。上一世我的身分似乎是個奴隸主，有很多奴隸為我服務，隱約還有個妻妾成群的印象……記憶中……那一世我是個性格暴躁的人……我也記不清了。反正我不爽了就用各種方法虐待奴隸，大多數具體行為想不起來了。不是不好意思說，反正是前世沒什麼可慚愧的，是真想不起來了。」

我：「嗯，這點我相信你。」

他：「最開始我曾經專門找過古羅馬、希臘還有埃及時期的資料對照過，想看看是不是前世的時期，但好像不對，後來刻意查其他文化的奴隸時期，也不對，不是那樣的。」

我：「什麼地方不對你記得嗎？」

他站在窗前歪著頭：「這也是我當初不理解的，因為我總覺得前世那些奴隸不是人，是牲畜或者寵物的感覺。對他們我沒有絲毫的同情心……那個感覺說不明白，反正回想起來覺得有什麼不對。」

我提示他：「會不會是在你前世身處的時代背景下，你的社會制度和階級概念讓你這麼認為的？」

他斬釘截鐵地否認：「不是，肯定不是，有些記憶雖然很朦朧，但有個很清晰的概念：我和那些奴隸看起來就不一樣，不是一個物種。有一個奴隸給我的印象很深，『他』似乎是個節肢動物，就螃蟹、蜘蛛那種，我懲罰『他』的方式是砍斷『他』幾條腿或者手臂，他很疼，但過一段時間就長出來了，只是顏色不一樣——新肢的部分膚色稍淺。」

我：「有這種事兒？會不會是記憶錯位？你把別的什麼場景和那個記憶混在一起了？」

他回過頭看了看我：「你是說我把吃螃蟹和前世記憶混在一起了？這不可能，我是在第一次見到螃蟹之後才想起這回事兒的。再說不只這種奴隸，還有其他的，好多種，例如像是猴子的奴隸——拖著長尾巴，還有一種看著軟綿綿但脾氣暴躁的章魚奴隸……對了，有一類奴隸很麻煩，『他們』都是輕飄飄的，彷彿是一陣煙霧一樣，必須戴著一種特製的枷鎖才能控制住，否則能輕鬆地穿牆逃跑。」他重新坐回到我面前的椅子上，說：「你知道怎麼懲罰這種『稀薄』的奴隸嗎？」

我認真做了幾種假設後搖了搖頭。

「壓縮空間。」他很邪惡地笑了笑，「把『他們』囚禁到很小的空間內，就像傳說中被禁錮在瓶中的魔法巨人一樣──把那些傢伙壓縮進很小的一個空間裡，大概只有一個戒指大小的盒子裡，那種情況下，這類『稀薄』的奴隸就成了某種很小的、和我們密度很接近的實體，然後再用高溫。」

我：「然後呢？會怎樣？」

他得意地笑了：「高溫會讓他們膨脹，但禁錮『他們』的小盒子足夠結實，明白了？」

我詫異地點點頭。

他：「就是這樣。有點麻煩。」

我：「這些你都記得？」

他：「當然，我小時候還跟我父母說過，內容比現在多。我媽被嚇壞了，我爸以為我看了什麼奇怪的動畫片。」

我提出質疑：「歷史上的奴隸時期有那麼先進的技術嗎？」

他認真地看著我說：「最開始我也有和你一樣的疑惑，後來無意中我想到一點。」

我：「什麼？」

他：「假如，我的前世不是地球人，而是外星人呢？」

必須承認這是一個讓人腦洞大開，目瞪口呆的假設。

他：「這樣就解釋得通了，對吧？地外文明，外形奇特的奴隸，我不把他們當作同類……一切都合理了。」

我點點頭：「對於那個地外文明的……呃……前世，你還記得更多別的嗎？例如交通工具、實際場景，或者其他什麼。」

他：「有一點點，例如放眼望去，一直延綿到視野盡頭的超巨大城市……更多沒印象了。」

我：「那你還記得自己長什麼樣子嗎？」

他先是撇了撇嘴，表示記不清了，然後愣了一下後說：「哦，對了，有個細節。我第一次從電視上看到火箭發射的時候笑了，因為覺得那種方式太落後了，但是為什麼我也說不清，就是覺得很土、很落伍的樣子。」

我：「嗯，從可以奴役其他外星種族來看，噴射推進的確很落伍。」

他嘴裡嘀咕了一句什麼後不耐煩地揮揮手：「反正上一世就記得這麼多了。」

我：「那上上世呢？你還記得多少。」

他：「更少，但是感覺完全不一樣，似乎是很美好的一些感受。」

我：「例如？」

他低下頭沉吟：「嗯……朦朦朧朧記得我們似乎是生活在一個被濃密森林環繞的……城市？不對，不完全是現在意義上的城市，而是那種和森林融為一體的樣子……但的確也算是城市……大概就這意思吧。我們——我指上上世的時候，好像是某種植物進化來的，絕大多數時候我們都在許多大大小小的平臺上，一起沐浴在某種光中，那時候大家很開心地互相交談，內容不記得了。反正彼此的態度都很平和。我唯一印象深刻的是一個看起來很優雅的身影向我走過來，當時我有很強烈的幸福感……真的記得不多了。我也說不明白。有一陣兒我認為那是我上上世的戀人，但後來細想那種感覺也不對，似乎沒有性別概念，而是來自於某種……嗯……類似宗教類的感受……」說到這些的時候，他臉上的表情開始變得柔和起來。

我：「宗教？」

他：「反正就是那種被關注、被關愛，很滿足、很充實的感覺。可惜關於上上世我能記得的只有這麼多。」

我：「嗯，有意思。那你前世記得這些嗎？」

他：「你是說我上一世是否記得上上世？這個我可以確定是不記得。因為我上一世很沉浸於那種奴隸主的生活，完全沒有任何罪惡感和愧疚感，我可以肯定，因為上上世的那種平靜與美好我現在想起來都很舒服。」

我：「你……這一世遇到過和自己前兩世有交集的人嗎？」

他搖頭：「沒有，一次都沒有。只有同樣隱約記得自己前世的人。」

我：「有和你同類型的嗎？我指的是地外文明前世的。」

他：「有一個，大概是我上中學的時候，同桌有次無意中跟我說起他的夢，因為我們都覺得夢中的場景過於真實細緻，所以我就試探著問他是不是你上輩子經歷過這些才會做這種夢。我同桌看著我愣了好久說很可能。然後我就讓他再想想，他支離破碎地跟我說了一些東西，都是生活細節，沒什麼意思，所以當時我也就沒再多問。」

我：「為什麼不多問呢？你對此沒有認同感嗎？」

他再次不耐煩地快速搖搖頭：「這個是你不能理解的，因為現世會有很多干擾，所以對前世的很多東西不確定，並且有一種……嗯……這個怎麼說……有一種隔閡感，前世記憶對我來說就是一個令人印象深刻卻無法證實的夢境——說不清楚卻記得，但又無法去驗證真偽。對自己的記憶尚且是這樣，對別人所描述的就更難辨。雖然那個人對你描述的前世多多少少會讓你有點興趣，但你不能確定有多少真實的成分，也許對方的臆想占了大部分，也許基本屬實，但同樣，你也沒法驗證。這是一種既縹緲又真實的感覺。你沒有前世記憶是沒辦法體會的，我說了也白說。」

他說得有道理，所以我點點頭沒再就這個問題糾纏下去：「那你還記得多少他所描述的細節？我們先不管真假與否。」

他：「我唯一有點印象的是，他說自己經常做某種跨越，但是是什麼跨越他說不清，就是從一個點突然無限延長，變成了一條線。我好像也有過類似的感覺，剩下都忘了，過於支離破碎，什麼銀色的閃光的，什麼不停跳動的，說不清楚。」

我：「那你覺得……」這時我看到他臉上帶著一種欲言又止的表情，於是問道：「怎麼？」

他：「嗯……那個……其實……我還想過一種可能性……但是……我不確定也說不好是怎麼回事兒……」

我：「沒明白你想說什麼。」

他：「我是說……嗯……有沒有這種可能。其實我所記得的上一世或者上上世，我根本不是人，而是狗，或者某些昆蟲，甚至乾脆就是某種細菌、病毒，但是我都不知道這點，只是在當下，從現世的角度去看，以為之前一世是人，是地外文明……有沒有這種可能？」

我愣住了。

他：「或者說，現在這一世我們其實並不是人，而是……但我們以為……」說到這兒，他停下話頭不安地望著我。

我沒法回答他這個問題。

晚上吃飯的時候我問了當醫師的朋友這個問題。

她想了想，說：「也許吧。」然後低下頭耐心地挑出面前盤子裡魚肉上的刺。

我：「你對這個問題不感興趣？」

她抬頭看了看我：「我幾乎每天都面對這些問題，所以我不讓自己對這類問題感興趣。」

我：「可是……」

她放下筷子看著我：「沒有可是。你的可是太多了，可是這個，可是那個。好吧，他說的是對的又怎樣？你要像他一樣攻擊別人再弄傷自己嗎？有些問題，不是問題，所以也不能按照對待問題的方式去解決，否則你會把自己搞得很糟，非常糟。明白？」

我看了她一會兒，試著從她的眼中捕捉到一絲絕望，但我沒發現哪怕一點點。

她：「別太認真，否則你會很麻煩，就當這是一場遊戲好了，認真扮演好自己的角色，直到屬於你的遊戲結束。」說著，她重新拿起筷子：「吃你的飯，做你在做的事。實在憋得難受找個什麼信仰去信，並且用這個信仰來解釋一切。」

我仔細想了想這句話後又問：「就是這樣？」

她把盤子裡的魚刺撥成一小堆後停住動作愣了一會兒，然後頭也不抬地回答我：「是的，就是這樣。」

篇外篇2：精神病科醫生

為了避免誤導和誤解，我有責任寫第二個篇外篇，向大家說明一下精神病科醫師的工作。

我知道有一種說法：病情輕的找心理醫生（編注：臺灣沒有「心理醫生」，而是有「心理師」）解決，病情重的找精神科醫師解決。我可以很負責地告訴大家：那是錯的。實際上很多精神病科醫師需要心理醫師的輔助，或者反過來。而且，精神病科醫師並不是這種簡單的劃分，實際上分若干種：有專門針對器官性精神病的醫師，有專門針對障礙性精神病的醫師，有專門針對軀體形式伴發的精神病科醫師，還有針對染色體異常的精神病科醫師，性方面精神病科醫師，神經症性精神病科醫師，心理精神病科醫師等。

精神病科醫師的有些工作是交叉的，有些是獨立一個領域的。目前中國（除臺灣）最匱乏的是性精神病科醫師和染色體精神病科醫師。性方面的問題，很多患者難以啟齒或者乾脆沉浸其中（例如性操縱或者性臣服）；而缺少後者是由於中國遺傳研究起步較晚。

而對一些比較特殊的精神病人，其實精神病科醫師也不完全是抱著唯物的觀點去看的，因為很多現象過於奇特。例如有個患者，喜歡畫畫，畫出來的內容相當複雜，沒人看得懂。患者會很耐心地解釋，解釋完很多醫師都驚了——包括他的主治醫師和心理醫生。他畫的內容，每幅畫的每一個獨立的物體，都是以獨立的視角去表現的。比方說這幅畫裡有花，有雲，有樹木，有行人，有一條河，有一座橋。看花的角度是仰視的，看雲卻是俯視的，看樹木是平視，看人是從花的角度去看，看河是緊貼著河面的視角，看橋又是從橋樑結構透視去看。如果你按照他說的去挨個對照，你會發現他畫得很精準，但是為什麼那麼精準？因為他說他看到的就是那樣的。他不用蹲在地上就能仰視一朵花，不用趴在木板上就能貼著河面角度看河。這一點，我不清楚是否有這個畫派，也不知道有沒有畫家能做到。

再說回來，這種情況大家都沒見過，也沒有直接的危害性，就先放在一邊。需要治療的是什麼？是這位多角度視覺患者的狂躁症。經過N次失敗，最後會診分析，還是得先治療多角度視覺問題，因為患者看到的角度太複雜了，他自己有時候看不明白，所以會越來越急躁，會狂躁發作。可是一直到現在，也沒多大進展。對於這種患者的情況，很多精神病科醫師和心理醫生都伴有敬畏的態度。套句很俗的話：太強大了。

但不是所有的精神病人都畫畫，不是所有的精神病人都能表達，那怎麼辦？要靠醫師自己長時間去觀察、去接觸。假如，你是一個商場營業員，你能保證每天都耐心對待購物的客人嗎？假如，你是一個空服員，你能做到每次都耐心對待乘客嗎？而對於精神病患者，如果不是真正地耐心觀察，潛心研究其問題所在，面對面聊一年也不會有什麼幫助，因為需要進入的是一個人的心靈！

其實，從事這個職業是高風險的。如果精神病科醫師的判斷失誤，很可能加重患者病情，會給自己——直接接觸者帶來危險。精神病人躁狂發作從而殺死醫師的事情不算鮮見。再有就是長時間接觸精神病人，對心理素質是非常嚴峻的考驗，精神病科醫師也是人，難免受影響，比如會有輕微偏執，甚至會輕生。我認識一個治療障礙類型的精神病科醫師，算是挺漂亮的一個女人，喜歡撕報紙，撕成一條一條的，大約鉛筆那種寬度，聊天的時候，看電視的時候，就那麼撕。家裡介紹的幾次相親都因為這個失敗了。

其實我的意思是說：精神病科醫師真的不是那麼好幹的，不是懂點兒醫學、心理學和哲學（外加量子物理學）就可以解決問題的。說入這一行是獻身真的不誇張，這絕對是個高風險的職業。加上部分不良醫院虐待病患的報導，名譽上還會有負面的影響。我寫這個不是為了給所有的精神病科醫師正名，而是為了給那些敬業的精神病科醫師正名。同時也為了告訴大家：這個領域，不是很多人想的那麼新奇和有趣。

一個真正的精神病科醫師，基本不會坐在這裡寫這個——因為沒有時間和精力，即便有那個時間和精力，也會出去玩兒，散散心，陪陪家人，反正不會坐下來還寫自己的工作，那可真是瘋了。不信你找個在職的精神病科醫師問問，讓他寫這個？要趕上最近比較鬱悶的醫師你可能會被啐一臉。

第二個篇外篇寫到這裡就結束了，我不知道會不會有意義，但是我建議不要有點兒什麼心理問題就大驚小怪去醫院或者找醫師——除非是病態的去找醫生。自己想開點兒就好，沒啥可激動的，真的沒啥好激動的。

希望立志要投身精神病科的朋友看完這篇能有些啟發，如果依舊還堅持自己的志向，我會由衷地敬佩，並且希望您真的能堅持下去，因為您有一顆寬厚仁慈的心。

僞裝的文明

某一天催眠師朋友打電話給我，說有個患者比較有意思，問我有沒有興趣。

我：「怎麼有意思了？」

催眠師：「她聲稱接觸過外星人，催眠就是為這個。」

我：「沒興趣。」

催眠師：「為什麼？」

我：「都是些沒邊兒的臆想，而且千篇一律。什麼外星人在自己腦內植入了東西，或者弄了什麼奈米追蹤裝置，要不就是做了N個實驗，還有女外星人跟自己ＯＯＸＸ的，我已經不想聽那些了。反正都是外星人很強大，自己是如何如何受控了。」

催眠師：「不是你說的那種，這次，外星人是受害者。」

一週後我終於約上了這位患者，她的身分是婦科醫生，職位還不是很低的那種。最初她並不同意，並且堅持拒絕被錄音。沒辦法，我還是尊重了她的意見，最後完全手工做筆記了。

她：「我一會兒還有事要辦……你想從哪兒開始知道？」

我：「外星人跟您接觸的第一次吧。怎麼接觸您的？」

她：「是在我們樓的地下單間車庫。我下班回來，停好了車，還沒來得及熄火，就看到『它們』出現在後座上。」

我：「呃……沒有閃光或者ＣＤ機雜音什麼的？」

她：「什麼先兆都沒有。」

我：「憑空？」

她仔細想：「……車子震了一下，否則我也不會往後鏡看。我平時是大大咧咧的人。」

我：「嗯，然後呢？」

她：「然後我嚇壞了，因為人沒有長那個樣子的。」

我：「『它們』長什麼樣子？」

她：「用我們做比較吧。『它們』兩隻眼睛在我們的眼睛和顴骨之間的位置，另外兩隻眼睛在太陽穴的位置，就是說有四隻眼睛。沒有鼻子，嘴是裂開的大片，比我們的嘴寬兩倍還多，好像沒有牙，至少我沒看到。有很薄的嘴唇，但不是紅色的。我是學醫的，我估計『它們』的血液應該沒有紅血球。耳朵位置低一些，很扁，緊貼著頭兩側。沒有頭髮。脖子的長度和我們差不多。肩膀很寬，寬到看著不舒服。手臂和手指很長，和我們一樣是五根手指，但是手指不像有骨頭的樣子，能前後任意彎曲，很軟很軟。皮膚的顏色灰白，偏白一些。」

我笨拙地在本子上畫了一個，給她看，她搖頭說不是那樣。

她：「你沒見過，畫不出來。」

我：「好吧，您接著說。」

她：「不怕你笑話，我雖然學醫，但是對鬼怪那類還是比較相信的。我當時以為那是勾魂的鬼，然後我的一生真的就從我眼前過了一遍。原來聽人說過，沒想到真的是那樣。很多記不起來的小事情都想起來了……其實那會兒也就幾秒鐘吧。我緩過神來就大叫著開車門要跑，但是車門打不開，我聽到一個像是電子裝置發出來的聲音說讓我安靜，叫我不用怕。可是怎麼可能不怕啊！」

我：「我留意到一處：您剛才說車停下後還沒熄火，是不是您的車是自動鎖的那種，當時因為沒熄火，所以打不開車門，而並不是『它們』幹的？」

她看著我仔細想：「還真是，是自動鎖，可能是我慌了。」

我：「好，您接著說。」

她：「就在我一邊大叫一邊拚命開車門的時候，『它們』把一個什麼東西扣在我脖子上了，然後我喊不出來，也不能動了，但是沒昏過去，只是身體沒知覺，嘴能張，可就是喊不出來。」

我：「……扣在脖子上的東西能阻斷神經？」

她：「我不知道，可能吧。」

我：「然後您就被帶走了？」

她：「嗯，『它們』好像沒直接碰我，就用一個很大的透明塑膠袋子把我裝起來了。可是那個絕對不是塑膠袋，因為我的頭撞上去是硬的，但是『它們』從外面捏起來好像是軟的，能任意變形。」

我：「那會兒還在車裡？」

她：「對。」

我：「然後怎麼帶走的？」

她：「怎麼帶走的我說不好，突然就有很大的雜訊，然後是特別亮的強光，根本睜不開眼。之後我腦子一直嗡嗡地響，眼前一片亂七八糟的色彩，也許是強光弄得眼花了。等我能看清、聽清的時候，我癱坐在一把也許是椅子的東西上，我眼前是一個巨大的半圓形窗子，窗外是大半個地球。」

我想像著那個場景。我們絕大多數人，活一輩子都不能親眼在太空看到自己所生活的這個星球。這讓我有點羨慕。

我：「然後呢？有沒有人跟您說什麼了，還是心靈感應式的？」

她低下頭喝水，過了好一陣兒抬起頭，表情像是下了個決心：「我可以告訴你，但是你絕對不會相信。到了現在，連我自己都不是很信那是真的。」

我：「不見得。」

她輕微地點了下頭：「我當時看見地球一點兒也不興奮，我是想，『它們』是外星人，我被帶走了。我有先生，我有孩子，我可能再也見不到我的親人了，所以我當時看著眼前的地球就哭了。」

我：「這點，我很理解。」

她鎮定了下情緒：「然後好幾個『它們』走到我面前，其中一個拿著很小的東西，我看不清，就是那個東西，發出的電子聲音，是中文。」

我：「像是事先錄好的？」

她：「不知道，當時我顧不上那些，就是哭。但是我動不了。」

我：「都說什麼了？」

她：「開始重複了好久，都是一句話，要我鎮定下來，放鬆，『它們』不想帶我走，只是希望我能夠幫助『它們』，反覆說了好長時間。」

我：「後來呢？」

她：「後來我不哭了，我想問『它們』說不帶我走是不是真的，但是我說不出話，只能聽著。等我好點了，那個機器就開始說別的……也許你前面都相信，但是這之後你肯定會覺得我在胡說。」

我：「您暫時把我放在中立的立場上，我也是這麼定位自己的，可以嗎？」

她長出了一口氣：「好吧……『它們』說：我們地球現有的文明，是假的，是做出來的樣子。其實科技、文明程度很高，但不是所有人知道。目前地球人口中的六十多億都是我這樣的，不知道真相的人。具體地球人類有多少，『它們』也瞭解得不詳細，只是大概知道地球的人口約一百七十億。而我們，都是假象的一部分，做給其他星球的人看的。因為從很早以前，人類的文明就已經很先進了，並且知道宇宙中存在各種其他生物。為了不顯得過於強大，才做出現在這種很原始、很荒蠻的狀態，而實際上卻在偷偷搞一些什麼。具體搞什麼，『它們』也不知道。但是最近『它們』的一些人被擁有高科技的地球人綁架走了。最初沒有懷疑到地球，後來調查了十幾年（我不清楚這個時間是不是地球概念的），終於發現，現在的地球文明其實是偽裝的低等狀態，實際上的地球文明，遠遠不止這樣。」

我有點目瞪口呆：「你是說……呃……『它們』的意思是說，真正的地球人捨棄掉一部分同類來做偽裝，大部分都是處在高度科技和文明狀態下的？那麼那些高度科技和文明的地球人在哪兒呢？」

她：「我那會兒不能動不能說話，只是聽著『它們』說。」

我：「哦，您繼續。」

她：「『它們』知道了地球人隱瞞的一部分，但是知道的不夠多，而且也懼怕我們真正的科技能力，所以『它們』現在是很小心謹慎地在做這些事情——找一些能夠幫助『它們』的地球人，而且必須是不知道真相的地球人。我覺得『它們』背後的意思就是：你屬於被拋棄的或者被欺騙的，所以希望你能夠幫助我們。」

我：「欸？就是讓您做個叛徒？或者反抗者？」

她：「應該是這個意思。後來『它們』說了好幾個例子，證明地球人捨棄自己的部分同類做的事情，包括兩次世界大戰，以及各種疾病的製造、鼠疫、大西洲（亞特蘭提斯）沉沒。」

我：「等等，這都是自己人幹的？您知道大西洲嗎？」

她：「當時不知道，後來查過才知道一點大西洲的事情。『它們』說那都是科技高度發達的地球人自己幹的，為了限制作為表象而存在的人類科技和人口。」

我：「這個太離奇了……那『它們』希望您怎麼幫助『它們』呢？」

她：「因為我的職業是婦產科醫生，而『它們』說有些知道真相的地球人，就安插在表象地球人的生活當中，雖然看上去一樣，但是知道真相的地球人有些構造跟我們不一樣，具體也沒說怎麼不一樣，就說如果我工作中發現了，盡可能地記載詳細，一定時間後，『它們』會取走資料。」

我：「那麼，要您怎麼收集記載資料呢？文字、病例、錄影、錄音，還是給了你什麼先進的東西？」

她：「我也不知道，『它們』只是反覆強調讓我詳細記載，說如果我盡力幫助『它們』的話，我會得到一些好處。」

我：「不會外星人也用錢收買人心吧？」

她：「不是那種，好像是說，我們，就是不知道真相的人類會被當作受害者接走，更詳細的我的確記不清了。」

我：「這事發生在什麼時候？」

她：「一年半以前。」

我：「後來又找過您嗎？來收走過什麼資料嗎？」

她：「幾天後又有一次。第二次也扣東西在我脖子上，可是我能說話。但我問什麼都沒用，『它們』只用那個電子聲音跟我說同樣的話。嗯……因為我害怕，所以平時工作的時候的確真的在注意有沒有孕婦或者新生兒有特別的，沒發現有奇怪的人，所以也就沒收集到什麼資料。『它們』也沒再找過我。」

我：「那麼第一次您怎麼回來的？」

她：「也用那種大袋子罩住我。」

我：「回來之後呢。」

她：「等我能看清的時候，我已經在車裡了，車還是沒熄火，時間已經過了兩個多小時了。最開始我嚇壞了，趕緊跑回家了。」

我：「您沒告訴您先生嗎？或者您先生沒問您那兩個小時都幹麼去了？」

她：「我先生那陣子出差，孩子因為學校的事情，在我媽家住。那兩次帶我走都是這種情況。我沒告訴我先生，因為這件事……我不知道，但是我沒說，我覺得沒法說。你是第四個知道的人。因為我實在受不了了，自己偷偷做了精神鑑定和催眠。」

我：「您有沒有做過什麼放射超標的檢查？」

她：「沒有……我記得如果放射超標，應該會對家電和一些醫院的設備有影響吧？我沒發現我對那些有什麼影響。」

我：「嗯……」

她：「而且……有一件事，我覺得，這個是真的。」

我：「什麼事？」

她：「我們家車庫是小單間，電動捲簾門的，我進來的時候，關了捲簾門，而我的車沒熄火，如果我只是在車上睡著了，我會一氧化碳中毒……」

我：「我懂了，您一直都沒熄火這件事，讓您覺得這個是真的。」

她點了下頭。

跟她接觸後，我查了一下，還沒發現有類似描述的人。然後我想辦法收集一些資料分析，但是，沒法有客觀結果。這麼說吧，如果帶著相信她的那些觀點去看，戰爭也好，疾病發源也好，怎麼看都是有疑點的，這是觀念造成的角度疑惑。

而關於她，我問催眠師了，她精神病理測試基本屬於正常狀態。所以對於這件事，我至今不敢有任何定論或者給自己假設定論。

假如，真的有這種事，我倒是希望自己被「綁架」一回，除了看看藍色星球外，還能解開我心裡的一個疙瘩。但是假若那是真的，我想不出自己是該慶幸，還是該悲哀。

那個偽裝的文明啊。

控制問題

我第一次見到患者的時候，他正在走廊的一頭，用一種有點怪的姿勢，面對窗外站著。
醫生：「那是他特殊的姿勢。自己發明的，還有名字呢。」
我：「哦？有名字？這個姿勢叫什麼？」
醫生：「關節站立法。」
我：「什麼意思？」
醫生笑了：「跟他聊就知道了，會告訴你的。」
醫生走後我耐著性子又看了一會兒，就在猶豫叫不叫他的時候，患者轉過身來了。
因為他很安全，而且午後的走廊比較安靜，所以我們就坐在走廊的長椅上開始了對話。
我：「你好。」
他：「不好意思，知道你們來了，但是我想多放鬆一會兒，讓你久等了。」
我：「沒事，您說放鬆？是指那種站立姿勢嗎？」
他：「對！那是我發明的，叫『關節站立法』。」
我：「用關節……站立？」

他：「對啊，很簡單的。是這樣：首先你站好放鬆，不要想太多，只想著放鬆身體的肌肉。然後慢慢地找各個關節的接合點，把每塊骨頭都放鬆下來，穩固地擺放在下面那塊骨頭上。就跟搭積木似的，從腳腕開始，一點一點地把骨骼都放好，這時候肌肉一定要注意放鬆，呼吸要穩固、均勻，不能著急或者緊張。其實最重要的是平衡好鬆弛的肌肉，找到那個平衡點。站好後你會發現這樣站立很久都不會累，雖然看上去站得不是很直，甚至稍微有那麼一點彎曲，其實很輕鬆的。找好平衡點後你會明白，很微妙，也很有趣。」

我：「我怎麼覺得像瑜伽啊？」

他：「瑜伽？瑜伽也有這麼站立的方法嗎？我研究過，好像沒有。」

我：「這麼站著有什麼好處嗎？」

他：「放鬆身體，讓血流順暢。想想看，平時你的身體總有各種各樣的動作，睡覺的時候也不是完全放鬆下來的，這樣久了身體會更容易疲勞或者容易生病。你有沒有過那種情況：有時候不見得睡了多久，但是醒了後會覺得睡得很好，特別精神。還有的時候雖然睡了很長時間，但是醒來並不覺得輕鬆，反而睡得很累？」

我：「是有那種情況。」

他：「其實那不是睡眠的問題，而是睡覺姿勢的問題，可能無意中壓迫到某個神經或者血管了，造成那種疲勞感。用我這種方法，能徹底地放鬆身體，讓骨骼自己就那麼擺著，血管和神經會自然順暢。反正也不麻煩也不收費，你以後可以試試。不過有一點要注意，盡可能地讓身體有些前傾，不要讓腳跟受力很多，因為腳跟的神經太多了，站久了會有麻木或者疲勞的感覺。」

我：「有意思，我會試試的。您從什麼時候起這麼做的？原來很關注養生一類的事情吧？」

他：「幾年前開始關注，但是我並不是為了養生，我是為了掌握和控制身體。」

我：「您是說……您的身體……不受控制還是什麼？」

他：「不是不受控制，而是目前只屬於相對控制。」

我：「這個怎麼講？」

他：「你受傷了，其實你的身體可以高速讓你傷口癒合的，但是卻沒那麼做，只是緩慢地讓傷口生長；你可以跑得很快，但是你的身體卻不讓你跑得很快，只是保持一定的速度就好了；你可以力氣很大，但是你的身體不讓你的肌肉有那麼強的爆發力，只是停在一個相當的水準上……」

我：「不好意思打斷一下，據我所知，腎上腺素的自我控制是為了保護身體吧？高速奔跑會造成肌體和骨骼損傷的，肌肉爆發力過大也一樣，會損傷肌肉和關節軟組織的。身體不讓那麼做，應該是一種保護才對，而不是不能控制。」

他：「你說得不完全對，因為你忽略了一點。」

我：「哪一點？」

他：「你想想看，我們進化來的這個身體，是先適應野外生存的，就算退化了，也沒退化到徹底不能適應野外那種程度。也就是說，其實我們這個身體的很多功能目前被擱置了。我知道高速、強爆發力是損傷身體，但是我並沒要求身體達到那種程度，只是超越現有的狀態就好了。實際上，這種事情也不複雜。運動員透過訓練恢復了身體某些被閒置的能力，對吧？」

我：「那您的意思……」

他：「我記得有個新聞，說在一次地震中，一個小孩被汽車壓住了，那個小孩的母親用雙手抬起了那輛一噸重的汽車，讓孩子爬了出來。其實那就是潛能的釋放。對一個成人來說，抬起一噸重的車，並不算身體超負荷的行為。一個普通成人的骨骼、肌肉，略微抬起一噸的重量絕對沒問題。只是……你明白了？」

我想了一下：「你是說，受到感情因素的影響？」

他：「感情……換個說法吧，其實就是受困於自己的情緒。」

我：「哦，情緒因素。」

他：「這就是我所說的『相對控制』。人目前就是相對控制了自己的身體，但別說控制全部了，甚至不是控制大部分。」

從他一開始說，我就隱約覺得有什麼地方不對勁，但是一直沒想明白是哪裡不對勁。

我：「你想怎麼控制呢？像運動員那樣去鍛鍊嗎？」

他：「不是。運動員那種鍛鍊，是加大基礎係數式的提高。」

我：「加大什麼基礎係數？」

他：「比方說吧，一個人目前是一百公斤的力量，但是只能控制應用百分之六十，也就是說，實際只能發揮六十公斤力量。目前運動員的訓練是加大基礎係數，把身體變成兩百公斤的力量，但是應用呢？還是百分之六十，這樣能使用的力量就是一百二十公斤，超過沒受過訓練的人了。雖然看上去提高了很多，但其實應用方面還是沒得到任何提高，百分比依舊是百分之六十。」

我：「我懂了，你是說要提高那個應用的百分比對吧？」

他：「是這樣，就是我說的了——控制問題。」

我突然覺得腦子裡什麼東西閃了一下。

我：「嗯……對了，我想起來了！你說的這些也許有道理，但是人不能完全控制身體，是因為沒必要完全控制身體啊。不需要那麼高的控制應用，就能應對絕大多數情況了。」

他：「是這樣啊。怎麼了？」

我：「那就沒必要這麼做嘛。」

他笑了：「你的口氣跟醫生一樣。你說得沒錯，但是，我想那麼做。」

我：「為什麼？您想說您的控制欲很大？」

他：「哈哈哈，不是，我想要的比這個有趣多了。」

我：「例如？」

他：「想想看，你可以毫不費力跳起幾公尺的高度；你可以輕鬆地飛上牆；你可以奔跑達到時速五六十公里；你可以踹開不是很厚的一堵牆；甚至稍微加點兒助跑，你能一下跨越很寬的山澗；你可以讓傷口快速地癒合；你還可以讓消化能力加強，吸收更多的養分為你提供熱量；你甚至還能抑制住自己神經系統的化學傳遞，暫時喪失痛感；你也可以讓眼睛周圍的肌肉提高溫度，使自己的視力瞬間更好，你不用休息，也沒有恐懼……」

我腦子裡是一幅超人電影或者武俠小說中描繪出來的場面。

他很興奮：「那個時候，你已經不是你了，你是超級人類。而做到這一切，你不需要什麼武功祕笈或者外星血統，你只要掌握控制自己身體的能力就足夠了。因為那些本來你就能做到啊！那些能力一直屬於你啊！也許因為退化失去了一些，但是，大部分能力從未離開過！」
說實話，這些很蠱惑，很具有吸引力。
我：「有意思，您現在對自己的身體能控制多少了？」
他：「我開始學著控制的時間太短了，就是那個關節站立法也才一年多，所以算是起跑階段。不過我平常都在訓練。」
我：「哦，那您是怎麼訓練的？除了那個站立方式還有什麼？」
他：「關節站立法只算是休息，我平時的鍛鍊方法都是控制血小板。」
我：「那怎麼控制？集中意念？」
他：「對啊，集中自己的思維，慢慢感受血液在體內的流動，讓血小板彙集於傷口……」
我：「傷口？哪有那麼現成的傷口？」
他挽起袖子給我看，在胳膊上有很多怵目驚心的割傷。
他：「我自己弄的，為了控制訓練。」
我：……
他：「其實沒事，只是訓練方法罷了。」
我：「不疼嗎？」
他：「現在還是初期階段，以後就好了。學會控制後，可以眼看著傷口飛快地癒合。而且那時候基本也就算初步掌握控制方式了，今後會有更多的部位被控制。然後我會做給你看，會讓你目瞪口呆地看著我如何控制自己的身體！」
看著他眉飛色舞地漸入佳境，我沒再提問。

回去後，我翻了一些相關書籍，有些情況的確是患者說的那樣，看來他也查過不少資料。我認為理論上還是有些道理的。不過，對於徹底控制身體，變成個超級人類，我不敢苟同。

過了些日子，我對一位朋友提起了這事。

朋友：「這讓我想起了武俠小說裡面經常提到的那個，你知道吧？」

我：「嗯，走火入魔。」

大風

我：「怎麼樣的大風？」

他：「就是很大很大的風，能把人颳走的那種，而且屋裡的東西都亂飛，很多都被颳到窗外去了。」

我：「你是說，風是從門的方向，或者其他窗戶颳進來的？」

他：「不是，就是從窗外颳進來，然後席捲屋裡的東西颳出去。」

我：「有那樣的風嗎？」

他認真地看著我：「你是北方人吧？」

這位患者聲稱經常會有大風颳進自己所在的房間，很大的那種風。門窗都被吹開，屋裡的零碎基本都颳出去了，而且如果患者不抓緊床甚至窗臺，自己也會被大風捲走。視頻我看了幾個，所謂發生的時候，什麼風都沒有，門窗也沒開，只是患者自己在屋裡，縮在牆角，手腳叉開緊緊地撐著牆，好像在抵禦大風的樣子。看上去很古怪，但是患者表情卻很逼真，而且畫面上他那種呼吸的壓迫感，看上去真的是在很大的風中似的。

我：「我是生長在北方。」

他：「你經歷過颱風嗎？」

我：「沒有，即便出差到南方也是刻意避開惡劣天氣的。」

他：「你知道在南方沿海城市，颳颱風的時候是什麼樣子嗎？」

我：「嗯……不是電視上那樣嗎？」

他搖頭：「不是電視畫面，是在家裡感受到的。如果你沒親歷過，不會理解的。」

我：「很可能，你能告訴我嗎？」

他想了想：「我經歷過北方冬天的大風，但是和颱風不一樣，是一陣兒一陣兒的那種。而颱風是連續不斷的，就算你關著窗，你都能感覺到極其猛烈的風在連續不斷地撞擊著窗戶，如果那會兒你打開窗，風就像活的生物一樣，呼嘯著衝進來，然後再呼嘯著衝出去，很大很大。屋裡的東西經常會被捲出去，我說的大風，就是那種。」

我：「衝進來捲出去……原來是這樣……你小的時候對颱風有過心理陰影？」

他：「我生在南方沿海城市，早就習慣了，但是我說的那種大風，比那個還大。」

我：「這樣，我剛才也給你看了視頻，你也承認當時看上去什麼事情都沒有，但是你卻認定有大風，你能有個合理的解釋嗎？」

他皺著眉：「我沒辦法說清這件事，我知道你們都拿我當精神病，但是就算我和別人一個房間，還是會出這種事情。那個風太大了，甚至能把我驚醒。」

我：「嗯，這部分的我也看了，別的患者都睡得好好的……那麼最初的大風是從什麼時候開始的？」

他：「四個月前，應該是。具體日期我想不起來了，可以肯定的是都在夜裡。」

我：「最初就是那麼大的風？」

他：「對，最初的時候我半夜驚醒了，聽見窗外的風聲，我還奇怪呢，沒預報有惡劣天氣，也不是在南方，為什麼突然會颱風。然後門窗猛地被颱開了，我本能地就抓住床，我眼看著屋裡的很多東西，還有被子全都颱出去了！那風太大了，我除了拚命抓住床邊，什麼都做不了，喊的聲音很快就被淹沒在風裡了。」

我：「等一下啊，我打斷一下。你在住院觀察期間，颱風的時候，看到的別人是什麼樣子的？」

他：「別的床位是空的。」

我：「被颱走了？」

他：「不知道，等我看的時候就是空的，說不好是根本就沒人還是颱走了。」

我：「這樣啊……大風的時候很害怕嗎？」

他：「不僅僅是害怕，是驚恐，那種大風……」

說實話我沒經歷過那種極端氣候，所以對於那種描述不是很有感受，不過看他的表情，的確是對某種自然氣候的敬畏和恐懼。也許真的經歷過的人才會瞭解到吧？

我：「還有一點：發生的有規律嗎？」

他：「沒有規律。」

我：「有徵兆嗎？」

他仔細地想了想：「也沒有。」

我：「我多問一點兒您不介意吧？」

他：「你想問什麼？」

我：「您有宗教信仰或者家裡的某個親戚有某些宗教信仰嗎？」

他：「沒有，我父母和親戚都是老實巴交的人，祭拜祖先不算吧？」

我：「哦，好，接著你剛才說的。你說在大風裡喊出的聲音很快就沒有了，但是視頻的畫面上，你沒有任何喊叫的表情。」

他也是困惑地看著我：「你說的我都清楚，也都知道。但是……我這麼跟你說吧。每次大風過後，我莫名其妙地發現屋裡沒什麼特別的或者一切正常，我自己也會糊塗好一陣兒。如果不是這種事情頻頻發生，我甚至懷疑自己在做夢。雖然你給我看了視頻，雖然我事後也不明白，但是當時的場景，無比地真實。假如我不去牢牢地抓住什麼，我一定會被大風颳走的。因為當時就是這樣。」

我：「好吧，那麼這次就先到這裡吧，我想多瞭解下一些自然氣候的知識。到時候我們能再見面嗎？」

他：「沒問題。」

幾天後我去找學心理研究的朋友，給他聽了錄音後，詢問是什麼情況。得到的回答很明確：不知道。

我問為什麼。

朋友：「對自然敬畏原本是很平常的事情，至少在原始社會。但是現代社會由於科技的發展，人對於自然現象不是那麼敬畏了，除非親身體驗過，否則不會有那種平時都敬畏的態度。這個患者很可能是小時候經歷颱風後對大腦形成了一個衝擊性的記憶，現在不知道什麼原因誘發出來了，所以會這樣。至於發病當時的表現——呼吸急促啊，那些是對自己的心理暗示。如果你非要我說個解釋的話，我目前只能這麼告訴你。但是實際上，我真的不知道。如果我僅僅能憑藉這點兒錄音給你下個判斷，那麼心理學就不算學科了，也不用學了。正因為心理的成因很複雜，所以才是一門學科。」

我點了點頭。

朋友：「患者原來沒找過心理醫師，或者院方沒安排過？」
我：「有過，後來聽說那個心理醫師休產假了，而患者觀察結束後就回家了，也沒再安排心理醫師。」
他：「兩週後我有時間，能一塊兒見見這位患者嗎？」
我：「我回頭問問，他應該不會拒絕。」

可是等我過了些日子聯繫患者的時候，被告知患者已經去世了，死亡時間在半夜。現場一切正常，沒有古怪的跡象，除了患者本身——家屬早上看到患者的屍體躺在床上，雙手緊緊抓著床兩側，肌肉暴起。最後死因鑑定結論是心臟突發性痙攣，成因不詳。誰也不知道到底在患者身上發生了什麼事情。
我把這個消息告訴了我的朋友，他也同我最初的反應一樣：沉默了好久。
大約一個月後，我們有次吃飯說起這件事了。
朋友：「那件事兒，我說句不負責任的話吧，很唯心的。」
我：「什麼？」
朋友嚴肅地看了我一陣兒：「如果那是只有靈魂才能感受到的大風，那我們該怎麼辦？」
我愣在那兒，好久沒說出話來。

雙面人

首先，這個病例不是我接觸的。

其次，患者的發病成因不詳。而且四年零三個月後，患者自癒，同樣原因不詳。到目前為止，再也沒復發過。

最後，患者的病歷、記錄、相關錄影，我看過大部分而不是全部。

如果記憶無誤的話，患者最初是在一九九五年一季末開始發病的。最初症狀由患者老婆發現，情況比較特殊。

患者的工作、生活一切正常，某天患者家屬發現患者在睡夢中表情極度猙獰，而且還在說著什麼，但是屬於無聲狀態。最初以為是患者在做噩夢，幾天後發現依舊如此，患者被告知後自己也沒太在意。大約一個月後，患者在家屬陪同下到相關醫院做面部神經檢查。檢查結果正常。

患者發病約一年後（一九九六年），家屬提出離婚，離婚原因就是患者睡眠時的表情：猙獰。

患者發病約一年半後（一九九六年），離婚。患者轉投精神病科檢查並開始接受心理輔導與治療。

患者發病兩年後（一九九七年），接受住院治療。

住院期間，無論是服藥、電療、放鬆療法、麻醉治療、輔導療法、催眠療法均無效，而且病情略有加重。患者發病三年三個月後（一九九八年二季末），因無危害公眾行為而轉為出院休養治療。病情在休養治療期間有所減輕——但是給他治療的數名醫師經過反覆確認後承認：病情減輕與服藥完全無關。

一九九九年年中，患者徹底自癒，目前為止沒有復發跡象。

以上是我按照病歷記載推出來的時間表，而且看上去比較無趣。

下面是某位當年參與治療該患者的醫師口述：

我：「患者當時表情是怎麼樣的一種猙獰？」

醫師：「等一會兒找到錄影你看了就明白。我在這行這麼久，不敢說什麼怪病都見過，但也算是見多識廣了，但是那個表情把我也嚇著了。」

我：「嗯，一會兒我看看。不是患者本身的心理問題造成的嗎？」

醫師：「他心理不能說完全沒問題，但是無論如何也不應該是那麼嚴重的情況。不是我一個人這麼認為，當時參加診療的同行有很多德高望重的，大家同樣這麼認為。最初對這個病例不是很重視，但是看了錄影後都感興趣了，都想知道患者到底是什麼樣的心理才能有那麼可怕的表情的。」

我：「有定論嗎？」

醫師：「催眠、心理分析、墨漬分析、誘導分析，結果都表明這個人基本正常。也就是說，他心理上沒有什麼特別陰暗扭曲的。」

我：「那會不會是面部神經問題造成的呢？」

醫師：「我們也這麼想過，所以又回過頭重新做了神經方面的檢查，還是正常。因為神經問題不像精神科這麼複雜，尤其有明顯症狀的。這方面我們請了當時來華的幾位國外神經外科專家也做了一下分析，基本就能斷定不是神經問題，包括腦神經。」

我：「您是說，掃描也沒有腦波異常一類的？」

醫師：「對，這個很奇怪。因為這個病例的特殊性就在於雖然沒有任何威脅性，但是看了他睡眠時候的表情，幾乎所有人都認為這是病態的，有問題的。因為那個表情實在太嚇人了，而且我想像不出人類怎麼會有那種表情。」

我：「您把我的好奇心勾起來了，一會兒我好好看看。」

醫師：「我不覺得你能看完所有的那些錄影帶。這點我不是危言聳聽，你最好有個心理準備吧。你想想看，他老婆為此能和他離婚，你就知道那是一種什麼感覺了。」

我：「嗯……對了，我看病歷和病理分析上提到過麻醉也沒用？」

醫師：「所以說這違背常理。假設，患者只是面部神經的問題或者腦神經的問題，那麼麻醉和電療一定能解決這個問題的。但事實不是，麻醉、電療似乎並不影響患者的夜間發病。這麼說吧，只要患者大腦處於睡眠狀態或者昏睡狀態，面部一定會有表情的。」

我：「患者自己看過錄影沒有？」

醫師：「看過，被嚇壞了。最初的那捲錄影帶就是患者自己錄的。也正是因為這個，患者同意離婚，並且轉投精神病科來治療。」

我：「藥物的問題……」

醫師：「藥物無非是鎮定啊、神經抑制啊、興奮啊這些，但是並不能減緩病情。」

我：「我聽您提到過對於患者的重視問題。這個病例不是什麼危害嚴重的病例吧，怎麼會引起那麼多醫師的重視呢？」

醫師：「我還是那句話：你看過那個表情，你就明白了。」

我：「我覺得越說越有氣氛了，可以做恐怖片預告了。」

醫師：「……我沒開玩笑。」

我：「不好意思……那麼，關於患者自癒的問題呢？」

醫師：「不清楚為什麼。我們後來做了很多詢問和調查，包括用藥方面，似乎沒什麼不正常的，當然不排除沒發現。但是就當時來說，我們統一的判斷是：自癒。」

我：「現在事情已經過去好幾年了，您覺得這件事情有沒有解釋？」

醫師：「沒有解釋。不過我印象很深，當時有個比較年輕的實習生假設了一種可能。」

我：「怎麼假設的？」

醫師：「因為醫師的歲數比較小，敢說。他說會不會是一種人面瘡，直接覆蓋在患者臉上了，而且這種人面瘡不具備那種角質層、真皮層的感染和病變加厚特性，只是單純的存在，所以很難查出來。在患者睡眠後才有病變反應。」

我：「欸？這也太沒醫學常識了吧？」

醫師：「你看，你這個外行都這麼說了（笑）。當時我記得他的老師罵了他一頓，說他不好好學，看漫畫太多了。」

我：「就是嘛。」

醫師：「不過，後來還是有醫師給患者做了皮下取樣檢查，沒有病毒或者什麼瘡的病變特性。」

我：「也就是說，一直到患者自癒，這個病例都是無解的狀態？」

醫師：「嗯，的確是這樣。不過我當時想的比較多，也算是唯心了一把。我對照錄影，按患者發病的口形，記錄下一些所謂的唇語。」

我：「哦，無聲的是吧？」

醫師：「對，因為發病的時候患者伴隨表情變化會說些什麼，但是並不發聲，所以我對照那些錄影，自己胡亂猜測，做了些唇語記錄。」

我：「他都說了些什麼？」

醫師：「記不清了，好像很混亂的樣子。我最初以為是詛咒之類的，你別笑，我是真的想做分析才那麼做的，後來發現沒有什麼邏輯性的詞彙或語言，也就沒再繼續記錄。」

我：「明白了，我回頭也試試看能不能讀個唇語什麼的。」

醫師：「我告訴你一個方法吧：擋住螢幕的上半部分，不要看患者的眼睛。」

後來我去資料室看錄影，患者自己錄的沒看，直接看在醫院的觀察錄影。老實說，我還是被嚇了一跳。畫面先是一陣兒抖動，然後一下子清晰了，跟著一張臉占據了整個螢幕。開始那張臉看上去很一般，是個微胖的普通中年男人的面部，表情很平靜，呼吸均勻，是在熟睡。

我不知道有沒有人能夠盯著一個男人熟睡的樣子看那麼久——二十多分鐘，反正我是看過了，看得我也快睡了，但是忍住了沒快轉。就在我昏昏欲睡的時候，螢幕上的那張臉似乎皺了一下眉，還沒等我緩過神來，那張臉的表情一下子就變了，我真的被嚇了一跳！眼睛似乎睜開了，兩個眼角不可想像得往太陽穴的方向吊起來，露出大部分眼白，瞳孔縮得很小。眉毛幾乎扣在一起，鼻子上的皺紋緊緊地擰成了一個疙瘩。上唇翻起來，甚至露出牙床，臉頰的肌肉幾乎全部橫過來了。嘴角似乎掛著一絲笑容——絕對不是善意的，應該說，是惡毒的。

我從未見過活生生的人有過這種表情，也從未想像過人類會有這種表情。

那雙「眼睛」（不好意思，只能用引號），先是四下看了看，然後緊緊地盯著鏡頭。即便是看錄影，我也覺得那雙眼睛彷彿能射出淬毒的鋼針來，讓人不敢多看。我想我理解患者家屬為什麼要離婚了。

在我掙扎著是不是看下去的時候，那張臉開始說著什麼，沒有聲音。我沒猶豫，立刻單手找一張紙蓋住螢幕的上半部，擋住那雙「眼睛」，開始嘗試著讀唇語。

差不多那一個下午吧，我都在幹這事。

經過反覆確認後，我記滿了一張紙。

另外幾捲錄影帶我是匆匆快轉看的，原因是我不想做噩夢。好吧，我承認害怕了。

後來有段時間，我按照那張紙上的內容查了，沒什麼線索，又給一些朋友看了，也沒什麼有用的線索。

我嘗試過對著鏡子做患者當時的那種表情，做不到，而且也很難堅持長久——別說幾小時了，幾分鐘臉部肌肉就很酸了。

坦白說，在其他病例上，我對精神病科醫師和心理醫師的很多解釋並不總是認同，雖然不見得表達出來，但也不表示我相信。不過對這件事，我和他們的態度一致：暫時無解。

滿足的條件

他：「你為什麼要記錄這些？打算彙集出來寫東西？」

我：「也許吧，沒想那麼多。」

他：「是一種興趣愛好？」

我：「嗯。」

他：「哦，有人看電影，有人找小姐，有人出去玩，有人聊天，有人看書，有人研究做飯，有人算計別人，有人用望遠鏡觀測星星，有人養小動物，有人跑步，有人畫畫，有人下棋，有人發呆，有人看電視，有人胡思亂想，有人收集絲襪，有人玩電腦遊戲，有人聽音樂。而你，選擇這種方式作為平時的愛好？」

我：「對。」

他：「收集多少了？」

我：「很多，但是還沒來得及整理。」

他：「很花時間嗎？」

我：「對啊，要消化吸收整理分類，還得刪減。」

他：「好玩嗎？」

我：「呃……還成。」

他：「那你為什麼不選擇跑步呢？」

我：「跑步……也許我更喜歡收集這些吧！」

他：「我就喜歡跑步，假如你跑步，你會認識一些也跑步的人。跑步的人大多數都很健康，至少生活方式上很健康。很可能還會遇到美女，而且還是很健康、衣食無憂的那種美女。因為每天掙扎在生活線上的人，沒那個心思和精力去跑步。跑步多好啊，能遇到生活富足又健康的美女。要是努力追求的話，很可能會娶了那個女人，想像一下，你們都跑步，都很健康，那麼你們所生的孩子身體也一定非常好。因為你們會把健康的生活方式帶給他。所以，你為什麼不跑步呢？」

這就是這位患者的思維方式。訪談進行快兩個小時了，我基本沒說什麼，都是他說。無論話題延伸到什麼地方，他總是能說很多很多。

我：「我沒想那麼多……」

他：「那你在想什麼？」

我：「我在想你說的那些只是假設。」

他：「如果我不假設，我們之間的話題會在某些事情上亂跳。從這個話題，到另一個話題，那種時候不受控制。等到進入了一個你我都不喜歡的話題，那麼我們就沒得說了，就陷入尷尬的沉默了。用個很俗的說法就是那時候天使飛過了，是不是有什麼帶翅膀的東西飛過，咱倆都不知道。要是你說你看到了，那我覺得你也快入院治療了。你穿病號服肯定沒我好看，因為體型高大的人穿病號服太顯眼了，那種很舊顏色的條紋病號服穿一件也許還不是問題，要是穿一身就會怎麼看怎麼彆扭。你穿著這種病號服整天跟我在一起說那些帶翅膀的東西飛過，我會覺得你比我病得更厲害，所以你講述的內容我都會無視。因為你是瘋子，我是病情相對輕一些的瘋子，到那時候我們就沒什麼可聊的了。所以我現在就按照我的思路把談話假設好了。」

我覺得有點暈。

我：「我沒記住太多，好吧，你就假設著吧，至少現在我還沒覺得痛苦。」

他：「痛苦不好嗎？」

我：「貌似……不好吧？」

他：「其實痛苦就是一種清醒的過程啊。」

我：「但不是人人都需要那種過程吧，或者別的方式也可以，對吧？」

他：「對不對不重要，重要的是我這麼認為。當然你可以不這麼認為，那是你的權利，可是你沒有權利干涉我去這麼認為。有醫生做分析，說我總體來說還是屬於樂觀情緒的，但是樂觀的人怎麼會在精神病院呢？這似乎是悖論。樂觀的人什麼都能想通，不會鑽牛角尖兒，很多人都會這麼認為是吧？其實不是，精神病人不是用樂觀來判斷的，是透過其他方面來判斷的。具體怎麼判斷我忘了，但是總是有人提出一個觀點後很多人就說：是這樣的。於是某人就被判斷為精神病了，不管那個人是不是樂觀的。所以說很多人的看法都錯了，認為想不開的人才會得精神病，想得開的人不會得精神病。可是我身邊就有很多想得開的精神病友，非常想得開，甚至饞了想吃肉就殺了自己的孩子來吃都沒問題，很想得開。自己原本沒有孩子，但是後來有了，那麼現在又沒有了，吃了。吃了就吃了唄，反正原來也沒有。感情問題也不是必需的……」

我：「你等一下，殺人肯定是錯誤的。」

他：「但是士兵在戰場上都殺不認識的人，而且還是殺不認識的人，跟自己沒有任何利益衝突的人都得去殺。你可以說那是為了某種目的，那麼為了某種目的就可以殺人？這麼說那所有的殺人犯都是為了某種目的才殺人的。要不你會說為了大多數人的利益去殺人？那現在人口最多的國家是印度了對吧？那印度可以隨便地殺了別的國家的人？人口多還真占便宜嘿！現在你還堅持殺人是錯誤的，那麼你就應該拒絕所有的殺人方式和動機。我們從太空看不到地球有國界，但是實際上我們有很多很多國界。為了國家和民族就去殺人？而那些能殺人的人，就去殺人，用自己國家的名義去殺人，而達到某種目的。為什麼會這樣呢？因為人就是這樣的。有了很厲害的武器就會覺得自己很了不起，其實是真的很了不起嗎？只是有了厲害的武器罷了。但是厲害的武器沒錯誤，也不會自動自覺地去殺人，而殺人的人，總是永遠都有理由的。你覺得是對的，那別的國家的人認為你還是錯的呢。所以殺人到底是對是錯的概念不是你決定的，而是你所在的群體決定的。你的群體賦予你殺人的權利了，你就可以殺；不給你殺人的權利，你殺人是要受懲罰的，因為你沒有殺人牌照。」

我：「我瞭解你的情況了，你是很喜歡把事情搞複雜的那種。」

他：「不，我正相反，我是把事情簡單化那種。你們才是把事情搞複雜那種人。你們幹什麼都要賦予一個藉口，就像剛才說殺人一樣，那都是藉口。但是藉口是藉口，不會是理由。你們總是會解釋這，解釋那。解釋其實就是掩飾，真正的道理不用解釋。你吃飯不用解釋，你喝水不用解釋，因為你需要，那個是理由。但是你的目的是活著，為什麼呢？這類的問題，其實你們都不想，我會想，這樣事情才能簡單化，我希望能明白我為什麼活著，這樣我做什麼都會很簡單，因為目的是我活著。但是你們就把這些問題放一邊，想的是活著怎麼才能更好，但是為什麼活著，不知道。」

他有點把我繞暈了。

我：「啊……其實，活著不重要，因為已經活著了。所以想那些不是有意義的。」

他：「還是藉口啊，那不是理由。如果你問一個人，什麼會令他滿足？很多人會說很多千奇百怪的需求，但是最多的是要錢啊，要健康啊，要長壽啊，不能說百分之百，但是這個比例一定是大多數。但是那些真的就令他們滿足嗎？肯定不是。為什麼呢？因為這個滿足了，還會有新的需求。如果真是滿足，就不會有更多需求了。你可以說那是對於需求的更高標準，但那還是一個藉口罷了，不是理由。你很滿足地吃飽了，吃得很撐，再好的食物你也不會有很大興趣。你渴了，喝夠了，喝得很滿足很撐，你不會惦記再找別的東西繼續灌下去了。」

我：「你是想說貪欲是一切的根源嗎？」

他：「我只是想說，你們，其實並不真的知道自己需要什麼。你有錢了會想換大房子，你有大房子了會想要好車，你有了好車後會想要美女，你有了美女之後會想要地位，你有了地位之後會想要名氣，你有了名氣之後會想要權力，你有了權力之後會想要榮譽，你有了榮譽之後會想要名垂千古，你名垂千古之後會想要無盡的生命來看到自己名垂千古。那麼你看到了，你滿意了，你都得到了，你會滿意地決定自己死掉？恐怕不會，誰知道你又想起什麼來了。那些你是真的得到了，但你不會就此罷手，你會無窮盡地想要更多。但是，那些真的就是你需要的嗎？不見得吧。你們想要那麼多，而我只是想知道為什麼活著，我就在這裡了。那麼誰才是真正有問題的？難道我非得和你們一樣都瘋了，我才能不在這裡？其實這裡就是正常人居留地，是你們這些瘋子弄的。不過我覺得挺好，至少不用出去跟你們瘋瘋癲癲地混在一起，到最後都不清楚自己為什麼活著。」

我覺得自己的腦子被搞得七葷八素的。

我：「呃，你剛才不是說這裡是瘋子住的地方嗎？」

他：「你不要在我的比喻方面挑這種細枝末節的錯誤，非得挑的話，那你剛才還說我那些都是假設呢。」

我：「但是你的確在假設啊。」

他：「但是我的確也認為你們都瘋了。」

我：「那在這裡的都是正常人嗎？隔壁那個拉了大便滿牆塗的也是？」

他笑了：「你看你，極端了吧？警察隊伍裡還有敗類呢，匪徒裡面還有良心發現的呢，抗日還有漢奸呢。一棒子打死就是極端，對不對？」

我快速地翻了一下手頭的資料，找到他的原職業，再次確認：精神病科醫師。不知道怎麼回事，腦子裡冒出一句俏皮話來：流氓會武術，誰也擋不住。

我：「你曾經是醫師……」

他：「對啊，我負責那些妄想症的患者，不過後來發現出問題了。」

我：「出什麼問題了？」

他：「有那麼一陣兒我覺得自己的精神才是不正常的，後來又沒事了。等過了幾個月，我發現那種感覺又回來了。我努力想清除掉那些不正常的想法，我主動去心理調整、休假。等我覺得我沒事的時候我回來上班，但是這時候才發現，原本我認為不正常的那部分，其實才是真的本質，而之前一直被一種假象覆蓋著。我困惑了好久，難道說我本來就是個精神病人？用一些表象掩蓋著什麼，現在發病了？最後我終於搞懂了，原來所謂正常的概念，都是你們這些瘋子加給我的，而我原來是正常的，被你們的那些藉口搞得不正常了。結果我就再三斟酌，決定留在真實的這面，不再跟你們這些瘋瘋癲癲的人起鬨了。在這裡，我覺得很滿足。」

他面帶微笑地看著我，很坦然，甚至很怡然。

我記得來之前，催眠師朋友跟我這樣評價他：「可能他會把你說暈，而且說得很複雜。其實他心裡，在深處，很深很深的深處，是個很單純的人。」

薩滿

我：「不好意思，我先請教一下，這個是您的真實姓氏？」

他淡然地笑了一下：「你可以問戶籍處，我就是姓怪。」

我：「嗯？發音不是怪，而是貴？」

他：「對，寫做怪，發音是ㄍㄨㄟˋ。」

我：「是我孤陋寡聞……不好意思。」

他：「我習慣了，從小被人問到大。」

我：「你是漢族？」

他：「漢族。」

這位「患者」讓我認識了一個未曾聽說過的姓氏：怪，發音的時候讀做「貴」。後來我特地查了一下，算是個古姓了，很有特點。但是他人並不怪，言談、表情、行為、舉止感覺都是淡淡的那種，乍一看以為是愛答不理呢，其實不是。

我：「你家裡的那些頭骨真的是你父親和祖父的？」

他：「反正警察已經鑑定去了，而且有遺書作證，我也就不解釋了。」

我：「我倒是希望您能解釋。」

他：「為什麼？」

我：「好奇吧可能，而且這些也許會提供給精神鑑定部門做資料——假設有價值的話。」

他低下頭笑了一下：「他們覺得我精神不正常？」

我：「我說的是真的。」

他看了我一會兒：「我家，到目前為止，世代都是薩滿。」

我：「薩滿？薩滿教？」

他：「對，原生宗教。」

我：「我原來因為興趣，研究宗教的時候還真的看了一些。薩滿，很古老吧？」

他：「對。」

我：「崇拜大地、天空、火、水，還有其他自然現象，風、雷什麼的。用圖騰表現，用人骨占卜。是那個吧？」

他：「是的，看來你知道的已經不少了。」

我：「也許是我資料看得不全，我怎麼記得脫離了原始社會後，那種原生宗教很多都銷聲匿跡了？」

他：「誰說的？還在延續，我就是薩滿祭司，很少有人知道罷了。有一點我沒對警察說，我家裡那些在他們看來是爛木板的東西，很多都算是古董了，最少也有幾百年歷史了。那些都是家傳的。」

我：「圖騰？」

他：「不全是。那些木板是要釘在或掛在某根樹樁上，這才算是圖騰。」
我：「是這樣……」
他：「我記得，在我說自己是薩滿的時候，有個警察在笑。」
我：「嗯……可能他是不瞭解吧。」
他：「他說我外國玄幻小說看多了。」
我：「哦，不過我覺得也可以理解，因為薩滿在國內基本上沒什麼人研究，數得出來那麼幾個。其實薩滿是原生宗教，只是後來很少那麼稱呼了。」
他：「對，叫做『巫』，也有寫做『珊蠻』的。就是因為不瞭解，否則我那個多事的鄰居也不會報警了……看來你還是比較瞭解的，我願意多告訴你一些。」
我忍著笑，因為我的目的就是這個。每當這種時候，我都會很感謝自己興趣面的龐雜，雖然沒有幾個專精，但是當患者說出一些鮮為人知的事物來時，我還有些基礎與之交流下去。這點太重要了。
他：「如果往上數，西元前很早很早，我們家族就是薩滿。」
我：「有家譜嗎？」
他：「沒有。」
我：「圖騰？」
他：「我手裡的已經沒有那麼早的了。」
我：「那你怎麼證明呢？」

他：「我說，你聽。」

我：……

他：「你可以不信，但是我犯不著撒謊。」

我：「好吧，你說。」

他：「延續下來的原因，是祖先對於自己家族的詛咒。」

我：「為什麼要詛咒自己的家族？」

他：「因為祖先們以血脈的弱勢來換取薩滿的傳承。我是獨子，沒有兄弟姐妹；我父親有個妹妹，四歲去世了；我爺爺是獨子，我太爺爺也是獨子，往上算，情況也都類似。最多兩個孩子，但是最後血脈傳承的，只有一個，另一個無後或夭折。可是不管什麼兵荒馬亂的朝代，這一條血脈都能活下來。就是這樣。」

我：「原來如此……不過，如果孩子不願意被傳承怎麼辦？」

他：「不知道，沒聽說過這種事情。記得小時候我什麼都不知道，父親也不告訴我。十五歲那年，我爸很嚴肅地把我叫到面前，把所有的一切都告訴了我。並且要我記住一件事：他死後，頭骨要留下來，背後的皮膚要剝下來做成幾頁書籍，要用我的血來寫。」

我：「……為什麼？」

他：「頭骨是占卜用的。後背的皮膚很完整，用來做書頁記載一些東西，用我的血來寫。這是規矩。」

他捲起袖子，我看到他手臂上有很多傷口，新舊都有。這多少讓我覺得有點兒可怕。

我：「但是，家人去世不送到火葬場也可以嗎？你生活在城市啊。」

他：「看來你家人身體都不錯，或者你沒那個印象。我父親是在醫院去世的，是接走還是停放太平間，那是家屬自己選擇的。在火葬場雖然要出具死亡證明，但是沒人管你是出了車禍或者別的什麼死法，基本沒人多問，也不會對照。明白了？」

我：「天哪，明白了。」

他：「我母親早就知道怎麼做，我們一起完成的。」

我不知道該說什麼了。

他：「從這些行為上看，我好像精神不正常。但是如果你是一名薩滿，你就明白了。」

我：「呃……現在我想我能理解一些，但是不很明白為什麼非得這樣。我指的是頭骨、人皮書那些，因為給我感覺這還是很原始的，多少有點古怪。我這麼說你別介意。」

他：「我不介意。這種事情如果不是出了什麼大問題，我不會對外人講的。也許你會覺得很古怪甚至很詭異，但是我們——薩滿都是這樣做的。就像你說的，這是很原始的原生宗教，所以我們也就更要保持這種傳承不變。我在社會的身分是紡織機械工程師，我的個人身分是薩滿祭司。我有兩個朋友，也是薩滿，而且是世交，其中一個是女人，那又怎麼樣？詭異？精神不正常？頭骨也好，後背的皮也好，都有我父親親筆遺書作證。我們沒有危害什麼，至於有人相信而找到我，那我所做的一切都將是免費的。那是一種感激，感激什麼呢？因為他們相信。我不去跳大神，也不去弄些稀奇古怪的把戲騙人，也不靠這個賺錢，甚至都不告訴別人該怎麼做，當然也不允許告訴別人，只能傳給自己的後代。那個詛咒是我們自己背負的，你說這是命運也好，說這是瘋狂也罷，我們就是這麼世代傳下來的，至今也在這麼做。薩滿不去爭取什麼社會地位，畢竟這是科學技術很發達的時代。而且我們也積極參與社會，但是，我們始終記著自己的身分：薩滿。」

我：「……也許是我有誤解吧？但是對於占卜一類的事情我還是保持質疑態度。」

他：「沒問題，你可以質疑，就跟有人信得死去活來一樣。對於那些，作為一個薩滿沒有任何評價，因為那不是我們的事情，薩滿不會拉著你信奉什麼告誡你不信奉什麼，那是你的權利，和薩滿無關。而且實際上我對天空大地水火風雷的崇拜，不影響我對機械物理、有機化學的認知，我不認為那衝突。」

我：「有沒有那些感興趣的人找到你要學的？」

他：「有，很多。但是我不會教的。」

我：「好像你剛才說了，薩滿沒有把這些發揚光大的義務對吧？」

他：「不僅僅是沒那個義務，而且是禁止。曾經有過一個人，纏了我好久，但是我明白他只是對此感到新鮮罷了。而且就算是真的誠心，我也會無視他的要求。因為薩滿身分是一種肩負，對於祖先意志的肩負，不是什麼好玩有趣的事情。我的先祖們，承受著家族的承諾，並且傳承給我，我也會繼續下去，而不是用所謂發揚光大的形式毀在我手裡，我也不想被邪教利用。」

那天的話題始終在這上面，他說了很多很多，基本都是不為人知的東西——除非你是研究這個的。我發現他身上具有一種堅定並且純粹的氣質。那種氣質我在書上見過，現實中很少見。他堅守著幾千年前的東西，一直延續到現在，也就是很多人眼裡的：死心眼、有病。

可我倒是覺得，就是這些死心眼、有病的人，用他們的堅持，我們才能瞭解到歷史和過去的某個角落曾發生的那些故事，並且，在目前所有的領域，才有了現在的成就。歷史如果僅僅是書本上記載而不是在人心裡，遲早會變成傳說。兩河文明的楔形文字、古印度的梵文、馬雅文明的三維結構文字，雖然都存在，但是沒幾個人能明白了，否則那些僅僅認識兩百多個馬雅文字的人就不會被叫做專家了。

這位怪先生，後來被放了。當然，並不是我這份錄音的功勞。我後來又找過他，但是他不願意再多說了，我也就識趣地放棄了聯繫。

不過我真想親眼看看那些古老的圖騰木板，並且親手撫摸一下。當手觸碰在上面的時候，我會閉上眼睛好好地感受，體會那沉寂千年的韻味，以及那或許迷亂、或許輝煌、或許榮耀、或許恥辱、或許血腥的過去，和曾經矗立在這片土地上，那些千年前的帝國。

偷取時間

我第一次見到她的時候，她縮在牆角；第二次見她的時候，她縮在病床角；第三次見她的時候，她縮在桌子底下的某個角。所以第三次，我乾脆也盤腿坐在桌子下面，因為已經不指望能和她面對面正經坐著了。

我：「你還記得我嗎？」

她點頭。

我：「我是誰？」

她搖頭。

我：「我上次給你威化巧克力，還記得嗎？」

她搖頭。

我：「那你還要威化巧克力嗎？」

她點頭。

每當這種時候我就覺得我是在誘拐小孩，甭管面對的是成人還是真的小孩。其實這也沒辦法，就像那個精神科醫師說的：「那種時候，對食物的需求是本能的反應，因為很多患者某些意識弱了，本能倒是加強了。所以，這個方法一直都很有效。」

看著她小心翼翼地剝開那層包裝紙，帶著極濃厚的興趣小心地咬上一小口，不知道為什麼我總覺得很心疼——雖然我之前並不認識患者，也沒血緣關係。

她才二十多歲，患有嚴重的迫害型妄想症，病史五年。

我不著急，看著她吃。她態度極其認真地一直吃完，又小心地把包裝紙疊好，放進兜裡。看著她的眼睛，我知道今天沒問題了。

可能是接觸的患者多了，對於這種間歇發病的患者，我能分辨出來什麼時候能溝通，什麼時候無法溝通。患者清醒的時候，他們的眼睛是帶有靈性的。具體我也形容不好，但是我能確定，而且沒判斷失誤過。這曾經是我的一個祕密。

我：「你喜歡吃，我這裡還有，不過一會兒再給你，一次吃很多你會口渴的。」

她點了下頭。

我：「你為什麼要躲起來？」

她看著我沉默了有好一會兒：「我能看看你的手嗎？」

我：「哪隻手？」

她：「雙手。」

我放下紙筆，雙手慢慢地伸到她面前，她觀察了一會兒鬆了口氣。

我：「怎麼了？」

她：「看來你不是。」

我：「我不是什麼？」

她：「你不是偷取時間的人。」

我：「時間？那個能偷嗎？」

她：「能。」

我：「怎麼偷的？」

她：「我也不是很清楚，有很多種方法偷。簡單的，只要雙手同時拍一下別人的雙肩就可以，複雜的我看不懂，反正有很多方法。」

我：「你見到過了？」

她嚴肅地點頭。

我：「對了，你剛才怎麼從手上看出來的？」

她：「雙手手掌都有四條橫紋的人，就是能偷時間的人。」

我：「會有四條橫紋？很明顯嗎？」

她點頭。

我：「只要是那樣的人，都能偷別人的時間？」

她：「不是，有些有四條橫紋的人，並不知道自己會偷別人的時間。」

我：「能偷時間的那些人，不去偷別人的時間會怎麼樣？會死掉還是別的？」

她：「和普通人一樣，會老，會死。」

我：「如果偷了別人的時間就不會老？」

她：「不老、不死。」

我：「會偷時間的人很多嗎？」

她：「不多。」

我：「那都是什麼樣的人？」

她：「什麼樣的人都有。」

我：「你是怎麼發現的？」

她：「我十幾歲的時候發現的。」

我：「嗯，那麼你是怎麼發現的？」

她：「他們看人的時候不像我們那樣看人的臉，而是看人的脖子。」

我：「脖子？」

她：「從脖子上最好偷，但是不好接觸，所以從肩膀偷的最多。」

我：「怎麼偷的？你剛才說他們雙手拍別人雙肩？」

她：「不用使勁地拍，罩在雙肩上幾秒鐘就可以了。」

我：「那從脖子上偷呢？」

她：「那需要手一前一後地卡一下，一秒鐘不到就可以了。」

我：「偷完之後呢？丟時間的那個人會死掉？」

她：「不是立刻，是加快變老，比別人老得快，很快很快。」

我：「我想起早衰症來了……」
她：「那就是被人偷走時間了。」
我：「是嗎？」
她：「你如果仔細查一下那些早衰症患者身邊的人——鄰居、幼稚園老師、出生醫院的護士，把能近距離接觸早衰症患者的那些人都查一下，一定有一個很不容易老的人，就是那個人偷的。」
我：「這麼簡單的判斷條件……」
她：「還有四條橫紋的雙手。」

我突然覺得有點不寒而慄，因為曾經接觸過這麼一個案例：一個患者專門砍掉別人的雙手，不是誰都砍，而是以自己的標準選擇。具體是什麼，患者從沒說過，只是冷笑。

我：「但是早衰症的人並不多啊？」
她：「他們大多很狡猾，不會那麼貪婪地一次偷很多。今天偷這個人一點，明天偷那個人一點。每次就偷幾年，別人也看不出。但是丟時間的那個人，一年會老得像過了好幾年。」
我：「原來是這樣……」
她：「你身邊有沒有這種人，幾年不見，還是原來的樣子，一點也沒老。如果有這種人，你就要小心了。」

我努力想了一下，好像倒是有人這麼說過我……
我：「其實也許是那些人平時注意保養或者化過妝了，要不就是天生的不容易老呢？」

她：「我還沒說完，那種人通常不會跟誰深交，再過幾年後，你問遍原來認識他的人，都不知道他的下落了。有沒有過？」

我：「好像有，不過沒太留意。一個人一生這種事情太多了。」

她：「那些偷取時間的人，就是這樣存在的，因為很多人記不住。」

我：「原來你是這麼看這個問題。」

她：「我見過活了很久的人。」

我：「活了很久？偷時間那些人嗎？什麼時候？怎麼見到的？在哪裡？」

她：「那時候我還沒在醫院。我和朋友在吃東西，一抬頭就看見他了。第一眼我就覺得他不對勁，但是說不出來怎麼不對勁了，只是覺得很奇怪。他也注意到我發現他了。」

我：「男的女的？」

她：「男的。我最開始看他也就三十歲左右，但是細看發現，其實他眼神和神態還有表情都已經很老很老了。我隱約覺得那是個很老的老頭，可是外表怎麼看都是一個年輕人的樣子。那時候我就明白了，他是靠偷時間活了很久的人。」

我：「你剛才說他發現你了？」

她：「他看到我注意他了，趕緊摸了一下臉，以為我看出什麼來了，然後特別狡猾地笑了一下，而且那種表情是得意。」

我：「得意？是不是那種『你看出來了又能把我怎麼樣』的態度？」

她：「就是那樣。他長得不帥，很一般，沒什麼特別的，沒人會注意他。我的朋友也看了一眼，沒再多看，還問我怎麼了，是不是認識那個人。」

我：「那，你覺得他活多久了？」

她皺著眉仔細地想：「我說不好，但是感覺他那種蒼老不是一般的蒼老，很恐怖的那種感覺，他最少也得有幾百歲了。我看不出更詳細的來。當時我很生氣，我想追上去問他到底偷了多少人的時間。我後來想了一下覺得追上去了他也不會承認，除非周圍沒人，但是周圍沒人的話我又不敢了。」

我：「只有你能看到偷取時間的人嗎？」

她：「本來以為只有我一個人這樣，後來發現還有一個人也知道。可是後來我轉院了，她沒轉院。」

我：「原來和你一個病房？你還記得那個跟你一樣能看到偷取時間的人叫什麼嗎？多大歲數？」

她：「和我差不多大，我忘了叫什麼了，也不在一個病房。她能看到的比我多。」

我：「你是說她見過偷時間的人多？」

她：「不，她見到的和我不一樣，她能看到偷時間的人從別人肩上抓了什麼東西走。」

我：「抓走了時間？什麼樣的？」

她：「她也說不清，就是覺得那些人一下子把什麼吸到手心裡了，然後趕緊貼在自己胸口。」

我：「你看不到這些嗎？」

她：「貼在胸口我倒是見過，但是沒看到抓走了什麼，我看到的就是雙手那麼空著拍一下。」

我：「你每天都能見到那些偷時間的人嗎？」

她：「不一定，有時候一個月也見不到一個，有時候一天見到好幾個。他們都在人多的地方偷，比如商業街、商場、公車。只偷年輕人的。」

我：「你被偷過嗎？」

她：「沒有，那些人看到我看他們就明白了，通常都會很快地走掉。個別的會狠狠地看我一眼，那是警告我妨礙了他們偷取時間。」

我：「這裡，就是院裡，有偷取時間的人嗎？」

她：「這裡沒有，原來的院裡有一個，是個三十多歲的女醫生，她知道我看出來了，還單獨警告過我，叫我別多管閒事，否則要我好看，所以後來我轉院了。」

我：「你……希望出院嗎？」

她愣了一會兒，緩緩地搖了搖頭。

那天走的時候，我把包裡的一大把威化巧克力都給她了。她很鄭重地謝過我，小心地裝在兜裡，答應我每天只吃兩條。

我曾經告訴自己每週都去看她一次，並且帶零食給她，但是沒堅持幾週就把這事放在腦後了。關於她原來所在院裡還有一個相同病例的情況，等我想起來的時候已經過了大半年，查了一下，沒對上號是誰。

每當我想起這位患者，除了那些離奇的偷取時間者，好像還能看到她認真吃東西的樣子——我從未見過有人那麼認真地吃東西。每一口、每一次都是那麼謹慎仔細的態度，彷彿整個世界已經不存在了，存在的只是自己和手中的那條巧克力，以及嘴裡那慢慢融化的味道。

我並不相信有時間偷取者，但接觸過她以後，我很忌諱有人雙手同時拍我的雙肩。

還原一個世界——前篇：遺失的文明

這是個神人。

他曾經是個普通的公務員，後來辭職了，辭職的原因比較特殊。

一般來說，大多數人辭職就代表著要換新的工作，甭管是什麼性質的。辭職後自己經商，那算下海；辭職後去了別的單位或者公司，那算跳槽；辭職後什麼都不幹了整天玩，那是發了橫財。

這位神人以上幾條都不沾，他辭職就是為了做自己喜歡的事，就這麼辭了，很愣的感覺。辭職後當然沒收入了，過了幾年他發現積蓄越來越少，於是自己想辦法。

我不清楚一個人一沒資金二沒路子三不貸款的情況下怎麼創業，想來想去也就只有違法亂紀了。但是如果他那麼做，就不算神人，那算犯罪分子。

很顯然，他沒走犯罪那條路。不但遵紀守法，並且在一沒資金二沒路子三不貸款的情況下，過得很好。

那他以什麼為生呢？他自己發行小冊子，靠這個為生。

最開始，他花了差不多一年的時間，建立起了自己穩定的客戶群。

每年，他的客戶都會收到不少於五冊，每冊實際內容不低於五萬字的小冊子。所有內容都是有關史前文明的，內容不僅僅是摘抄或整合，還有分析和一些提示。而作為酬勞，他的那些客戶需要每年向他支付八百塊錢人民幣的訂閱費。那些小冊子我看過一部分，很有意思。

三年時間，他的訂閱客戶已經有兩百四十多人，而且還在擴大。
我算了下，他差不多每個月收入一萬多，還不用上稅。
所以我說：他是一個神人。
但事情遠遠沒那麼簡單，終於有一天，這位神人爆發了，整天說著誰也聽不懂的語言，四處寫一些誰也看不懂的圖畫或者文字。也終於，被判定為精神病人。
不過見到他那會兒，他已經經過了一段時間的治療，好多了。
他的樣子和我想像的不一樣。最初我以為他會是那種長得有點邪氣的人，或者帶點狂放不羈的氣質，但是我猜錯了。他看上去就是挺普通的一個中年人，微胖，表情嚴肅，習慣皺著眉想事情，語速也不快。整體看上去是很溫和，很普通，扔人堆裡立馬找不到的那類。反正你不會把他跟異類掛鉤，哪兒哪兒都不像。

我：「你好。」
他平靜地看著我：「你也好。」
我：「最近好多了吧？」
他笑了：「呵呵，好多了。」
我：「嗯，那好。關於我的身分，您也知道並且同意了。那麼咱們現在開始嗎？」
他微笑看著我：「不是已經開始了嗎？」
我：「好，就從您為什麼研究史前文明開始吧。」
他：「沒有什麼特殊的理由，只是我對這些很感興趣罷了，算是愛好吧。你不也是嗎？從醫生那裡得到一些患者資料，然後找其中一些面談還記錄，只是興趣愛好。而且，你發現了嗎，興趣愛好是個很好的老師，會自動指引你的。我愛好這些，所以自己做這方面的一些研究。」

我：「可是您既不是學這些的，也沒從事這方面的工作啊。」

他：「嗯，是那樣。不過，我想說，沒學過就不可以自己研究歷史？不是專業就不能愛好考古？沒上過大學就不能寫詩出書？這些沒有必然聯繫的，是不是？」

我點頭：「嗯，沒錯，是這樣。」

他：「說起來，最初感興趣，是因為大約十年前看報紙的時候，一篇文章吸引了我。報導說發現了某個史前遺跡。我就覺得很有意思，於是就開始自己琢磨這些。當然了，那會兒還只是琢磨，沒有收集資料或者打算深入探討。不過，某一天晚上，我突然想到了一件事。」

我：「什麼？」

他：「這麼說吧，如果你是一位太空人，到達了別的星球，你發現了一片廢墟或者遺跡，那麼，你該透過什麼來認識並且初步判斷這曾經是什麼樣的文明呢？」

我：「呃……不知道，我沒想過……透過什麼來初步判斷呢？」

他得意地笑了：「透過建築遺跡殘存的雕刻文字和圖案。這是最最直觀的，是不是？」

我：「原來是這樣……但是如果那些建築遺跡沒有銘文或者圖案怎麼辦？」

他：「當然了，不見得所有的建築都會雕刻上文字和圖案，但是，一定會有的，再少也還是有。而且簡單分析一下，就能知道這的確是可行的，就說人類吧。大多數人類居住的建築不會被雕刻上文字、圖案，而是在那些具有紀念性或者標誌性的建築上才會這麼做。例如紀念碑啊、石碑啊，諸如此類。而這種類型的建築，目的就是紀念——要長期保存，所以也會比一般居住建築結實得多。假如在外星上發現了曾經的文明遺跡，那麼一定會有雕刻的文字和圖案被發現的，因為那殘存下來的建築，很可能不是一般的住宅，而是紀念標誌。舉個實際例子，就說馬雅文化吧。也就是僅存這些紀念性質的標誌建築，讓最初的馬雅文化研究者們一直都誤以為馬雅人的文明核心是對時間的關注。馬雅人是很注重時間，但是沒嚴重到那種程度，只是那些紀念碑殘存下來，讓我們誤以為他們很注重時間罷了。如果說美國現在衰敗滅亡了，大多數建築都坍塌風化從而消失，就剩下『二戰』紀念碑。那麼後世的研究者也許就會誤以為美國的文化核心是戰爭。」

我發現這個人的邏輯思維非常清晰。

我：「有道理，也有意思。」

他：「這樣你會透過那些雕刻，最直接地看到在這個曾經的文明下，有過什麼樣的生物，有過什麼樣的活動。很直觀吧？透過研究文字，你會得到更多內容。」

我：「圖案那部分沒問題，但是研究一個陌生文明的文字……不是很容易的事吧？」

他：「不容易，但是也未嘗不可，這也是我要說的重點了。」

我：「OK，您說。」

他：「接著用馬雅舉例吧，你一定聽說過馬雅文明。」

我點頭。

他：「南美的馬雅文明在十六世紀的時候，被西班牙殖民者毀於一旦，不僅如此，西班牙的那些教士還認為馬雅文那種奇怪的圖畫是野蠻的魔鬼的語言，把幾乎所有馬雅文樹皮書都燒掉了[1]。這還不算完，為了達到統治目的，馬雅人的文字抄寫者都被迫學習西班牙文，凡是使用馬雅文字的人，都會被虐殺或者燒死。你能明白沒有了自己的文字意味著什麼嗎？這意味著曾經的馬雅文化、文明將被遺忘，將從那個時代起被抹掉。」

我：「您是說，馬雅文化的失傳不是自然消亡的？是被人為抹殺的？」

他：「對，是被十六世紀以傳播福音為名的那些西班牙殖民者人為抹殺的。」

我：「這部分還真不知道，我一直以為馬雅文明是史前文明呢。而且我原來看過的一些資料都說馬雅文化本身已經很衰敗了，當時的西班牙南美殖民戰爭只是起了一個催化劑的作用。不是那樣嗎？」

他：「馬雅文明是從某個史前文明傳承來的，這個過程中本身就已經失去了很多資料，但並不是自然毀滅的。想想看，那些資料是誰記載的？你看到的是歐洲文獻和資料吧？那種占領了別的國家，再聲稱對方是太腐朽不禁打才滅亡的強盜邏輯，你認為可信度有多少？」

我：「呃……有道理。」

他：「那些問題我們不談，接著說吧。認識馬雅文的人，也就是那時候起，基本沒有了。馬雅人的後裔，失去了自己的歷史，文化的淵源被攔腰斬斷。一直到十八世紀，藏在南美雨林中的那些馬雅建築被重新發現，而篆刻在那些建築上的馬雅文、馬雅雕刻、壁畫，才重見天日。」

我：「我知道您後面想說的了：但是過去了兩百年，已經沒人能懂了。」

他：「沒錯，就是這樣的。不過，畢竟還是能解開的。」

我：「不好意思啊，這部分您得解釋下，我始終不明白怎麼就能讀懂那些稀奇古怪的東西了，完全沒有頭緒嘛。」

他：「沒有頭緒？話可不是這麼說的，還是有頭緒的。」

我忍不住檢查了一下錄音筆是否在工作，因為我對這段歷史無比地好奇！

他：「馬雅文，是象形文字，這個不否認吧？」

我：「對。」

他：「我曾經自己研究過符號學，知道了很多有意思的事情。就說文字吧，一種文明的文字其基礎符號如果不到四十個，那麼這種文字後面的語言一定是拼音語言，代表性的是拉丁語系；如果一個文明的文字具有一百個左右的基礎符號，那麼這種文字就是音節語言，代表性的是梵文；如果一個文明的文字，基本符號高達幾千甚至上萬個，那一定是表意文字體系的，就是象形文基礎的，代表性的是漢字。雖然馬雅文目前已知的基礎符號不到一千個[2]，既不是字母的，也不完全是表意的。不過看也能看出來，具有表意文字特徵，也就是象形文特徵。那麼象形文最具代表性的字是哪些？」

他把我說得雲山霧罩，這讓我反應了好一陣兒：「啊……那個……」

他：「估計你沒想起來，象形文最具代表性的是中文數字啊：一橫代表一，兩橫代表二，是不是？」

我緩過神來了：「哦，對。」

他：「知道這個就好辦了，馬雅文入手，也從數字好了。觀察那些碑刻銘文後，找到線索了。一個點代表一，兩個點代表二，以此類推，但是沒找到五個點，那就一定是有一個新的符號代表著數字五。最簡單的，又有代表性的，就是橫向排列的五個點融合了，成為了一個橫槓。馬雅文中，一個橫槓，就代表著五。」

1 現今馬雅文樹皮書世上僅存四本。其中兩本保存在歐洲，而德國德雷斯頓皇家圖書館的手稿是目前最完整並且最為清晰的版本。

2 目前已知的馬雅文基礎符號約八百多個，由英國人J．埃瑞．湯普森整理分類。同時他在深入研究後也成為了馬雅文化的忠實崇拜者。

我：「一個橫槓加上一個點，代表數字六？」

他：「沒錯，就是這樣。」

我：「有意思，真有意思！」

他：「其實這就是符號學的部分內容，並不枯燥，可能是最後那個『學』字，讓很多人望而生畏吧。我們接著說。知道了數字，接下來就可以研究數字前面或者後面的那個文字了。大多數情況下，那通常會代表日期。當然不否認雕刻上有表述其他內容的數字的可能，但是你別忘了，在紀念性質的建築上，總不能通篇記載這是一百隻猴子，那是一百個人吧？總得有日期對吧？拆分解讀了那個象形文的日期，也就是有了開始。慢慢來，總會解讀更多的基礎符號的，於是……」

我：「您太神奇了，是您破解的馬雅文？」

他大笑：「當然不是我破解的，早就有人破解了很多。我只是告訴你馬雅文是怎麼破解的，並且自己分析給你而已。」

我：「……原來是這樣……不過話說回來，您的分析很厲害。」

他：「這些內容在我原來發出去的期刊裡早就寫過了。」

我：「那些冊子我並沒看全，只看了一部分。」

他：「無所謂的。先把這些放在一邊不說，馬雅文明還有完全不同於我們的。」

我：「好，您繼續。」

他：「從文字上，基本可以推斷這個社會文明的核心文化。」

我：「啊……您指文字內容？」

他：「不，文字結構。」

我：「文字結構？什麼意思？」

他：「拼音文和音階文的文化，大多注重的是自然或者人文。所以他們的文字組成特性很簡單，是線性的。比方說，『you』這個詞，從左到右排列，排列上沒有上下之說，也就是一維的，是不是？」

我：「是這樣。」

他：「而使用表意文字，就是象形文特徵的語系，文化核心則側重自然以及歷史傳承。這個剛才我說過了，代表性的是中文。在文字結構上不再是線性的了，而是二維的。例如我的姓：郭，有上下，有左右。」

我仔細想了下：「沒錯，二維結構文字。」

他：「馬雅文呢？更複雜。馬雅文是三維結構的，不但有上下左右，還有遠近。也就是說，在基礎文字符號上，有重疊的特性。而讀法上的順序是『先上後下、先左後右、先近後遠』。雖然馬雅文是象形文字，但是每個我們看起來是一張小圖的方塊，其實是一個短句。」

我：「欸？真有意思，那麼馬雅文化的特性是以什麼為核心的？」

他：「藝術，馬雅文化的核心是藝術。他們的文字已經和圖畫融合了，甚至有些文字直接放大作為配圖使用。」

我：「的確是，真的太有意思了。不過，馬雅人學寫字的時候一定很累。」

他：「不會的，你小時候學漢字就是順其自然學下來了，但是白人會覺得漢字很恐怖，太難。身處於那種文化中，就不會覺得有什麼特別的難度。馬雅文也一樣，沒想像得那麼難。我也就是從明白那些開始，徹底對此著迷了。因為我很清楚，瞭解那些文字才僅僅是個開始。後來一邊收集資料，一邊分析對比，我發現了好多問題。那是一個真正遺失的文明，還有很多未知沒有答案，同時還有很多很多的疑點，充滿了矛盾的疑點。我也就是那時候明白了，我知道的才是一扇門而已，我希望能用自己的努力，找回那個遺失的文明。」

我覺得很有意思，一個非專業人士只是因為興趣就去研究這些——還屬於比較冷門的內容，並且知道這麼多，最後有了自己的一套想法和認識，這非常了不起。研究這些，很少有人願意做，但是卻讓無數人感到神祕莫測，充滿嚮往。為什麼呢？我不想用浮誇世風來辯解，我只想說：太多人在乎功利，而不願意靜下心來做一些無涉利益而真正有意義的事了。

然而，精神病人能，這不能不說是諷刺。

還原一個世界——中篇：暗示

看著眼前這位毫不起眼的中年男人，我突然覺得自己浪費了很多時間。我指的不是擠出時間鑽研學習點什麼，而是連自己喜歡的東西都沒能深入瞭解，也不去琢磨，平時就這麼渾渾噩噩地度過了。

我慚愧了好一陣兒。

我：「您為什麼不把知道的那些用建立網站一類的形式傳播呢？透過註冊會員什麼的也能賺錢啊？採取印刷這種方式，成本高，賺的錢還有限。我覺得就算您不在乎錢，也應該為了更廣的傳播而這麼做。而且吧，賺的錢多了至少可以去南美看看自己研究的那些遺跡啊，直接接觸一手原始資料，不是更好嗎？」

他歪著頭想了想：「嗯，有道理，我還沒想過那些。這就是所謂商業運作了吧？這個我應該算外行。不過我如果開始就想著這些，可能會分心了，不見得能深入研究下去。另外，我更喜歡拿著一本書刊，在手裡一頁一頁翻看的效果。說不出是什麼感覺，只覺得會銘刻得更深。」

我：「嗯……也許吧……對了，您剛才還提到了疑點和未知？」

他：「是，馬雅文化的未知太多，並且關於馬雅文明在很多邏輯上的矛盾，怎麼看怎麼覺得可疑。因此，也就難怪這麼多猜測。」

我：「您可以舉例嗎？」

他：「好，就說文化方面吧。我在研究馬雅文字的時候，也找了很多關於語言結構的書來看，我發現馬雅文字如果用語言表達出來的話，是一種很單純很幼稚的表述方式。比方說『我是某某，你是誰？我很快樂，你快樂嗎？』聽懂了吧，像是小孩子的說話方式對不對？這種表述方式如果只是停留在口語中還好，但是文字也是這麼應用，我覺得不能理解。而且別忘了，馬雅文明可是西元前就開始的，幾千年後還停留在石器時代，這簡直是匪夷所思。因為一個文明的進步是有階段性的，這種例子不用舉，看看現在的世界就能知道。但是，馬雅人例外，就停留在某個階段了。難道說馬雅人智商低？」

我：「無責任地假設一下，要真的就是智商低呢？」

他笑：「真的是嗎？馬雅人有精準的天文曆法，而且習慣性的應用『億』這個數量單位。這個數量單位我們現在的世界應用還算比較多了，貨幣、金融、天文。但是一個停留在石器時代的文明，用那個幹麼？據我所知，他們純粹用於天文，而且經常用於天文距離以及曆法。你想像一下，一個有複雜語言文字結構的文明，卻用很低齡化的表述方式，但居然使用龐大數量單位的天文曆法，這是什麼感覺？就好比你從冰箱拿出一瓶冰飲料，然後回到沙發上用鑽木取火的方法點了一根香菸，外面郵遞員騎馬送來了你網購的商品。這很穿越不是嗎？你能想像嗎？」

我仔細考慮著那個詞的應用：「您是說，那是一種發展不平衡的文明狀態？」

他：「你理解了就好。難道不奇怪嗎？而且你根本想像不到馬雅人對於天文的重視程度，他們有專門的天文大祭司，不是一個人，是四個。使用一套複雜卻很精準的計算方法——二十進位計數法，還有專用的天文曆法。並且他們對太陽系行星的公轉、自轉已經推算出使用近代科學才能證明的結論。除此之外，馬雅人還能夠準確地預測月食和日食。別信電影裡那些探險者利用日食騙馬雅人的場面，那是瞎編的，實際上馬雅人可不會上當受騙，至少在日食月食上不會。」

這讓我想到不止一部電影用了那個橋段：一個「文明人」被捆在柱子上將要被燒死，這時候日食出現了（也沒準是月食，但是一定是日全食或者月全食。看來挑個好日子探險很重要）。然後那些「野蠻人」驚慌失措地跪下磕頭，而被捆在柱子上的大英雄趁機高聲嚷嚷著什麼，最後「野蠻人」嚇壞了，把「文明人」放下來不說，還送上無數金銀珠寶。一笑泯恩仇後，「野蠻人」歡歌笑語地把英雄送到海邊，一路上鑼鼓喧天，鞭炮齊鳴，紅旗招展，人山人海。最後「文明人」帶著那些寶貝（很可能還摟著一個漂亮女人，探險途中遇到的）坐著船高高興興地回去了。

我：「有意思，還有別的什麼嗎？」

他：「很多。還有很多很重要的疑點。例如馬雅文明有自己發達的陸地交通網絡，卻不會使用輪子。雖然在他們的雕刻和玩具中有輪子出現，但是實際生活中，沒有輪子，全靠人扛牲畜馱。幾千年的文明，連個輪子都發明不出？為什麼？宗教禁忌？那麼玩具中有輪子又怎麼解釋？」

我：「欸……真的沒有輪子嗎？」

他堅定地點了點頭。

我：「有發達的交通網絡，卻沒有輪子……您是說……」

他狡猾地笑了下：「我什麼都沒有說……還有馬雅文明冶煉技術非常原始，也沒有金屬冷兵器。雖然會有金屬器皿和裝飾物，但是沒有冷兵器。另外，馬雅文明對於『獻祭』這一行為無比熱衷，雖然你可以說那是未開化的表現，但是結合剛才提到的幾千年未進化，一直處於石器時代，你會發現這是個很莫名其妙的事情，為什麼這麼崇尚獻祭行為呢？」

我：「我明白點了，社會結構上的簡單、原始，生活上的落後，表述方式上的問題，複雜的文字構成，但是卻擁有高度發達的天文知識，還有對獻祭的崇拜，加上各種生活中可疑的部分，好像都是在暗示著什麼。」

他饒有興趣地看著我：「說說看。」

我：「有發達的交通網絡，卻沒有輪子——會不會是不需要輪子呢？發達的交通網絡也許是因為——低空懸浮運輸工具？沒有金屬兵器——是不是不需要冷兵器？因為有了更強大的武器，冷兵器就變得沒有價值了。生活上的落後、熱衷於獻祭、注重天文，這些有可能是因為馬雅文明只是另一個文明監護下的附屬文明。他們就負責天文和藝術，別的不用管。但是出於某種原因，宗主文明離開了或者隱藏起來了，馬雅社會失去了供給者，最後不得不回到半原始狀態。或者曾經的宗主文明告訴他們：等待我們回來。所以馬雅人無比地重視天文以及天文距離單位。當然了，這些只是我瞎猜的。」

他：「也許是天馬行空了一些，但是你已經不是那種毫無根據地瞎猜，多少有點實際依據。那就不能用瞎猜這個詞，應該屬於一種比較大膽的假設，是不是？」

我：「嗯……好吧，假設。」

他：「有自己的想法，其實就是一個好的開始。只需要一個暗示，一個暗示就足夠了。」

我：「很感激您的啟發，讓我開始學著自己思考。」

他：「我是個精神病人啊。」

他笑著抖了抖自己的病號服袖子。

我：「沒關係，您告訴我的都算是知識，而且邏輯上非常清晰，我有自己的判斷，我接受知識本身，不限於管道和途徑。」

他似笑非笑地看著我。

我：「對了，還有一個問題，關於二〇一二……」

「哦，二〇一二……」他打斷我，「關於二〇一二我也關注過，並且查了很多馬雅原文。那個說法是從馬雅曆法推算來的。馬雅的曆法一年只有兩百六十天，所以他們的曆法年頭會比西元制長些。不過，先不說這種轉換西元制推算到二〇一二年的準確性，就單說馬雅人的預言吧。我沒看到預言說到了那個年分就是世界末日，正相反，馬雅文記載說是會進入新紀元。」

我：「不是毀滅嗎？」

他聳了下肩：「反正我並沒有查找到這個說法。進入新紀元似乎有很多種方式吧，毀滅後重建算是；沒有毀滅但是進步了一大塊也算是；我們自願拋棄了舊的迎來了新的，也算是。馬雅人對進入新紀元這個說法並沒下定義，所謂二〇一二世界末日的說法，我想是被一些人誤解或者被宗教利用了。不過有意思的是：很多人還真就為此驚恐不已，惶惶不安。這種事情……我覺得很幽默，你認為呢？」

我：「嗯，很幽默。」

沒錯，一個壓根就沒幾個人能明白的「預言」被那麼多人信奉，還被搞成電影和各種書籍，熱賣得一塌糊塗並且吵得沸沸揚揚，的確很幽默。但是一個精神病人卻透過深入的研究，理智的邏輯分析做出了自己的判斷。

這簡直太幽默了！

還原一個世界——後篇：未知的文明

當時我曾經問過患者，為什麼要針對馬雅文明進行研究，據說不是還有很多文明嗎？他告訴我：即便有其他文明，若沒有文字沒有語言他也是無從入手研究的。純粹的空想或者抓住一點似是而非的蛛絲馬跡是沒有意義的。所以，研究那些雖然充滿疑點，但是並非不可解的事物才是最明智的，也容易讓推理和分析有據可依，這樣也最有價值和說服力。

他說得沒錯，從邏輯上看的確是這樣。作為一個正常人，我再次感到慚愧。雖然很無奈，但這是事實。

他：「後來，當我自己沉迷到一定程度的時候，也確實積累了很多資料，掌握了一些規律。所以，我才有可能更深入地去研究，甚至可以去試著還原那個被遺失的文明。」

我：「呃……說還原……有點遠吧……」

他：「不，很現實。就說我前面提到過的文字特性以及文化核心內容吧。馬雅人的文字特性是組合式的表意文字符號結構，這是建立在一個以藝術為核心的文化基礎上的。根據這個，是不是就可以透過對馬雅文化的現有分析來推測更多？我想一定是可以的。」

我仔細想了一下：「僅僅靠文字……能分析出什麼來？」

他歎了口氣：「如果只沉浸在文字和符號裡面，肯定是越走越偏，這也就是我當初發瘋的原因。文字不是死的，是活的，是現實的符號或者思想的符號，所以不應該徹底掉進文字本身裡。否則就像我們寫東西一樣，如果只注意文字修飾而忽略現實，那麼文字就變得沒有意義，空洞且乏味。」

我：「這是大道理我能明白，但是實際應用怎麼做？」

他：「還是就馬雅遺跡來說吧。假如找到一片遺跡，經過對遺跡仔細的挖掘和測量後，能得到一個建築群大致上的尺寸，是不是？例如高度啊、寬度啊、距離啊、分布效果啊，得到了這些也就能對人口有初步的判斷。假如整理出來後，發現是一個五萬平方公尺的廣場，那麼就可以判斷：圍繞這個核心地帶生活的居民應該不低於八萬人——這還是相當保守的數字。簡單推理一下就可以下這個定義。為什麼呢？這種城市廣場，按照大型聚會人均占地一平方公尺來算，如果整個城市都不到五萬人，那何必修這麼大？完全沒有實用價值。實際上真正的集會，每個人占地到不了一平方公尺，所以我說，周邊居住人口是八萬人已經是很保守的數字了。有了這個基礎數字，可以再擴大還原的範圍。這些人需要吃喝吧？需要下水道來作為城市排汙系統吧？需要娛樂吧？需要醫院吧？設想一下生活周邊，你會發現這些城市系統是需要人維護的，那麼八萬人口變成十萬人口不是天方夜譚吧？明白嗎？這樣，再回過頭用我們破解的文字重新審視我們的推測——他們注重藝術，他們有特殊的曆法，諸如此類。最後，基本上就可以得到一個比較精確的原貌了。」

我：「厲害！」

他：「這些還不夠，這還僅僅是還原一個場景罷了，我們需要更多。這要靠合理的分析和推斷了。比方說馬雅人熱衷於獻祭，在他們的文字和圖畫中提及多次。實際上，馬雅人用囚犯獻祭——現在看來，我們會覺得很殘忍。不過，馬雅人更多的獻祭其實是貴族行為，一般老百姓還不讓你獻。因為馬雅文化中有些性質的獻祭太重要了。殺個囚犯獻祭給新國王加冕還好，要是獻祭給他們的神明，必須有高貴的血統。這些不是我信口胡來的，有依據。比如說馬雅文化中很多碑刻銘文都記載了貴族割開自己的舌頭，或者刺穿自己的手臂，然後串上繩子，把血流引到專用的獻祭盤子裡，再用紙蘸那些血並且燒掉。那種行為大多是為了向祖先或者神明祈求某種暗示。這個，就是純貴族的，一般老百姓和奴隸根本沒資格。根據這點推斷，很可能對於神明的獻祭，是貴族之中出人選，更有可能是自願的，因為那被看作一種榮譽。所以說，我們看來殘忍的行為，在不同的文化和文明之下並不是什麼恐怖的事情。例如，北歐文化中對於死去的男人還會有自願陪葬的女人，還不見得是配偶。對那些女人來說，陪葬既不可怕也不痛苦，是榮耀。」

我的腦子已經發蒙了，不是因為他說的內容，而是他的分析和超強的邏輯性。一切都清晰乾淨，頭頭是道，不但有依據，有按部就班的推理，甚至還有確鑿的例子，比專家還專家。這麼說吧，我聽傻了。那些無數人嚮往的神祕文明，還有貌似難以琢磨的未知場景，就一點一點被這麼勾畫出來了。而且最要命的是：在我看來，這些推理和邏輯，不但扎實，而且幾乎完美。

我：「嗯……那個……我記得馬雅雕刻裡有很多未解之謎，那些您研究過嗎？」

他：「嗯，還專門研究過。」

我忍不住眼前一亮：「那是真的嗎？」

他：「我手邊也沒圖，『馬雅火箭』那張你知道嗎？」

我：「馬雅火箭？就是那個仰臥在火箭裡面的？我看到過，還是在一本雜誌上。」

他：「就是那張。我發行的雜誌有一期是專門寫了那幅雕刻的分析。後來幾個讀者還跟我說起過，我們一致認為那不是火箭，也不代表什麼飛船一類的。」

他把我的好奇心勾起來了：「那究竟是什麼？」

他：「想瞭解那到底是什麼，就不能斷章取義地看，就得先知道為什麼那麼雕刻，而雕刻的又是誰。」

我：「這個都能查出來嗎？」

他微笑：「能。那幅雕刻，是在一個石棺蓋子上的，有了這個，就很好推測了。不會一個石棺裡面裝的是A的屍體，但是在石棺蓋子上雕刻B的形象吧？」

我：「那也可能雕刻的是某位神明啊。」

他：「很好，你已經開始質疑了。不過，石棺周圍還有文字的。文字上說石棺內的人死後，靈魂在墓室中脫離，升天了。而石棺蓋子上雕刻的就是升天。在我們看來是火箭底座的那部分，其實就是石棺和墓室，而周圍飛騰的花邊，細看就知道，只是裝飾性的東西罷了，例如流蘇或者布幔，那表示隆重。再說這個人的身分吧，墓室的說明文字寫得很清楚，這個傳說中的『馬雅火箭』操縱者是護盾王。不是綽號，而是名字。想必這個王曾經有一面很大的護盾吧。（筆者按：這位護盾王名字的發音是：巴加爾。）原來這是護盾王的墓室，石棺裡面是他的屍體。石棺蓋子上雕刻的是他的靈魂準備從墓室中升天了。而上面那些被我們稱為『操縱桿』的東西，有他的武器，還有他的馬雅文銘文、家族徽記。而被很多人認為是火箭前端的那部分，細看並非是什麼先進玩意兒，那是一根柱子。在柱子上懸掛著一些祭祀標誌，柱子的最頂端有樹葉和羽毛裝飾。浮雕很精美，甚至能看到錯落的部分，絕非什麼火箭的剖面圖。最好笑的是，被很多人看成是望遠鏡的那個小突起，其實是護盾王的鼻飾。這點從出土的護盾王遺骸上就能確鑿地得到證實。具體還有很多，如果你能找到那期，你看一下就明白了，不是什麼奇怪的火箭，只是一個祝願升天的祈福罷了。」

「能跟您接觸，真是太長知識了，還外帶破除謠言。」我是由衷地讚歎。

他搖了搖頭：「沒什麼了不起的，你認真研究分析的話，也能得到真實的答案。」

我：「也許吧。不過，按照您的說法，馬雅文明那些未知的問題都不算是什麼奇怪的事情了？」

他很堅定：「不，還是有。雖然那幅浮雕本身沒什麼，但不代表真的就沒什麼，很多東西依舊是不能解釋。我必須實事求是地告訴你，有很多超常的現象。前面提到的不用輪子啊，沒有鐵質兵器啊，都屬於沒辦法解釋的。並且還有大量的雕刻品，圖案也都直指飛行器，不是似是而非的那種，是確確實實的飛行器。有儀錶盤，有噴射口，有操縱桿，但是，沒有輪子。而且絕對不像浮雕那樣含蓄，也沒有過多的裝飾和囉唆東西，乾淨俐落得一眼就能斷定：飛行器。那些資料我看過不少，有解釋為獨木舟的。我覺得對於這點，還是必須尊重事實，獨木舟尾部有噴射口？還是很像現代渦輪增壓的那種噴射口？面對這些，至少我個人還是老老實實地承認：這一切沒那麼簡單。」

我：「太神奇了！」

他：「對於那些你認為神奇的部分，我最初並沒有去研究很多。不是我不感興趣，我也很感興趣。但是我覺得還是要先扎扎實實的，態度認真地去還原那個曾經的文明，還原那個未知的世界。至少先得把已知的、能確定的這部分做足。因為那些火箭或者飛行器，搞動力推進的人都沒明白，我們能弄明白？除了驚訝讚歎還怎麼辦？能做什麼？什麼都做不了，那就先不管那些吧。先把我們能理解的部分盡可能細化展示出來，再考慮那些我們不知道的和神奇的，反正那些已經夠神奇了。」

我：「非常有道理。您是我目前認識的所有人當中，邏輯分析和推理判斷能力最強的一位了。」

他在笑。

我：「不過，您這些年一個人埋頭做這些，也很累吧？」

他：「我並不是一個人埋頭在搞這些，我的很多讀者也定期聚會，分享各自的分析和意見，這樣才能完善。雖然能力有限，時間有限，資料也有限，但是至少都在很認真地做。不是所有的訂閱客戶都在看熱鬧，這點，才是我最高興的。」

大概有那麼一段時間吧，有空我就去找這位患者。在這個過程裡，我也知道了很多，學會了很多。不僅僅是關於馬雅文明和其他未知文明的，還有更多讓我受益匪淺的東西。

如果說我今天能夠靜下心來認真做點什麼，那完全拜這位精神病人所賜。

盜屍者

我按下錄音開關後看著他：「你為什麼要偷屍體？」

燈光的原因使他看上去有點陰鬱：「我想製作出生命。」

我：「像科幻小說寫的那樣？」

他：「我很少看小說。」

我：「《弗蘭肯斯坦——科學怪人》你看過吧？」

他：「沒看過，知道。」

我：「說說看？」

他：「一個瘋狂的科學家，用屍體拼湊出人形，一個完美的男人。瘋狂科學家企圖用雷電賦予那個人生命的時候，雷電太強了，把人形弄得很醜陋恐怖。最後雖然製造出了生命，卻是醜陋和恐怖的，但是他卻有一顆人的心。」

他溫順的態度出乎我的意料。

我：「你是看了那個受了啟發嗎？」

他：「不是受那個啟發，最初我也沒想那些。」

我：「那你打算怎麼做呢？不是用屍體拼湊出嗎？」

他：「科幻小說可以隨便寫，但是實際不能那麼做的，很多技術問題不好解決。」

我：「比如說？」

他：「血液流通，心臟的工作，呼吸系統，神經傳遞，毛細血管的啟動，各種腺體，營養供給……很多，那些都是問題。所以，我不打算用拼湊屍體的方法來做，因為那不可行。」

我：「哦？既然沒用，你偷屍體怎麼解釋？」

他抬起頭看著我：「用來實驗。」

剛見到他的時候，我簡直不敢相信，看上去這麼斯文的一個人，神態上甚至帶著靦腆和懦弱。而就是這個看上去靦腆懦弱的人，在被抓獲前至少偷取了二十具以上的屍體——在半年的時間內。警方搜查的時候在他家裡發現了很多截斷的肢體，所有的線索都指向一點：這應該是一個變態戀屍狂。不過事情好像沒那麼簡單，有些疑點。例如那些屍體並不是凌亂地扔在那裡，而是有清晰的標號和分類，有些還被接上了誰也不知道是幹什麼的機械裝置。這也是驅使我坐在他面前的原因。我就像貓王的那首歌唱的一樣：「一隻追尋的獵犬……」

我：「什麼樣的實驗？」

他：「製造生命的實驗。」

我：「對，這個我知道，我想問用那些屍體怎麼做？」

他：「機械方面的實驗。」

我翻了一下資料，他是搞動力機械的。

我：「你是說，你用機械和生物對接？」
他：「嗯。」
我：「為什麼？像科幻電影那樣造出更強大的生物來？或者半人半機械？」
他：「嗯。」
我：「好吧，怎麼做到？」
他低著頭沒回答。
我覺得他似乎很排斥這個問題，決定換話題。
我：「你偷屍體有什麼標準嗎？」
他：「有。」
我：「什麼樣的標準？」
他：「年輕人，死亡不足七十二小時的。」
我：「你經常去醫院附近吧？屍體很好偷嗎？」
他：「一般人比較忌諱那種地方，所以相對看管也不是很周密。」
我：「就算是那樣也不是那麼簡單就能弄出來的吧？」
他：「我有醫生的工作服，還有我自己偽造的工牌。」
我：「最後再運到車裡？」
他：「嗯。」
我發現一個疑點，但是想了一下決定等等再問。
我：「你家裡的那些屍體……嗯……碎塊，都是用來做實驗的？是和機械有關嗎？」

他：「那些就是我用來實驗的，也就是透過那些實驗，我發現最初的想法行不通。」

我覺得他有要開口說的欲望：「你這方面知識是怎麼掌握的？還有實驗，能說說看嗎？」

他低著頭想了好一陣兒：「最初我有了那個想法後準備了一下，然後自己看了一些書還有各種材料，我決定做。不過細節的部分超出我的想像了。血液流通不僅僅是有壓力輸送就能完成的，還需要毛細血管網把養分送到肌體部分，我實驗了好多次，沒辦法做到那些。神經系統的問題我倒是解決了，但是還缺成功的例子……」

我：「你停一下啊，神經系統什麼問題？你怎麼解決的？」

他：「神經系統其實就是弱電信號，我把人的神經用金屬線連接起來，如果電刺激的話，肢體會有反應。但是那種反應是條件反射性質的。因為沒有肌肉的配合，只能抽搐、痙攣，也就是缺乏由意識控制的電刺激。」

我腦子裡是一幅恐怖的畫面。

他：「所以單純的電刺激對神經是沒意義的，大腦控制下的電刺激才會有效。」

我：「那你怎麼模擬大腦呢？嗯，你不是用程式吧？」

他：「是用程式，你說對了。」

我：「原來是這樣……其他問題呢？」

他：「血管，尤其是毛細血管在人死後都凝結了，形成血栓了，所以即便用機械替代心臟輸送血液也沒意義。我曾經嘗試過用水蛭來活血，效果不是很好。除非……用新鮮屍體。」

我：「嗯，這部分我知道了，你就是因為這個被抓住的。那麼呼吸呢？」

他：「呼吸系統我提議完全用機械裝置替代。呼吸也是供氧，也需要血管。所以最初的時候我為了血管的問題頭疼了好久，我研究解剖學，還看了好多有機化學的書，但是我覺得沒希望，太複雜了。」

我：「這麼算來，沒多少部位能用人體了？大多數都得是機械替代了？」

他：「差不多。很多人體是很難再次啟動的，尤其內臟，消化系統我從一開始就放棄了，那沒可能的，太複雜了。」

我：「大腦，沒辦法用機械替代吧？」

他：「那個我也沒打算用機械替代。」

我決定問明白那個疑點。

我：「你為什麼要這麼做？跟你接觸我覺得你心理上沒問題，也不是神志不清醒的狀態，但是你要做的事情卻不是正常的，你為什麼要製造生命呢？」

他一直鎮定的情緒有些波動，臉上的表情也開始有了變化。我知道我抓住了關鍵問題，我猜，這看似反常的行為背後一定有什麼事情作為原動力。

我：「我猜你不是要製造生命吧？」

他緊咬著嘴唇沒說話。

我：「如果我沒猜錯的話，你的那些實驗，你偷取屍體，你研究有機化學，還有準備的那些培養皿和你所有的嘗試，都是為了復活吧？」

能看到，他戴著手銬的手有點顫抖。

我：「是不是？」

他沉默，我耐心地等。

過了足足十分鐘，他才抬起頭。我看到他眼圈有點兒紅。

我：「是為了復活她嗎？」

他點了點頭。果然，我猜得沒錯。

在他開始偷取屍體兩個月前，他的妻子因病去世了，他所做的一切，都是為了她能復活。不過在確定之前我等著那個關鍵問題：他沒打算用電腦或者程式來替代大腦。

我：「從你剛才說的，我猜你保存著你妻子的大腦，對不對？」

他克制著自己的情緒：「你說對了，我的確留著她的大腦。我知道人有腦死亡一說，但是我還抱有一線希望。也許在你們看來我很瘋狂，但是我用弱電刺激試驗品大腦的時候，我看到試驗品的眼睛睜開了，雖然好像沒有視力，就那麼直勾勾地看著前面，但是的確睜開了。我承認那次被嚇壞了，但是也看到了希望。我想也許有一天真的能讓她復活。」

我：「你們怎麼認識的？很久了？」

他輕歎了一下：「十二年了，從我上大學第一次見到她，我就喜歡她。後來她也告訴我，她也第一眼就喜歡我。這麼多年，我們從未離開過彼此。我知道我自己在做什麼，我也知道這看上去很變態，也很瘋狂。但是我忍不住想去試試，我想也許真的有希望也說不定。我想給自己活著的勇氣，我想再給她一次生命，我想她能活過來，不管什麼樣子，只要是她就好……」

看著他在那裡喃喃自語，我覺得胸口像是堵著什麼東西，透不過氣來。

我：「假如，真的復活了呢？你……你們怎麼辦？」

他眼睛濕潤了：「不知道，我只是想她能夠回來，除此之外，什麼都沒想。」

那次結束後，我熬夜整理出資料交給了負責鑑定的那位精神科醫師朋友，我希望這些能夠在量刑上對他有些幫助。雖然我知道很可能是徒勞的，但出於感情，我還是熬夜做了。朋友什麼都沒說，只是接過去，並且囑咐我注意休息。

這件事之後，我總想把他，或者他們寫成小說，幾次坐在電腦前好久，大腦依舊是一片空白。我不知道該怎麼寫，我也不知道該怎麼形容。對我來說，這很難。

在她臨終前，她拉著他的手：「我不願離開你。」

他忍著眼淚，握緊她的手：「我永遠屬於你。」

棋子

我非常喜歡那種話很多的患者，因為他們中相當一部分人會告訴你很多有趣的事情。

我不喜歡那種語速很快的患者，因為有時候聽不明白沒時間反應，而且在整理錄音的時候會很痛苦。

但是，基本上話很多的患者，語速都很快，這讓我很鬱悶。我喜歡話多，但是語速不快的患者。實際上這種患者，基本沒有。

他是那種話很多，語速很快的患者。

他：「我對自己是精神病人這點，沒什麼意見。」

我：「嗯，你的確不應該有意見，你都裸奔大約十幾次了。」

他：「其實問題不在這裡，問題在於精神病人的思維其實是極端化的，我一開始對這點還不能完全確認，等進了精神病院，看見了很多精神病（人），我發現我想的根本上沒有錯，就是這樣。所以這也是精神病人要被關起來的原因。對了，你看過所謂正義與非正義鬥爭的那種電影沒？」

我：「看過。」

他：「其實那種電影裡，尤其是那種正義與邪惡進行殊死鬥爭的電影裡，壞人都是一個模子出來的。」

我：「是那樣嗎？」

他：「當然是這樣了，爛片子除外啊，爛片子好多壞人打小就壞，什麼扒人褲子脫人衣服……」

我：「你等等，壞人小時候就幹這個？」

他：「嗯？什麼？」

我：「你剛剛說爛片子裡的壞人從小就扒人家褲子，脫人家衣服，這是壞人？我怎麼覺得像色情片演員？」

他狐疑地看著我：「我是那麼說的？」

我堅定地點頭。

他不好意思地撓了撓頭：「看來我有點兒犯病了。醫生說我對脫衣服行為有比較強烈的傾向，可能我剛才下意識地說那裡去了。」

我：……

他：「我剛才說哪兒了？」

我：「壞人，爛片裡的壞人。」

他：「哦對，爛片子裡的壞人都是打小就壞，還沒青春期呢就殺人放火，這不符合事實，所以說那是爛片子。正常環境下的壞人都是受了刺激才變壞的，接下來慢慢開始極端化性格，然後才變壞。所以爛片咱們不算，說正常的片子。很多片子裡的壞人其實最初不是壞人，受了刺激，精神上其實就不正常了，之後性格越來越偏激，最後為了達到某種目的，不擇手段，企圖摧毀阻擋在自己面前的一切障礙，最後，成了一個終極大壞蛋。就算最輕的，也是有心理障礙。」

我：「好像是，一般套路都是這樣的。」

他：「所以說，在那個受了刺激，還沒來得及性格偏激的人，進一步往壞人方向發展之前要關起來，要跟我一樣住院治療。」

這讓我有點哭笑不得，因為他贊同的態度，尤其這種話從一個精神病人嘴裡說出來，包括在關自己的問題上也毫不留情，算是鐵面無私了。

他：「雖然片子的那種情況都合理，但是總會有那麼一兩個壞人跑出來，要不惦記摧毀全世界啊，要不就是把英雄的女朋友抓起來，還不殺，也不脫她們衣服，就等著好人來救，這就沒勁了。」

我：「你的意思是說你要是當壞人，你就脫了她們衣服？」

他嚴肅地看著我：「你不要往發病勾搭我，我剛才就這個問題還掙扎了好一會兒。」

我：「對不起。」

他：「但是你注意到沒有，其實壞人都很有天賦的。有時候我看片子就想，這麼天才的計畫，怎麼就好人想不出來呢？然後我就開始研究好人了。」

我：「有成果嗎？」

他：「當然！我發現，大多數好人，都是有著寬容的態度，就算再壞的人，落在好人手裡，也嚴肅地批評壞人一番，最後交送派出所……嗯？不對……反正是最後交送司法部門。這證明好人會克制。其實好人，就是正常人的一個楷模。」

我：「有意思。」

他：「我覺得，如果一個壞人悶頭幹壞事兒不抓好人的女朋友，好人也一定會出面管理，因為那代表了大眾的價值觀。而且壞人除了聰明，生活方面可能很白癡，不會煮麵，也不會掃地，所以壞人獲取錢財的方法就是搶銀行。誰讓銀行錢多呢。」

不知道為什麼我覺得特想笑，但是強行忍住了，我猜當時自己的表情一定很怪異。

他絲毫沒察覺我的情緒：「問題就出來了，好人，其實代表的就是一個社會價值觀。什麼樣的社會價值觀呢？一個標準環境下的社會價值觀：你要勤奮工作，才能融入社會，做社會的一分子，成為社會的一個組成個體。好好工作，孝敬父母，娶妻生子，最後安享天年。為什麼要這樣呢？因為社會需要這樣的人，需要大量這樣的人，如果都不這樣，社會就不存在了，就成黑社會啦！不過，我很想知道大家真的都是這樣安於現狀嗎？我覺得不是，但是又都沒有特別聰明的腦袋，所以只好先這樣過了。而且，沒聰明腦袋的人是絕大多數，實際上到了這個時候，不聰明的人才是社會的真正組成者，個別有那麼一點兒聰明又不夠壞的人只好安於現狀，因為真正主導這個社會的，是不聰明的人。不管你怎麼樣，都不許出頭，都按下去，老老實實按照一個模式走出來。你想出頭？不可能的，你周圍都是不聰明人組成的團體，怎麼會讓一個有點兒聰明的人發揮呢？其實這才是一個根本性的要點。」

我笑不出來了，覺得他還有更深的東西要表達。

他：「問題就在於，有一部分很聰明的人發現了這點，但是又沒別的辦法，只好當壞人了，因為最快的獲取方式，不是成功，而是掠奪。如果你讀的世界史足夠，你就會明白，歐美的強大，依靠的不是文明或者宗教，是掠奪。他們的生活方式甚至都是這樣的。比方說他們治病吧，怎麼治？把病毒也好，細菌也好，殺死在體內，殺不死，那個人就死了唄，他們會說：神不放開這個人。但是你研究下中醫你會發現，中醫講究的是誘導，把病灶排到體外，而不是殺死在體內。」

我猶豫了一下：「是這樣的嗎？」

他：「我說的都是事實嘛，你自己去看世界史啊，不是我胡說，而且我說到這裡只是說掠奪，不是說我原來的話題。」

我：「好吧，你接著說。」

他：「我們剛才說壞人掠奪是吧？」

我：「對。」

他：「其實壞人掠奪也是沒辦法，因為社會的結構不認可。為什麼不認可呢？因為社會的主體結構都是普通人。那麼普通人是什麼狀態呢？普通人都是膠囊狀態。」

我：「嗯？膠囊狀態？」

他：「對啊，都是膠囊狀態，大家擠在一起，在一個密閉的空間內。」

我：「啊……你指的是生活在城市嗎？」

他：「不是，我指的是狀態。因為大家都是普通人，所以生活在一起才是安全的，也就安於現狀了。大家生活在城市裡，其實都是一個模式的生活。大家一起郊遊、購物，一起結婚、生孩子，一起過年、過節，一起忙八卦、忙娛樂。總之，幹什麼都是一窩蜂似的。如果有人不這麼幹，大家就會說這個人比較奇怪哦，不合群，不做大家都做的事情。」

我：「實際上，如果大家都做特別的事情，那麼特別的事情也不算特別了啊，也成一窩蜂的狀態了啊。」

他：「不，你沒明白，我指的不是非得去什麼地方或者做什麼事情，而是一種思維狀態。」

我：「對不起，我必須打斷你一下，你說的這個問題，其實在社會學裡面有提到過吧？社會的結構在於延續和穩定，在同等一個規則下，既要學會遵守這個規則，還要在規則中勝出，這個才是精英的標準，如果沒有控制，那麼按照你的說法，聰明的人自由折騰，凌駕於規則之上，那不成了一種變相的封建門閥士族制度了？」

他：「你說得都對，但是你太著急了。我正要說的你都說了，所以這個也是不符合整體發展需求的。

我們的目的，不是選出聰明的活下來，而是大量地活下來。產品製造的目的不是造出幾個極其完美的成品，而是大量生產出也許有那麼一點兒瑕疵的產品。這樣才能促成規模化市場，對吧？」

老實講，我覺得他的表達方式比我的表達方式有趣。

他：「就像你說的，在規則中勝出才是重要的，所以膠囊狀態是必需的。膠囊的外皮是什麼？規則。裡面呢？是各種各樣的個體顆粒。需要怎麼安排就怎麼安排，因為這樣才有效。單單是一個顆粒藥效很強，其實意義不大。我再說一遍，這也就是我這種思想時不時極端的人要被關起來的原因，因為我的存在，擾亂了社會的安定性，就算我很聰明。」

我還是忍不住笑了。

他：「你笑什麼啊，我真的聰明。我是門薩[1]的會員。」

我的確笑不出了：「你是說你是門薩俱樂部會員？」

他：「不信你去我家裡問我哥，我在英國讀書的時候輕鬆過了他們的考試。家裡有證明文件和會員證。我住院不可能帶著那個。」

我驚訝得不知道該說什麼。

他：「不過，智商高不代表成功，還有靠救濟的門薩會員呢，還有囚犯呢。我們接著說。」

雖然他說的還有待證實，但是的確把我鎮住了。

他：「說到規則了吧？」

我：「對。」

他：「你玩過象棋吧，還有撲克牌？那些遊戲的樂趣就在於規則，各種不同的組合，根據各種不同的情況能有千變萬化的結果，而且很多事情微妙到沒辦法形容。國際象棋起源於印度，我不熟悉那個最初的應用，所以不說那個，說中國象棋。中國象棋最初的目的是戰爭推演，其實就是古代的實戰沙盤。每種不同的棋子，代表的是一種兵種，而且還包括軍隊性質。象棋裡的『俥』，我費了好大勁才查到，代表是精銳軍。那個部隊是最好用的，但不是輕易用的，雖然直來直去，但想操控自如可不是一般棋手能做到的。不過，象棋只是打仗而已，不是最精妙的。」

我：「那什麼是最精妙的？」

他：「最精妙是圍棋。」

我：「為什麼？」

他：「圍棋代表的是真正的智慧！圍棋可以說是社會的濃縮，我不能理解圍棋是怎麼發明的，所以民間對於圍棋的起源，有很大的傳說性質。你想像一下，各十九條平行線交叉，三百六十一個點，黑白一共三百六十個棋子，沒有高低貴賤之分，完全依靠操縱者的智慧。或者落手綿綿，或者落手鏗鏘，或者匪夷所思，或者殺聲四起。你以為天下在握的時候，突然四面楚歌，生死難卜啊。這是什麼？不就是社會嗎？依靠的是什麼？一個規則，一個簡單的規則。棋子呢？就是人。大家都是一樣的狀態。但是落點決定了你的與眾不同，而且每一個都是與眾不同！這就是社會啊。我一直堅信，所有的歷史、所有的輝煌，都是普通人創造的，而不是那些天才，不是那些聰明人。」

我：「有道理是有道理，但是好像你在說宿命論。落點不是取決於自己，而是取決於操縱的那隻手。」

---

1 門薩（Mensa），世界頂級智商俱樂部的名稱，一九四六年成立於英國牛津。創始人是貝里爾（律師）和韋爾（科學家）。入會的唯一標準是：智商（ＩＱ）高於一四八（另一說為ＩＱ高於一四〇）。更具體的我記不清，有興趣的朋友在網上應該能查到。Mensa 拉丁語原意為：桌子、圓桌。

他：「才不是呢。每一個棋子，都有自己特定的位置，有自己特定的功能，少了一個，會出很大的問題，少了一個甚至全盤皆輸。你作為一個棋子，要真正看清自己的位置，你才會明白到底怎麼回事兒，也就是所謂全域。我再說一遍：我堅信所有的歷史、所有的輝煌，絕對不是聰明人創造出來的，都是普通人創造出來的。而聰明人需要做的只是看清問題所在，順應一個潮流罷了。實際上，那個聰明人即使不存在，也會有其他聰明人取代。但是，那些普通人，是絕對無法取代的。」

我：「明白……了。」

他：「就拿我來說，我智商高，我聰明，有什麼用呢？我對於找到自己的位置這個問題很迷茫，所以我對於一些事情的看法很極端，雖然醫生說我快好了，說我快出院了，可我明白需要很大的努力才能適應一些問題，需要很大的努力才能面對一些問題。為什麼？因為我曾經對於自己的智商揚揚自得，甚至目空一切，我失去了我作為一個棋子的位置。如果我是超人，能不吃不喝，那也就無所謂了，至少我有資本得意。可實際上，我還是站在地上，還是在看著天空，我被自己的聰明耽誤了而已。聰明對我來說，是個累贅了，因為聰明不聰明，其實不是第一位重要的，第一位重要的是自己要能夠承擔自己的聰明和才華！否則都是一紙空談，也就是所以，我現在在精神病院。」

我看著他，真的有點兒分不清誰不正常了。

說來很可笑，當時老師講我沒聽明白的事兒，被一個精神病人給我講透徹了——我指關於社會學的某些問題。

後來我特地去患者家屬那裡確認了一下，他的確是門薩俱樂部成員。

過了幾個月，聽說這位患者出院了，我想了想，沒再去打擾他，雖然我很想再跟他多接觸。不過，我買了副圍棋，雖然我不會下圍棋。偶爾看著那些棋子，我會拿起一顆放在衣兜裡。當然，對我來說，那不僅僅是放在衣兜裡的一枚棋子。

誰是誰

他探頭探腦地（不是形容，是真的）看了我好一陣兒後說：「你……是誰？」

我告訴他我的姓名和身分。

他：「你確定？」

我：「呃……我確定。」

他又探頭探腦地看了我一會兒：「你怎麼就能確定你是你？」

我剛要開口卻突然意識到這個問題本身其實應該就是他的問題所在，於是我放棄了解釋而是反問：

「難道你不是你嗎？」

他嚥了一下口水：「嚴格意義上講，我不確定我是誰。」

我：「為什麼？」

他：「因為……新陳代謝。」

我：「新陳代謝？什麼意思我沒懂。」

他低下頭摳著指甲，似乎有點猶豫該不該說。

我耐心等著。

他抬起頭又鬼鬼祟祟地看了我一會兒：「舊的細胞會死，新的細胞取代了它們。」

我盡可能不用質疑的態度：「所以？」

他有點不耐煩了：「這不明擺著嘛，細胞都換了，我們就不是原來的我們了。」

我：「哦，我知道了！好像聽說過這個說法，七年全身細胞都換掉了……」

他：「那是胡說八道，全身細胞基本全換一輪需要十幾二十年。」

我：「可是換掉的還是我們的細胞啊。」

他：「你真是死心眼兒，什麼叫我們的細胞啊，換掉了就是換掉了。」

我：「可那不是舊的細胞分裂出來的嗎？」

他：「你的小孩就等於是你嗎？」

我：「呃……當然不是，但那屬於意識問題吧……」

他冷笑一聲：「意識？你以為意識就是可靠的嗎？我們全身細胞十幾二十年基本全部換掉，那時候你差不多就是一個全新的你了，可以說是換了一個人，但唯一不會更換掉的就是神經細胞，就是這個，承載著你的意識。可你想像一下，所有細胞全都換成新的了，有些甚至換了許多代，而幫助你感受和認知的，不就是那些新的細胞嗎？你的神經細胞不會受影響？你的意識？依舊保持著原來的意識？不可能吧！我們換個生活環境還會多少有些改變呢，更何況整個身體都換了一個！你以為你是你，其實你早就不是你了！醒醒吧，你只是自以為還是自己罷了。」

我愣了一下，他說得很有道理，只是似乎有點什麼不對勁。

我：「嗯……你說得沒錯……不過……我們的意識本身……我覺得是由記憶來串聯的……所以……嗯……所以……」

「記憶並不可靠。」他不耐煩地擺擺手打斷我的吭吭唧唧，「記憶是什麼？就是一連串曾經經歷過的畫面而已。它們串在一起就形成了我們的記憶，但是我們對記憶總是會有些扭曲，隨著時間推移扭曲得越來越厲害，因為記憶是受到當時的環境所局限的。比方說你小時候去過一個院子，你會認為那個院子的很多物體都是高大的，但當你成年後再去，你會發現那個院子裡的物體並沒想像中那麼高大，為什麼？」

我：「嗯……因為我長高了？」

他打了個非常響的響指：「沒錯，但是假如你不再回到那個院子，記憶就不會被刷新，存在你記憶中的印象還是會認為那裡的一切都很高大，對不對？記憶是可靠的嗎？意識可是依託在記憶之上的，意識是可靠的嗎？」

我：「呃……的確……」

他：「所以你說的意識並不可信，其實你早就不是你了，你以為你還是你。我們其實依賴環境活著，你的名字、家人、朋友、你熟悉的一切，這些都讓你認為你就是你。但仔細想想，你就會明白其實你早就不是你了。人就是這樣，依靠著記憶而活著，否則一切分崩離析。」

「可是……」我想了好一陣兒發現不知道該怎麼反駁這個論點。

他：「你的細胞換了，而唯一不會換掉的神經細胞，卻依靠著其他換掉的細胞來認知，這種情況下你居然還談什麼意識。意識只是自我安慰的一個藉口罷了，意識是虛無的，甚至只是一種無聊的回饋。就這麼簡單。」

我：「嗯……那……自己不是自己了，又是誰呢？」

他：「我不知道，但我仔細想過這個問題，多多少少有一點答案。」

我：「能告訴我嗎？」

他繼續低下頭摳著指甲：「我覺得……都混雜在一起了……」

我：「什麼？我沒懂。」

他：「我們的身體已經換了，我們的意識只能靠記憶支撐著，但記憶本身又是因為環境和周圍的人才有存在的價值，如果沒有這些，記憶和因記憶產生的意識也變得毫無意義……意識從本質上講就是在依賴環境、依賴其他人，所以其實你並不是你，我並不是我，而我們才是我，我們才是你。」

我有點明白他的意思了：「共同體嗎？但是還有個人意志存在啊……」

他越發地不耐煩：「不對！你怎麼還沒想明白，我們，也就算是某種細胞而已，我們構成的整體也無非是別的什麼東西的一部分，甚至別的東西的細胞，萬物都是這麼一點點堆砌起來的。」

我：「你讓我想起某種哲學觀點來了……」

他再次不屑地揮揮手：「哲學也只是一種自我安慰形式罷了，讓我們覺得我們是在思考，其實哲學什麼都不是，只是在體會經驗之上的某種總結。」

我：「我聽懂了，但是既然知道答案了，你為什麼還要對此不安呢？聽說你有時候會用頭撞牆？」

他停住動作，呆呆地盯著地面。

我：「你……還好吧？你撞牆的時候喊的是什麼？他們說聽不清。」

他：「沒什麼……」

我：「不想說？」

他：「說了你會笑的。」

我：「通常來說，我不會那樣。不過假如你覺得……」

他突然打斷我：「我想知道我存在的意義到底是什麼。」

我：「嗯？你指……自己的價值？還是泛指活著本身？」

「我不知道我是誰，我只是知道我早就不是我了。每個細胞都有存在的意義，肝臟細胞負責分解、分泌，紅細胞負責運輸氧氣，白細胞巨噬細胞負責防禦，神經細胞負責傳遞資訊，每一種存在都是有意義的。但是我不知道我負責什麼，我不清楚我是什麼。」說著他慢慢蹲到地上縮成一團，「我被稱做人，但就是這樣？沒有了？我不明白，我到底是什麼作用呢……我存在的價值呢……我是誰……你是誰……我們是誰……他們是誰……」

我知道他快發病了，默默起身退了出去。

幾天後我和教哲學的朋友說起了這件事，問他怎麼看這個問題。

他撓了半天頭告訴我是這個人想太多，而且較真兒了。

我問：「那他說得對嗎？你覺得。」

朋友：「對是對……不過……這個問題不是人能想明白的。」

我：「怎麼解釋這句話？」

朋友：「就是說……嗯……我的意思是這種問題是必須超越出去才能理解的。」

我：「有例如嗎？」

朋友：「例如……這麼說吧，假如你是三維的生物，那你不但無法理解四維生物，你也同樣無法理解自己——三維生物。就是說你可以向下去理解，什麼一維啊二維啊，都沒問題，你都能明白，而一旦面對平級，你就會因自身的局限性沒法看懂了。因為你的『看』，本身就帶了三維的特性去看，這個『去看』本身，是無法排除出去的，所以無論你怎麼看都看不完整，也就無法看懂……我這麼說你聽懂了嗎？」

我：「飛快地就聽懂了。所謂『只緣身在此山中』，是這個意思吧？除非跳出來看。」

朋友笑了：「好吧，能聽懂就證明你也病得不輕……不過這個『只緣身在此山中』是很難跳出來的，我想不出怎麼才能徹底捨棄自己的身分和一切去看自己，或者說『看』這個說法已經不恰當了，應該按照更高一層的……嗯？等等！」

我不解地看著他：「怎麼了？」

朋友：「我突然理解道家學說中的『無』是什麼含義了。」

我：「不是吧……你這是要升仙了嗎？」

朋友：「別鬧，我說的是真的。」

我：「知道，我聽懂了。」

朋友眯著眼想了想：「我能見他嗎？」

我：「誰？」

朋友：「那個患者。」

我：「不，我指的是他是誰。」

朋友愣了一下後笑了：「明白了，不需要了。」

靈魂深處

我：「你好。」

她：「終於，終於見到你了！」

我：「什麼？」

她笑出了聲：「小有名氣啊，你。」

我糊塗了：「什麼意思？」

她不是患者，她是精神科醫師，或者說，曾經的精神科醫師。

某天一個朋友告訴我：一個精神科醫師想見你。我沒想太多就答應了，因為很多病例都是透過朋友的途徑知道的。不過眼前的這個人，並不是提供病例給我的，她有別的目的。

她：「我聽說你的事了，四處找精神病人和心理障礙者聊天，還煞有介事地做筆記和錄音，沒錯吧？」

我撓了撓頭：「嗯，沒錯，是這樣的。你不是要提供病例給我？」

她：「我不做這科醫生已經好幾年了。」

我：「為什麼？」

她：「我發現自己出了點兒問題。」

我：「什麼樣的問題？」

她：「患者說的那些世界觀和看法，我不但能理解，還是深刻的理解，並且對有的還很認同。所以，我開始找自己的問題。……嗯？本來是我問你的，怎麼改成你問我了？你這個人，說話太厲害了，不知不覺把人帶進來了。」

我笑了下：「要不我們互相問吧，一會兒你可以問我，我保證什麼都說，不繃著。」

她看了我一會兒：「好吧，我相信你，你剛才問到哪了？」

我：「你發現自己出了點小問題，於是就怎麼樣了。」

她：「嗯，對，問題。當發現有什麼不對勁的時候，我開始找自己的問題。沒多久，我就明白不是我被患者感染或者同化，而是我有那種潛質。」

我：「你不是想說自己有精神病人的潛質吧？」

她：「這個……這麼說吧，精神病人、心理障礙者，都是一種極端化的表現，你不能說他們有病就不聰明，他們往往聰明，不但聰明，還是超出了你的理解能力的那種聰明。而且我透過工作接觸，知道很多精神病人都是那種死心眼的類型，雖然很聰明……」

我打斷她：「……但是他們的聰明不代表別人能接受，並且不被接受的時候，很多患者就想不開。」

她笑了：「嗯，是那樣的。很多精神病人在發病前都是好好的，但是一下子想起什麼後，就從一個極端滑到另一個極端去了。一分鐘前還在高高興興地看電視，一分鐘後不看了，難過地蹲在角落哭。你過去問為什麼的時候，要不就是得到一個奇怪的答案，要不就是被拒絕。而且，你接觸了這麼多患者，一定發現了他們的一個祕密。」

我：「什麼祕密？給個提示吧？」

她：「那個祕密是一種矛盾。」

我：「哦，我知道了，是有那麼個祕密，不過非精神病人也有。」

她似笑非笑地看著我，我微笑著等著她笑完。

她：「你太狡猾了，但是你說得沒錯。是我來說，還是你來說？」

我想了幾秒鐘，也就幾秒鐘：「你說的那個矛盾，是一種孤獨感。雖然為此痛苦不堪，但是又盡力維護著那種孤獨感。經常是處在一種掙扎狀態：既希望別人關注、關心自己，又不知道該怎麼去接觸和回應別人，於是乾脆直接抗拒。可是骨子裡又是那麼渴望被瞭解，渴望被理解，渴望被關注……」

這次輪到她打斷我：「哪怕會後悔，也是繼續堅持著去抗拒，而且矛盾到嘴裡說出來的和心裡想的完全相反。」

我突然有一種找到同類的感覺，那是我曾經期待的，但是從未得到。大多數時候，我甚至覺得找到一個同類簡直就是天方夜譚，因為有些東西太深，還是自己藏起來的，沒人能觸及。

她看我愣神就對著我晃了下手：「琢磨什麼呢？害怕了？」

我：「呃，不，不是害怕，而是腦子有點兒亂了。」

她：「讓我繼續說下去吧，替你，不，應該是替我們繼續說下去。」

我點了點頭。

她：「那種掙扎完全可以不必要的，而且事後自己也會想，這不是自找的嗎？這不是無病呻吟，吃飽了撐的嗎？自己為什麼就不能敞開心扉呢？」

我搖頭。

她：「嗯，我記得一個患者說過：『我不屑於跟別人說。』你也是那樣吧？」

我態度很認真：「你是說，我也有精神病或者心理障礙？」

她：「你找那些精神病人，和我最初選這個專業，都是一樣的動機：寂寞。」

我依舊看著她。

她：「那也就是我自己的問題所在。有些東西在心裡，不是不說，而是不能說。我試過太多次說給別人聽，得到的評價是：『你想那麼多幹麼？你有病吧？你最近怎麼了？你老老實實掙錢，別想些沒用的東西。你瘋了嗎？你就不能幹點兒正經事嗎？你喝醉了？』太多太多次的打擊了。」

我：「於是你放棄了敞開大門，關上了。」

她：「還上了鎖。」

我：「有轉折吧？」

她歎了口氣：「有，當我接觸一些患者的時候，我發現面對的其實就是自己。我相信你也經常有那種感覺。」

我：「對，不僅僅是同類的感覺，加上一部分患者的知識太淵博、邏輯性太完美、信念太堅定，我甚至經常想我其實是一個不具備淵博知識，沒擁有完美邏輯，信念又不堅定的精神病人。」

她笑了。

我：「你不是因為害怕才轉專業了吧？」

她：「不是，沒有任何理由。你現在，就是我還做精神病科醫師那會兒的狀態。用不了多久你就會明白的，什麼叫不需要理由。」

我：「也許吧，但是現在我還不知道。那你為什麼找我？」

她：「當我聽說你的時候，聽說你做的那些事的時候，我忍不住心裡一動。」

我：「觸及你了？」

她：「你所做的那些，觸及我的靈魂。」

我：「你還會轉行回來嗎？」

她：「我不知道，沒想過這些。但是感覺可能性很小了。」

我：「啊……那個，以後，我有可能還會需要你的幫助。」

她看了我好一會兒。

我：「不行？」

她搖頭：「不，到時候你就知道了，你不需要我的幫助。在我聽說你的時候，我也聽說了別人對你的擔心。擔心你會出問題，擔心你本來具有的一些東西被放大了，擔心你走的是沒有回程的路。最初見到你的時候，我也有那麼一點擔心，不過現在沒事了。因為你明白了，你也踏實了，是這樣的吧？」

我：「嗯，你也觸及了我的靈魂深處。」

她靠回到椅背上，意味深長地笑了。

過了些日子，介紹我和她認識的朋友問我：在我到之前你們都聊什麼了？就看你們倆神神祕祕地笑了。你不會有歪想法吧？她老公可是警察。我笑過後告訴朋友：不能說，是隱私。當朋友驚訝地透露她也是這麼說的時候，我笑得更開心了。

不過我還是認真地感謝了這位朋友，因為從那以後，我踏實了很多。

我也不會忘記她曾告訴我的：「只有當你認真地去做一件事的時候，才會認識到自己的靈魂。那麼，在靈魂的深處有些什麼？」

伴隨著月亮

坐到他面前的時候，我才留意到他眼神裡的警覺。

我：「怎麼？」

他：「沒怎麼。」

我：「有什麼不對勁嗎？」

他：「有點兒。」

我：「哪兒不對勁了？」

他：「你喜歡夜裡出門嗎？」

我低頭確認了下患者的病例，很奇怪的分類和病理現象：恐懼夜晚，但不是恐懼所有的夜晚。

我：「基本不出門，不過有時候有事就沒準了。」

他仔細地打量著我：「你應該不是那種夜裡出門的，能看得出來。最近一次是一個多月前吧？」

我愣了一下：「是，你怎麼知道的？」

他搖頭：「不清楚，就是知道。」

我：「你為什麼怕夜晚？」

這回輪到他驚訝了：「你也看得出來？」

我：「呃……看什麼看出來？」
他表情很失望，皺著眉不說話了。
我：「好像聽說你很畏懼黑夜。」
他遲疑著：「如果，你看不到的話，我說了也沒用，還是跟原來一樣……」
我猜那個「原來」，是指為他診斷的醫師。
我：「我可以盡力試試看。不過，先告訴我你看到什麼了？」
他依舊遲疑著：「嗯，那個……沒有月亮的時候還好，有了月亮的話……會有怪物……」
我決定耍個花招：「什麼樣的怪物？狼人？這樣吧，如果你現在不想說，沒關係，我們說點別的，等下回你想說的時候我們再說，行嗎？」
他：「嗯……其實能說。」
我忍著，等著。
他嚥了下口水：「我知道很多人都看不到，我能看到。到了夜裡，尤其是有月亮的夜裡，很多人都變了。而且街上會有奇怪的東西出現。月亮越大、越圓，人就變得越怪，而且怪東西也越多。滿月的時候，基本滿街都是怪東西和變成怪物的人，就算不在外面也一樣。」
我：「你是說，你的家人也變成了怪物，在滿月的時候？」
他無聲地點頭。
我：「先不說人怎麼變吧。滿月的時候外面都是些什麼樣的怪東西？從哪兒來的？」
他嚥了下口水：「憑空來的。」
我：「突然就出現了？」

他：「也不是突然，就是慢慢地在空中凝聚出來各種朦朧的形狀，然後形狀越來越實，最後變成怪東西。隨著月亮升起，怪東西就開始凝聚，等到月亮升到一定高度，它們就基本成形了。半夜月亮最亮的時候，它們很囂張地四處亂跑亂叫，還掏人的腦子吃。」

我：「什麼？怎麼掏？」

他：「就是從人嘴裡伸進去，嘴都被撐變形了，然後抓出一大塊腦子，狼吞虎嚥地塞到嘴裡，然後再掏……」

我：「那人不就死了嗎？所有的怪物都是這樣嗎？」

他：「不知道為什麼不會死，但是很多人嘴角掛著血和碎塊狀的腦子還在跟別人說話，看著很恐怖……大部分怪東西是那樣，還有一些怪東西四處逛，看到有站在街上的人，就過去湊近和那人面對面，盯著對方的眼睛看，看一會兒就獰笑著跑開，好像還喊：『我知道了，我知道了！』」

他說得我都起雞皮疙瘩了。

我：「你不是說，人也變成怪物了嗎？」

他：「不是所有的人都變了。而且好像還有一部分人雖然變成了怪物，但是它們也看不到憑空來的那些怪東西。」

我：「怪東西或者那些變成怪物的人，有傷害過你嗎？」

他：「目前沒有，我總覺得它們好像有點怕我，但是也在準備掏我的腦子吃。它們現在力量不夠，都在積蓄。」

我：「變成怪物的人，是怎麼變的？」

他不安地在椅子上扭動了一下身體：「嗯……很嚇人。月光照到的部位先變，一下子膨脹了似的腫起來，慢慢地半張臉變成了怪物，月亮沒照到的半張臉還是人臉……後來別的部位也扭曲了。最後，身體變得很腫、很大，那時候就變成一種很特別的東西，說不好，不是人形，也不是動物形狀。看不出來，只知道是怪物。」

我：「你怎麼知道別人都看不見的？」

他在舔嘴唇：「我第一次看到怪物掏出人腦子的時候，吐了。但是周圍的人都沒反應，我就明白別人看不到了。」

我：「但是你在家裡鎖上門，還要縮在窗戶底下，為什麼？」

他顯得越發地不安了：「……最初還好。有次我站在窗前想看看外面，一下子，好像所有的怪物都發現我了，外面立刻安靜了，所有的怪東西和怪物都在盯著我看。有些還交頭接耳地說什麼，那個聲音又尖又細，特別刺耳。我嚇壞了，趕緊蹲下來，那些怪東西和怪物就知道我了。有些時候，它們會整夜地蹲在我家窗臺外找我。」

我：「你家住在幾層？是住樓房吧？」

他：「十二層。」

我：「那它們就在你窗外？」

他：「嗯，還拚命爹著後背像是吸收月光的樣子，我知道它們在積蓄力量。」

我：「你的家人呢？」

他：「月亮最圓的時候，他們也會變。所以我鎖上門，把櫃子挪過去頂住。」

我：「你從什麼時候開始的，就是看到有怪東西出現還有人會變？」

他嚴肅地看著我：「我並沒跟醫生說……其實很早就能看到了，大約是四年前。有一天我跟同事吃飯，在回家的路上，我抬頭看了一眼月亮，很圓。突然就是一種奇怪的感覺，好像周圍是很詭異的氣氛。你有沒有過那種感覺，有時候平白無故的，突然覺得很恐怖，甚至雞皮疙瘩都起來了。有沒有過？……那會兒，我還看不出怪物來，但是我發現，在月光下，很多人的眼神都變了，變得很貪婪，而且嗜血。那時候我就覺得，雖然是人形，但不是人。後來慢慢地我能看到憑空來的怪東西，也就明白為什麼會突然感到恐懼了。總之，月光，絕對不是反射太陽光那麼簡單，一定帶著一種奇怪的射線。照到的地方，人都變成怪物。」

老實說，這位患者所講的，對我沒什麼觸動，因為我聽過比這更稀奇古怪的。不過大約幾個月後，無意中查到一個科學觀點：因為人體組成的百分之六十至七十是水，所以月球引力也能像引起海洋潮汐那樣對人體中的液體發生作用，這種現象叫生物潮。而且在滿月時，月球磁場會更加影響人體細胞，刺激人的精神活動。也就是說，滿月對人的行為確實有影響。

如果真的是這樣的話，那麼是月亮影響了大家，能被患者看到呢，還是月亮對於患者來說，影響過大，讓患者以為自己看到了怪物呢？

我猜這個問題，沒人會知道。

他：「……對，所以我經常蹲在超市的玻璃器皿貨架前幾個小時，就為了挑玻璃製品。沒辦法，抑制不住地喜歡。雖然家裡有足夠多的各種玻璃杯、玻璃盤子、玻璃碗、玻璃瓶，但我每次在超市看到玻璃製品還是忍不住去挑幾件。」

我：「你家裡儲存了多少玻璃製品？」

他：「上百件肯定有了。但是我不會刻意去找那種所謂純手工的或者有藝術價值的，在我看來那反而沒任何價值，因為我要的是大量生產出的精品——那種偶然性的才具有真正的價值。你知道好的玻璃製品怎麼鑑別出來嗎？」

我：「不知道，是透光看嗎？」

他搖頭：「不，終極的鑑定方法是在一公尺左右高度，讓手裡那件玻璃製品自由落體。」

我：「那不就摔碎了嗎？」

他點頭：「沒錯，就是這樣才能鑑定。如果摔個粉碎就證明這件玻璃製品不好，沒順著紋路製作。好的玻璃製品摔在地上會碎成幾大塊，而不是一地碎片。有些玻璃杯或者玻璃碗就能摔成兩半，僅僅兩半，再也沒有多餘的碎片。」

我：「可這種鑑定沒有意義啊，因為已經被毀了啊。」

他：「當然有用！透過這種證實，我對此的鑑別能力就越來越強，你明白了？這樣我不用打壞它就能知道這件玻璃製品好不好。我的樂趣是從那種誰也不會在意的大量生產的產品中，找出極品。」

我點了點頭：「明白了，原來是這樣。不過，我想知道有什麼實際意義嗎？」

他愣了一會兒，臉色突然沉了下來：「那個過程，能讓我忘記很多別的事情。」

「別的什麼事情？例如？」我試探性地問。

我大約花了半個小時聽他講述如何鑑定玻璃製品的好壞，從外形到透光，從手感到觸覺。因為說起這個，他才是滔滔不絕的狀態，假如不說這些，他會完全像是變了個人，沉默寡言，並且心事重重。

他目光暗淡地垂著頭盯著桌面，臉上隱隱透出一絲恐慌。

我：「是不好的事情嗎？」

他：「你……有過似曾相識的時候嗎？」

我：「似曾相識？什麼似曾相識？」

他：「就是某個場景彷彿經歷過，很熟悉，但是你可以確定是第一次來到某地或經歷某個場景。」

我：「哦，那有過。」

他：「你知道這是為什麼嗎？」

前不久我恰好看到一種解釋，說這種現象是大腦記憶區（或者別的什麼區域）造成的假象。不過這個觀點未被證實過，只是一個推斷而非結論，所以飛快地考慮了一下後，我還是決定不說。

我：「不知道。」

他下定決心般地深吸了一口氣：「之所以會有那種似曾相識的感覺，是因為我們的確經歷過。」

我：「啊？」

他：「我是說真的經歷過才有那種感覺出現。」

我：「聽懂了，但我不是很理解你說的真的經歷過……」

他：「的確是經歷過。」

我：「呃……你是說實際上是忘記了嗎？可是我記得有次看電影，是個新片，而且我確定自己之前肯定沒看過，也沒看過任何宣傳片或者介紹等，但電影放到一半的時候有個畫面我真的有什麼時候見過的感覺，就是你說的似曾相識，而且我還知道下一秒是什麼劇情。不過更往後就不知道了，也就是說只是一個瞬間。還有，不僅僅是電影的劇情和畫面，還包括我對當時電影院環境的印象，這些都是曾經有過的感覺。」

他點點頭：「我能理解，但我指的不是你忘記了，而是別的。」

我：「嗯……例如？」

他：「人死前，都會把自己的一生重新經歷一遍，對吧？」

我：「聽說過。」

他：「如果現在就是呢？」

我：「嗯？你是說……」

他：「所以我剛才問你，你有沒有過似曾相識的時候？」

我愣住了。

他：「是的，現在就是！」

我被這個想法嚇了一跳：「可是……不對吧……從時間上看也不對……吧。」

他：「如果你置身其中是無法正確認知到時間流的，不過從感覺上依然能感覺到時間的不穩定性。」

我：「我不是太明白，我指時間不穩定性這個說法。」

他：「你有沒有時間越過越快的感覺？」

我仔細回想了一下，好像有。

他：「你應該有那種感覺吧，小時候時間似乎很慢、非常慢，但越大時間過得越快，是這樣吧？」

我：「對，不過，我覺得還是不大對勁……你說的是死前回溯那種……嗯……畢竟只是一剎那，怎麼可能會是現在這種當下的感受呢？」

他絕望地搖搖頭：「在回溯的幻覺中，時間不重要。重要的是對自己一生的體會，回溯結束的時候，就會回到現實──死亡。」

我：「可是……」

他：「沒有可是，實際就是這樣的。第一，你似曾相識的感覺是真實的，而不是錯覺，因為你自己剛才都承認了，不僅僅是熟悉，甚至還能預知到下一秒即將發生什麼，就是說你真的經歷過而不是一時的混亂。第二，時間流的不穩定性，時間只是相對的一個概念，並不是一成不變的，過去只是一瞬間，但是你的確都經歷過，只有當下是最漫長的。因此我說很有可能我們現在都身處在死亡回溯中──那個剎那。」

我：「話是這麼說……不過有個悖論存在。」

他：「什麼悖論？」

我：「許多人都有過似曾相識的感受，而且很多人都有時間流不穩定的感受，那他們都是身處在死亡回溯中嗎？死亡回溯是相互交集的嗎？」

他：「每個人只是回溯自己的經歷，與別人的交集只是曾經發生過的記憶，當然也就是從自己的角度。我們都是真實的，但現在，沒法確定是你的記憶還是我的記憶，這種事情沒有辦法證實，除非我們中的一個回溯結束，離開回憶，面對死亡。也許還要很久，也許就是下一秒。」

我突然覺得很壓抑。

過了一會兒，他盯著我的眼睛一字一句地說：「在真實來臨之前，你無法證明自己不在虛幻中。」

那次談話就到此結束。後來我聯繫醫生幾次嘗試著再和他聊聊，但都被拒絕了。

大約半年後，我聽到了他失蹤的消息。

從他家人那裡，我看到他最後一張照片。那是在一處旅遊景點，合影的所有人都在笑，只有他面無表情地站在人群中，臉上無悲無喜。

果凍世界——前篇：物質的盡頭

這種打招呼的模式已經是我的一種習慣了，之後的順序是：習慣性的微笑一下↓坐下↓打開本子↓掏出錄音筆↓按下↓拿出筆↓擰開筆帽↓看著對方↓觀察對方↓等待開始。

我：「你好。」

但是她，並沒看我。

這位患者三十歲上下，臉上那種小女孩的青澀還沒有完全褪去，但是已經具備了成熟女人的嫵媚和性感，而且沒化妝。必須承認，她很動人——不是漂亮，是動人。不敢說漂亮女人我見多了，但是也見過不少。她這種動人類型的，直接和她對視的話，男人都會被「電」得半死不活。當然，至於是否表現出來，那就看個人素質了，例如說我吧，我就是表現出來的那種——雙眼閃亮了一下。

眼前的她盤腿坐在椅子上，眼睛迷茫地看著前方。雖然她的前方就是我，但是我確定她沒看我，而是空洞地看著前方。就是說，不管她面前換成什麼，她都會是那麼直勾勾地看著。

對於這種「冥想」狀態的患者，我知道怎麼辦——等。沒別的辦法，只有等。

大約幾十分鐘後，我看到她慢慢地回過神來。

我：「你好。」

她：「嗯？你什麼時候來的？」

我：「來了一會兒了。」

她：「哦，幹麼來了？」

我：「之前電話裡不是說過了嗎？」

她：「我忘了。」

我：「那現在說吧，我想瞭解你的情況——如果你願意說的話。」

她看著我反應了一會兒：「你不是醫生？」

我：「不是。」

她：「原來是這樣……那麼你也打算做我的追隨者了？」

我：「這個問題我得想想。」

她：「好吧，我能理解，畢竟我還什麼都沒說呢。不過等我說完，你很可能會成為我的追隨者。」

我笑了：「好，試試看吧。」

她：「坐穩了，我會告訴你這個世界到底是怎麼樣的，究竟這一切都是什麼，包括所有怪異的事情、不能解釋的事情，我都會告訴你。仔細聽，你就會解開所有的疑惑。」

長久以來，總有那麼一些事情讓我想不出個所以然，但是我卻從未放棄那種質疑的態度，也就是說，扎到骨子裡了。一旦這個死穴被點上，我絕不會動一步，我會一直聽完，直到我有了自己的判斷為止。

可以肯定我的表情沒有一絲變化：「好，你說吧。」

她：「你有宗教信仰嗎？」

她這句話一下子把我從燃點打到冰點，但我依舊不帶任何表情：「沒有。」

她：「嗯……那有點麻煩。」

我：「沒關係，雖然我沒有宗教信仰，但是我瞭解的不少。你想說什麼就說吧。」

她：「哦？那就好，我就直接說了。佛教說：西方有個極樂世界；天主或者基督教，不管怎麼分教派，都會承認天堂的存在；伊斯蘭教也是無論極端教派還是溫和教派，都承認：有天堂或者無憂聖地。道教從最初的哲學思想演化成一種宗教後，雖然並不怎麼推崇天堂一類的存在，但是也有成仙進入仙境那一說。聽懂了吧？不管什麼宗教，總是會告訴你有那麼一個美妙的地方存在。就算那些邪教也一樣，而且那些邪教也沒什麼創新，都是在正統宗教上做修改或者乾脆照搬罷了。問題是，為什麼那些宗教都會強調有那麼個地方存在呢？不管你怎麼稱呼那個地方：天堂啊、極樂世界啊、聖地啊、仙境啊……名稱不重要，重要的是都會說那個地方很好很強大，為什麼？」

我：「……我認為那是一種思想上的境界，或者說是一種態度而已。對於那種思想境界，會成為各種宗教的目標，就是說很多路通向一個地方，很多方式達到一種思想境界。我是這麼解釋的。就像柏拉圖『完美世界』哲學觀點一樣，只是一種哲學理論的思想體現，而不是真的有那麼個地方。」

她得意地笑了：「解釋得很好。我們把這個放在一邊，先說別的，最後再回頭說這個。」

看來剛才我是被那些邪教人士搞怕而錯怪她了。

她：「我們說一些比較有意思的事情吧。所謂的精神感應你知道吧？」

我：「知道。」

她：「如果精神感應這種事情，發生在兩個人身上，雖然會很奇怪，但也不是什麼新鮮的。可是，如果精神感應這種事情發生在兩個粒子上，你還能理解嗎？」

我：「欸?!又是量子物理？」

她：「別緊張，我並不懂物理，但是我知道一些事情。那是我的一個學生一直不明白的，他是個物理專家，他告訴我的這些。」

我：「等等，物理專家是您的學生？」

她：「我的追隨者之一。」

我：「追隨您的什麼？思想還是理論或者天分？」

她：「你會明白的，現在從八卦回到剛才的話題？」

我：「哦，不好意思。」

她：「那個物理專家曾經告訴過我，兩個完全沒有關聯的粒子，會互相干涉，比方說粒子X和粒子Z吧。我們打算把粒子X發射出去，目標是粒子Z，目的是干擾粒子Z，但是，在把粒子X發射出去前，粒子Z已經被干擾了。而且，這現象最後被證明和發射後的干擾結果是一樣的。也就是說，粒子Z提前感受到了來自粒子X的干擾。」

我：「這個我知道，粒子的無條件關聯特性，這種實驗很多。還有把粒子A動能改變，粒子B也莫名其妙地會改變，諸如此類，太多了，只是沒人知道為什麼。」

她：「我知道。」

我：「啊？」我還是忍不住激動了一把，甭管她是真的知道還是假的，能說出這種話的人，至少值得讓我去接觸。

她：「我們做個好玩的實驗吧。你知道電影、電視中常用的藍幕技術吧？」

我：「知道那個。」

她：「我們用那個來做。先找一條蛇，然後除了蛇頭和蛇尾外，把中間的部分都塗成藍色，然後把蛇放到一塊同樣是藍色的地板上，再用攝像機拍下來，放給你看，你會看到什麼？」

我：「我只會看到蛇頭和蛇尾在動，看不到蛇的身體……啊！我懂了！」

她有點不耐煩：「你別發出那種一驚一乍的聲音。」

我：「抱歉，你接著說。」

她：「就是你剛才懂了的那個意思。蛇頭和蛇尾之間，有塗成藍色的身體聯繫著，只是在拍攝後的畫面上看不到罷了。你看不到，不代表不存在，其實是存在的。那兩個看似無關的粒子，其實只是一部分——我們能看到的部分。而相互作用關聯的，我們目前卻看不到，或者說，我們現有的儀器檢查不到。」

我：「沒錯，不過你這個說法有個致命的問題：你還是在假設一種解釋。同樣的假設用平行宇宙理論和超弦理論也可以做出來。」

她：「平行宇宙？超弦？那是什麼？」

我花了大約四十分鐘時間，簡單扼要地解釋了一下那兩種理論最基礎的觀點。

她：「我大概明白是什麼意思了。不過這兩種理論也有一個很大的問題，而且是很重要的。」

我：「什麼問題？」

她：「那種解釋僅僅限於某種實體層面，或者說只是就某個現象假設了一種說明。但是在別的方面，會出現新的問題，或者根本不能應用以及證明。」

我：「洗耳恭聽。」

她：「實際上時間和空間都是我們自己下的定義，好像這是兩回事，其實不是，都是一回事。」

我：「打斷一下，『時空一體』概念其實在相對論裡面已經提出來了。」

她：「哦？那我不知道。不過時空這個詞，還是一種合併的狀態。因為我們還做不到跨越時間，所以對這種結構概念很費解。我不認為時間和空間可以拆分，而且，對於多宇宙理論我覺得有點好笑。為什麼用這個宇宙，或者那個宇宙來做區分呢？宇宙是很多個？這個數量單位本身就有問題。所謂的多宇宙是不存在的，我寧願用『這種宇宙』這個詞來說明。你的過去、你的將來、你的現在，或者在遙遠的一萬億年之後，以及在一萬億年之前，都是一樣的，而且一直都存在著。」

我：「嗯？能不能再解釋詳細點兒？」

她：「就拿那個多宇宙理論說吧，那個觀點沒錯，說宇宙有很多個，有些是唐朝，有些是原始人時代，還有是和現在很像的，還有你早就死了的。是這樣的吧？」

我：「嗯……」

她：「可多宇宙的問題就在於，那種觀點認為很多個宇宙存在、平行。那種想法還是用時間來劃分了。我再說一遍，其實時間和空間，不是兩回事，是一體的，只是我們人為地從概念上給拆了。我們對於空間、時間這個概念，只是因為自身存在於某一處，自身只能存在於某段時間，所以我們用這個來劃分出了一部分：現在，所以我們會一直用因果概念來判斷事物，有因，才有果。但是現在由於科學技術的發展，我們發現了因果問題的重大漏洞——粒子的那種奇怪關聯。然後就想不通了，為什麼會那樣呢？多宇宙認為是別的宇宙在影響；超弦理論認為只是一個粒子震顫產生的效果，而不是兩個粒子。據我所知，還有一個什麼全息投影理論對吧？對於那些，就好比你看到小孩子在玩泥巴，覺得很有趣，但是你並沒興趣參與。你告訴我的這兩個觀點，還有我聽說的全息宇宙理論，其實都是一種很片面的看法。細想想看，這些解釋也好，學術觀點也好，還是建立在時間不同於空間這個基礎上，並沒有逃脫出那種認識上的枷鎖。多宇宙或者超弦理論，還是針對一個現象做解釋，並非企圖做所有的解釋。也正因如此，這些東西都是片面的。」

我：「好像是這樣……」

她：「沒關係，你可以不認同，但是我現在就敢斷定一點：因為那些學術觀點或者理論，還是依託現有對於時間、空間的認知上的，那麼這幾種理論，一定會做重大的修正或者被徹底推翻。延續因果這個概念，是一種狹義的定位態度，遲早會被淘汰，所以依託在這之上的這些理論，肯定會像我斷言的那樣。當然你可以不信，不過我現在可以立下字據。你會看到那天的，而且不遠。」

我：「字據倒是不用立，我更想知道你真正的看法。」

這些觀點，在我看來的確驚心動魄，但是她表情極為平靜。我知道那種平靜的根源——自信。

她：「這一切，過去的、過去的分支，現在的、現在的分支，將來的、將來的分支，其實全部都在一起。沒有過去、現在、將來，不用我們的時間概念劃分。聽懂這句話，是最重要的。」

我：「聽懂是聽懂了，但是你說這些全部雜亂地混在一起……我想像不出。」

她：「糾正一下，並不是雜亂地混在一起，而是它們本身就是一體，不可分割。其實拋棄把時間和空間拆開的那種觀點，你會發現很多東西並不複雜或玄妙，很好解釋。粒子為什麼有關聯的問題，可以解決，因為本身就是一體的；兩個人怎麼會有精神感應的問題，也可以解決，本身就是一體的；能預言一些事情發生的怪現象，可以解釋；鬼魂、外星人、飛碟、超自然，甚至非線性動力關係，都能解釋得清。為什麼能解釋清呢？因為我們只看到了一部分罷了，看不到的那些就是塗成藍色的部分。其實這種看的概念，本身就局限於自身了。還有就是這一切，都是最基礎的一種物質組成的，這些東西不管叫粒子也好，叫能量也罷，或者用很基本的夸克來說也行，反正就是這種物質。那就可以進一步斷定，所謂物質，其實都一樣。你身體裡有你祖先的物質，也有別人祖先的物質，也包含了你將來後代的物質，也有恐龍、三葉蟲的物質，也有太陽的物質，也有別的星系什麼東西的物質。再有，反過來看，所有那些解釋不清的事情，都在證實我所說的是真的，而不是像那些超弦、平行宇宙一樣，到了某個問題就解釋不通了。」

我：「我怎麼覺得有點否定物質世界的味道？」

她：「正相反，我是很明確地在肯定這個物質的世界。不過，我認為物質是有盡頭的。我們現在在拚命探索宇宙邊緣，其實在探索的不是宇宙的邊緣，而是在探索物質的邊緣。等到找到宇宙邊緣的時候，那也就是找到了物質的盡頭。這種宇宙，就是這樣的了。再說回來，非得用數量單位的話，那麼，所有的宇宙，所有的因果，所有的上下左右前後，所有的你我他，全部都是在一起的，就像一大塊果凍一樣，沒有任何區別。」

我：「是宿命論嗎？個人無力更改什麼，早就註定的？」

她：「你忘了嗎？我說的不僅僅是一種過去現在將來在一起，也包括了無數種過去現在將來。你可以改變或者有新的選擇，但是肯定是在這大塊果凍裡的——還在物質裡面。」

我：「那改變的問題呢？怎麼做出改變？」

她：「這就是最開始我們說的了。還用那個果凍的比喻吧，那大塊果凍裡，會有很多很多極其微小的氣泡，那些氣泡，不屬於物質，屬於什麼呢？」

她伸了個懶腰：「好累啊，我輕易不給別人講這些的，我怕帶來麻煩，結果還是帶來麻煩了——兩個精神科醫生已經是我的追隨者了。所以，現在那些人限制我活動，除了上班，只能待在家裡，哪兒也不讓去。」

我：「那些人？誰？」

她：「醫院的那些人，說我是危險的。」

我：「……好吧，你的確很危險。你的父母呢？相信這些嗎？」

她沒直接回答：「我爸信一部分，我媽認為我瘋了。你後天有空嗎？」

我：「欸？還帶上下集的？現在告訴我吧。氣泡、物質的盡頭，都是怎麼回事？」

她平靜地強調：「我累了，後天下午我有時間，現在不想說了。」

第二天我什麼都沒幹，瘋狂地找資料，我企圖找到問題來推翻或者質疑她的觀點。但是我發現，所有解釋不清的事情，好像都能用她的觀點去解釋，或者說都在證實她是對的。這讓我很崩潰，因為我目前還不敢確定那就是我要找的真實，但如果那是真實的話，我必須有足夠的信心能夠確認，否則我依舊會坐立不安，輾轉難眠。

我很期待那個後天，期待瞭解那一大塊果凍外的世界。

果凍世界——後篇：布幕

「我不是很清楚大多數人在受到那種全新世界觀的衝擊後，會有什麼情緒反應。不過我基本能想像大致幾種，無非是：震驚、憤怒、不屑、嘲諷、謾罵、不解、困惑、讚歎、悲哀、質疑。也許還有更多吧？而我屬於質疑的那種。這個質疑不代表不相信，而是需要一個認知過程。當然了，如果能給出一個最直觀的實例肯定會令人信服。這也就是魔術師為什麼在過去被稱作魔法師、幻術師，同時還有可能為皇家服務的原因。

「但是魔術，畢竟是魔術。當我們的技術發展到可以揭開謎底的時候，不管那是化學也好，物理也好，手法也好，就會對此不屑一顧。所以，我們不能責怪魔術師對於背後那個真相的保密。

「但是，如果有一個永遠解不開的魔術呢？魔術師已經不在世了，至今都沒人知道那些是怎麼做的，至今都沒有謎底，用無數種方法和現代技術都不能重現，那麼，那個魔術會不會成為傳說？或者，那個魔術乾脆就被否定：那只是一個傳說罷了。

「按照目前的情況來看，被否定的可能性是最大的。因為，這是物質世界。」

上面這段話，是第二次見到她的時候，她說的。

去之前，我花了一個多小時重新聽了一遍第一次錄音的重點部分。進門的時候，我發現自己在深呼吸，調整心跳。這讓我有點沮喪。

我：「你好，我如約來了。」

她還是盤腿的狀態，不過腿上蜷著一隻貓，純黑，沒有一絲雜毛。

她：「嗯，你想接著上次的聽是吧？上次說到哪兒了？」

我：「果凍裡的氣泡。」

她：「嗯？什麼果凍的氣泡？」

我有點崩潰：「要不，你再聽一遍你上次說的？」

她：「哦，好。果凍那部分就成，別的就不用了，聽自己聲音有點怪怪的。」

在她簡短、跳躍地聽了錄音之後，說了上面那段話。

我：「我有點懂你的意思了，你是說這個世界是物質組成的，所以也就需要物質來確定，否則就被認為是空談？」

她：「你發現一個有意思的事情沒？」

我：「什麼？」

她：「誰都明白，我們的認知，只是腦細胞之間那些微弱的化學資訊和電信號罷了，這個已經是被認同的了，但是卻都沉迷在那些電信號和化學資訊的回饋當中，不能自拔。」

我：「你是說那部電影嗎？《Matrix》，駭客的那個片子？」

她：「不，我要說的不僅僅是那樣。你留意一下就會覺得很好笑，精神這個東西，我們都承認，但是不完全承認。被物質證實的，我們承認，不能被物質證實的，我們不承認。」

我：「說說看。」

她：「能證實的我就不說了，說不能被證實的吧。你想像一件事情，就說你想著自己在飛吧，別人會說你意淫，說你異想天開。但是你想像自己吃飯，只要不是什麼古怪的場合，沒人會質疑你。」

我：「你說的是想像力吧？」

她：「所謂想像力，源於什麼？思維？精神？不管怎麼稱呼那個根源，想像力不是憑空來的，有產生想像力的那麼一個存在。但是為什麼會出現想像力呢？你會用進化來解釋，就是在大腦裡做個預演。比方說你是猿人，你去打獵，在抓住獵物前，先在腦子裡想像一下，你該怎麼怎麼做，然後呢？你就按你想像的照做了，對不對？但是你想像自己伸手一指，獵物直接成為烤肉——肯定實現不了，於是你搖搖那顆並不是很發達的腦袋，然後努力往你能實施的部分去假想，去推演。邏輯上看是這樣吧？」

我：「這個沒問題啊。但是想像力推進了發展，不對嗎？」

她：「沒有不對，但是想像力這個東西，非人類獨有，動物也有。就說我家小白吧……」

我：「嗯？這隻黑貓叫小白？」

她：「有什麼好奇怪的？黑貓為什麼不能叫小白？就說小白吧，如果小白犯了錯，我揍了牠一巴掌，牠很疼，很不舒服，也許就會想像自己在神氣活現地揍我，或者想像自己沒犯錯，反正是在想像著什麼。或者小白在抓乒乓球的時候，有沒有事先在腦子裡演習一下，然後確定怎麼抓，我覺得應該有的。」

我：「貓去抓是本能吧？」

她：「下意識的？」

我：「……好吧，下意識也是思維的一部分，也源於精神方面的那些。」

她：「嗯，現在問題出來了，這些思維，肯定是行為的提前預演。如果你很排斥貓的思維這種說法，就不說貓了，那麼就說人。人的很多行為都是用思維預演的，而預演的基礎是經驗，我們活這些年積累下來的經驗。但是，這個經驗還是物質的。你知道狼孩、豬孩的那些例子嗎？」

我隱約知道她要說什麼了。

她：「說狼孩吧，那些生物學家說人類現在的四肢構造不適應野外環境了，而且不能適應四肢共用的奔跑，但是狼孩的出現，抽了他們集體一個大耳光。狼孩用四肢跑得飛快，不比狼慢，甚至犬齒也比普通人發達，而且最有意思的是，尿液裡居然會有大量的生物資訊素，那是犬科動物的特有標誌；狼孩鼻黏膜細胞也很發達——他有非常靈敏的嗅覺。這是什麼？一種適應對吧？為了適應而進化或者說是退化。可是根本的原因是，他認為自己就是一隻狼。精神上的認可，直接支配了肉體。」

我：「狼孩都是這樣嗎？」

她：「我查過，幾個狼孩都是這樣，如果不用狼撫養，換成別的呢？我很想知道，如果一個嬰兒，出生起就被外星人撫養，而那些外星人會飛，而且也告訴那個嬰兒：你就是我們中的一員，除了長得不一樣，我們都一樣，那會不會這個孩子長大就會飛了？」

我：「你還是在假設。你可以假設他飛起來了，我也可以假設他飛不起來。」

她笑：「我是在假設，你不是，你是在根據經驗判斷。你根據自己的經驗下了個定義，而我是在根據狼孩的那些，來假設更多的可能性。好吧，飛不飛的問題不說了，就看狼孩的例子，你現在還不認同精神的強大嗎？」

我：「呃……精神是很強大。」

她：「精神可以強大到改變肉體，能夠把需要很多代才完成的進化直接完成，根據需要來調整肉體。可是問題再一次出來了：為什麼我們的精神，反而又受制於肉體呢？而精神是怎麼來的？死了後怎麼失去的？是不是真的有靈魂？那到底是什麼？」
我歎了口氣：「我不知道。」
她：「精神，依託於物質而存在於物質世界，但是並不同於物質，也不屬於物質世界。精神，就是那大塊果凍裡的微小的氣泡。」

嘲諷了我一天半的那個問題，終於揭開了面紗。

我：「嗯……物質的盡頭，是一個精神的世界嗎？」
她：「還記得我們前天說的那個嗎？幾乎所有宗教都提到過的那個『聖地』，其實那是一種精神所在地。但不同於在這個物質世界所想像出來的那種精神，或者說用物質來看，精神的存在地，是超出物質界限的。精神，存在於不存在之中。」
我：「我想想啊……說白了就是精神存在於無物質當中。那不是很縹緲嗎？」
她：「更大的問題是，我們認可的精神，卻又因為物質去否定精神。為什麼？這麼矛盾的事情，怎麼就會發生在物質世界呢？你用什麼解釋？平行宇宙？全息宇宙？超弦理論？或者其他什麼學科？」
我：「嗯……這個……」
她：「平行宇宙的問題在於努力想用『現在的時刻』這個概念去劃分過去現在將來；全息的問題在於還是用物質去證明物質；而超弦更誇張，乾脆否定那藍幕前的那條蛇，而認為蛇頭蛇尾是一種東西穿越時間，在用肉眼看不到的速度來回竄。這些不管怎麼說，都是限制於物質的，並不是對於物質的探索，而是用物質去證明。所以，我看不上也不接受這些理論。你明白了？」

我：「但是證據……」

她看著我：「我記得那天說過，用這種方法，沒有不能解釋的事情。你也是過去，也是現在，也是將來。你的精神，可以想像過去，可以分析現在，可以預演將來，但是你的精神又被肉體限制，所以你沒辦法用現在的眼睛，去看到將來。因此你的肉體把現在反應給你，造成了一種迴圈狀態——你的精神不屬於物質，但是卻受限於物質。因為你的精神不屬於物質，所以也就只能依託於物質才能感受到這個物質的世界。你還是不明白的話，我可以打個笨拙的比方：還是那大塊果凍，一個微小的氣泡受限於當中，被果凍的周圍擠壓成一定的形狀，但是這時候氣泡滑動了，滑到另一塊區域了，那麼氣泡的形狀就會根據周圍的擠壓變成了新的形狀。這個小氣泡對於周圍的認知，受限於自己的形狀，外面呢？是什麼？這一大塊果凍的盡頭是什麼呢？」

我坐在那裡什麼也說不出。

她：「我這個比方極其不恰當，但是假如你真的聽不懂，那麼就這麼先理解著吧。所謂『聖地』的存在，絕對不是在這塊果凍當中想像的那樣。在這塊果凍當中，你能到達一個大氣泡，就已經很震驚了，但是當你徹底離開果凍的時候……你能明白嗎？」

我：「我應該明白一些了。你是說我們的世界，不管是過去現在還是將來，以及相差很遠的距離，其實都是物質，都是一個整體概念，用時間和空間來劃分，是一個重大的認知錯誤。身處在某個狀態，才會對於周邊的現狀產生一種假定的認知。而脫離了果凍的話，僅僅用氣泡是沒辦法表述的，因為不是氣泡了，完全進入了一個新的領域，之前的一切都沒任何意義了。是這樣嗎？」

她皺著眉再嘀咕了一下我剛剛說的：「……雖然不是很完全，但大體上是這樣。」

我：「問個別的問題成嗎？」

她：「嗯？什麼？」

我：「你知道你的追隨者自殺了幾個嗎？」

她：「兩個。」

我：「你認為這是你的責任嗎？」

她：「並沒弄懂那些人到底吸收了什麼，才是我的責任。」

我：「怎麼講？」

她：「我說了我知道的，我沒辦法控制別人的想法或者別人的精神，我也不想那麼做。我承認有一些追隨者送我錢，送我房子，送我別的什麼，但是我都拒絕了。我只能說這世上有太多人不能明白問題的根源了。記得一個精神病科醫生自殺前，曾經對我說，很想看看物質之外。我當時真的懶得解釋了。如果我想得夠多，應該問問他打算用什麼看？眼睛？但是我沒想到他會那麼做。也正是那之後，我再也不用種子那個比喻了。」

我：「什麼種子的比喻？」

她：「我不想說。」

我：「我很想知道，你也看得出，我是那種質疑的人，對於你說的那些，我並沒有完全接受，我也有自己的觀點和想法。所以，你告訴我吧。」

她極其認真地看了我好一陣兒：「我曾經對他說：『埋葬一個人，意味著死亡和失去。但是埋葬一顆種子，代表著全新的生機即將開始。』」

我：「原來是這樣……那個醫生理解的問題。」

她表情很沉重：「人的精神，其實是很複雜的，而且根據認知和角度，會產生無數種觀點。假設我說我喜歡紅色，有人會認為我喜歡刺激，有人會認為我在暗示想做愛，有人會認為我想買東西，有人會認為我其實餓了。但是我並沒那麼多想法，我就是喜歡而已。總之，如果沒有那種承受能力和辨析能力，最好什麼宗教都不要信，否則信什麼都是會出事的。」

我：「這的確是個問題……」

她：「我說了，精神，不屬於物質，誰也沒辦法去徹底地控制。如果能控制，只能證明一點：那個被控制的精神，是很脆弱地存在於物質當中。」

我：「你對此很悲哀嗎？」

她想了好一陣兒：「我不知道該怎麼形容。精神，可以讓你決定自己的一切，但是你非要認為物質束縛自己了，那誰也幫不上你。物質之外，不見得是好，當然也不見得是壞。現在對於這點，我也沒辦法判斷到底是怎麼樣的。因為我只是看到了，並不是一個體會者。存在於物質了，那就存在著吧。而好奇想弄個明白的人，就去研究好了；懼怕未知不想問為什麼的，那就不去追尋；現在沒決定到底是不是去探索的，那就先猶豫著。精神是隨心所欲的，那就真正隨心所欲吧。在最低落的時候，可以開心；在最得意的時候，可以悲傷。這些都是精神帶來的，而不是物質帶來的。所以我告訴你，我不知道怎麼去形容，我沒辦法用物質的比喻來徹底地演繹精神的問題。我只能揭開魔術師身後布幕的一點點，剩下的事情，我也不知道。」

小白懶懶地抱著她的腿，下巴枕在她的膝蓋上，愣愣地看著我。我能看到牠的眼睛在閃爍。

我：「謝謝你。」

大約一個月後，某天中午突然接到她打來的一個電話。

她：「還追尋著呢？」

我：「嗯，繼續著呢。」

她：「你的好奇心沒有盡頭嗎？」

我：「你對於我好奇心盡頭的好奇心，也沒有盡頭嗎？是什麼讓您想起我了？」

她：「就是因為你的那份好奇心，無意間看到一句詩詞想起你的。」

我：「誰的？哪句？」

她：「納蘭容若寫的那個……」

我：「嗯，知道了，『人生若只如初見』。」

新版後記：人生若只如初見

跋，動詞。形容把足腿部向上提拉出來。中國古代，文章的後記、後續也會被稱為「跋」。這個形容非常貼切。

你現在看到的這篇，就是跋。

記得第一次真正面對精神病人的時候，我本以為作為一個正常人我可以輕鬆地和他們溝通，但是我錯了。因為看到對方眼神的瞬間，我不知所措——從醫生朋友那裡聽來的有關精神病人的一切似乎和眼前這個人對不上號。他的目光中沒有靈性，沒有智慧，沒有什麼啟示般的閃爍，只有呆滯和困頓。我愣了好久都不知道該怎麼開始，他就跟當我不存在一樣繼續呆呆地坐在那裡。接下來我開始試探性地問了一些什麼（具體問的是什麼我也想不起來了，總之很混亂），對此他沒有一丁點兒回饋，始終保持著獨處的狀態和呆滯的眼神，沒說過一個字，沒有一點表情。那次我失敗了，啥也沒問到還緊張到自己一身汗。

之後我沒再纏著當醫生的朋友幫我找精神病人。

大約過了兩三個月，朋友問我是不是還要見精神病人，我猶豫了幾秒鐘答應了。不過這次見面之前，我做了點準備。

頭一天晚上，我蜷著腿坐在床邊的小地毯上發了會兒呆，因為我想靜下來釐清自己的思路，把腦子裡混亂的東西澄清。經過很長的一陣胡思亂想後，問題慢慢浮現出來：我為什麼想要接觸他們。經過了更為混亂的一堆自問自答後，我知道我要什麼了。

第二天下午，我見到他。

我說：「你好。」

在那個瞬間，我並沒意識到這句普通的問候，成了今後我面對所有精神病人（以及那些有奇異想法並且去實施了的「怪人」）時標誌性的開場白，更沒想到的是我居然把這種「愛好」持續了四年多。

四年後的某天早上我躺在床上發呆，就如同最初我打算釐清自己的思緒一樣。等到起床的時候，我決定結束這個「愛好」。

為什麼？

不知道，就是一種純粹的感覺。

從那之後我再也沒延續那個「愛好」。

結束了嗎？

並沒有。

又過了四年多，就是在前言裡提過的那個日期：二〇〇九年的八月十七日凌晨兩點多，我敲出了第一個字。

後來我面對了一輪又一輪的採訪、一撥又一撥的演講邀請，一次又一次的影視公司尋求購買或者合作建議；這期間我還參與編譯了《夢的解析》，出版了《催眠師手記》等，另外又構架了一個巨大的、全新的世界，並且為此已經寫下了將近二十萬字。

一切都來得剛剛好。

一直到現在。

前不久有讀者問我：《天才在左　瘋子在右》還會有第二部嗎？

我告訴她天才瘋子不會有續集，就這一部。

她又問：真的結束了嗎？

結束？不，還早著呢。還有更多更多的世界，更多更多有趣的東西等著我呢。這本書的最開始我就說過了，還記得嗎？一切並沒有結束，一切才剛剛開始。

我知道我要的是什麼。

我希望我的探尋永不停息。

跋，動詞。形容把足腿部向上提拉出來。中國古代，文章的後記、後續也會被稱為「跋」。這個形容非常貼切，因為，跋，是為了邁步向前。

二〇一五年秋，北京

第一版後記：人生若只如初見

當初這本書網路版截稿的時候，有人問我，為什麼單獨截取這一句，有沒有什麼含義？有。

在十四、五歲大的時候，第一次讀到這句詞，我認定這是個女人寫的。再看作者名字——納蘭容若。「哦，女的。」半年後才發現他不是女人，而是個清初的官員。

從那時候起接下來幾年，我基本都沉浸在唐詩的意境、宋詞的灑脫、元曲的精巧別致中。等到看多了自然想瞭解那些詩詞作者，瞭解作者後，開始感興趣那些時代背景。接下來一發而不可收拾。從人文延伸到經濟，從經濟延伸到社會結構，從社會結構延伸到政治，從政治延伸到宗教，從宗教延伸到哲學，從哲學延伸到心理學，從心理學延伸到醫學……後來我發現很多東西（學科）到了一定程度，都是環環相扣的。這讓當時的我（二十多歲）很驚奇，然後又開始了一輪更瘋狂的掃蕩式閱讀，經常有時候甚至沒時間消化，只是記住了而已。不過也就是那會兒養成了一個習慣：忽略掉文字本身，看後面的那些被深藏起來的。

後來就開始失眠+生物時鐘紊亂。有半年時間吧，每兩天睡一次，一次大約睡十二個小時左右。失眠還不是似睡非睡神經衰弱的失眠，是特精神那種。因為自己也覺得很不正常，所以有時候刻意去找一些很晦澀的書來看，認為那應該會對催眠有奇效。記得有次在朋友家看到一堆有關物理和量子力學入門的書籍（朋友的父親是搞這個的），於是便借來看。沒看睏，看震驚了。跟著就帶著諸多疑問四處去蹭課聽。沒多久我發現出問題了，很大的問題。因為就物理來說，看得越多，質疑越多，我開始越發質疑這一切到底是怎樣的——未解太多了，甚至包括那些已經應用的原理，其實核心依據仍是未解狀態。也就是那時候，為了給自己一個哪怕貌似明白的答案，開始把注意力轉到非線性動力學、平面空間等等上。但適得其反，質疑開始成倍地增長。

我茫然了。

然後，又開始和精神病人有了接觸，再然後，發現了一個很好玩的事：很多精神病人都能夠快速地找到某種解釋作為答案。甭管是鬼狐仙怪也好，物理生物也罷，他們總是很堅定地就確認了。但我更加迷茫了，甚至擔心我是不是有問題了？

這種恐慌狀態一直纏繞著我，直到某一天，我重新看到這一句：人生若只如初見。然後，我想我看懂了。

這就是我截取了這一句的原因。

我一直認為，能認真地去思考，是一件非常非常了不起的事。不是嗎？也許你會問：產生思想有勁嗎？能賺錢嗎？這點我想我可以給你個肯定的回答：有勁，能掙錢（笑）。

道理其實不複雜，想想看，道家說變通，佛家說自然，心學說知行合一，其實這些表達都是一個意思：應用。假如你有興趣查一下的話就會發現，所有很牛的人都有一套自己的思想體系，並且完整、嚴謹。你知道嗎，那不是簡簡單單就能出來的，那是經過多次嚴密思考和無數次推翻重建才形成的。不過這還不算完，牛人（編注：大陸用語，指非常厲害的人）之所以很少，空想家之所以很多的主要原因就在於：應用。如果不會應用，就好比一個人拿到了鑰匙，卻不會使用。這是很糟糕的一件事。當然了，也有不想去使用的人，那些人對現實已經到了無視的境界。對於那種人，我會按照我的方式分類——仙。

接下來我想說的是：未知。

對於此未知，我不推薦輕易地用已知去否定未知，或者沒透過真正深入的思考就去否定。照搬和粗魯是很糟糕的事情。面對未知沒必要害怕，而是要學會尊重未知的存在。其實，那也是對自己存在的尊重。給自己一個嘗試著去瞭解、辨析的機會，也就才有思考和探索的可能。

對嗎？

那麼，這本書就到這裡結束了，但是我希望屬於你的那些思考會一直持續——假如我這本書真的能給你帶來思考的話。

謝謝你能看完，並且讀到這一句，我都記在心裡了。

「人生若只如初見。」

異言堂 JAH0026

天才在左 瘋子在右

作　者—高銘
主　編—李宜芬
編　輯—邱淑鈴
美術設計—兒日設計
企　劃—張瑋之
校　對—邱淑鈴

董 事 長—趙政岷
出 版 者—時報文化出版企業股份有限公司
108019台北市和平西路三段二四〇號四樓
發行專線—（〇二）二三〇六—六八四二
讀者服務專線—〇八〇〇—二三一—七〇五
（〇二）二三〇四—七一〇三
讀者服務傳真—（〇二）二三〇四—六八五八
郵撥—一九三四四七二四時報文化出版公司
信箱—10899臺北華江橋郵局第九九信箱

時報悅讀網—http://www.readingtimes.com.tw
法律顧問—理律法律事務所　陳長文律師、李念祖律師
印　刷—勁達印刷有限公司
初版一刷—二〇一七年十月二十七日
初版二十六刷—二〇二四年四月二十二日
定　價—新台幣四五〇元
（缺頁或破損的書，請寄回更換）

時報文化出版公司成立於一九七五年，
並於一九九九年股票上櫃公開發行，於二〇〇八年脫離中時集團非屬旺中，
以「尊重智慧與創意的文化事業」為信念。

天才在左 瘋子在右 / 高銘著. -- 初版. -- 臺北市 : 時報文化, 2017.10
面；　公分. --（異言堂 ; 26）

ISBN 978-957-13-7116-0（平裝）

1.精神病患　2.訪談

415.95　　106014605

原著作名：【天才在左　瘋子在右】
作者：高銘

ISBN 978-957-13-7116-0
Printed in Taiwan